Bauernmöbel im Alpenraum

Bauernmöbel im Alpenraum

Leopold Schmidt
Armin Müller

Pinguin-Verlag, Innsbruck

Fotografen und Bildstellen

Bayerisches Nationalmuseum, München: 86, 92; Fotostudio Otto: 36, 40, 42 unten, 43 unten, 44, 46, 50, 51, 52, 53, 54, 57, 58, 59, 60, 63, 66, 67, 68, 70, 71, 72, 73, 75; Foto Studio 17: 41 oben; Germanisches Nationalmuseum, Nürnberg: 97, 99; Claus Hansmann: 93, 94; Historisches Museum, Bern: 127 unten; Löbl-Schreyer: 18, 85, 87, 90, 91, 95, 96, 98, 100; Landesmuseum Joanneum, Bild- und Tonarchiv, Graz: 61, 76; Frank M. Mächler: 88, 89; Oberösterreichisches Landesmuseum, Gangl: 35, 37, 45, 69; Max Pfister: 18; Photo Dina Mariner: 48; Photopraxis W. Bruderer, Lichtensteig: 141, 142; Punktum: 121 oben, 122, 124, 134, 135, 137, 139, 145, 148; Rätisches Museum, Chur: 126 unten; Kurt Roth: 33 oben, 42 oben, 62, 64, 65; Benedikt Rast: 90; Roland Reiter: 119, 143, 144, 146, 147; Salzburger Museum Carolino Augusteum: 33 unten, 55; Schweiz. Landesmuseum, Zürich: 120, 121 unten, 125, 128, 130, 131, 132, 133, 136, 138, 140; Hans Steiner, St. Moritz: 126 oben, 127 oben, 129; Tiroler Volkskunstmuseum – Voght: 34, 38, 39, 41 unten, 47, 49, 74

Druck- und Bindearbeiten: Carl Ueberreuter
Druckerei Ges. m. b. H., 2100 Korneuburg
Farbreproduktionen:
Cliché Litho Löpfe, Lustenau, und
Ifolith, Fotolitho, Innsbruck
Printed in Austria
ISBN 3-7016-2273-6

Inhalt

Österreich und Südtirol

Oberbayern

Schweiz

Österreich
und Südtirol

Als vor etwa einem Jahrhundert die Bewegung zur Sammlung und Bergung des bäuerlichen Kulturgutes einsetzte, hatten weder die berufsmäßigen noch die dilettantischen Träger dieser Bewegung eine Vorstellung davon, was sie eigentlich erwarten würde. Am ehesten hatten noch die Maler des mittleren und späten 19. Jahrhunderts ab und zu einen Einblick in eine Almhütte, in eine Bauernküche gegeben, wodurch zumindest vage Vorstellungen von einfachen, eigentlich rohen Holzmöbeln in diesen Räumen entstanden, etwa gleichrangig den ebendort dargestellten Geräten und Gefäßen, deren Mitberücksichtigung man zum Teil an der niederländischen Genremalerei gelernt hatte.
Wer dann selbst im Verfolg genauerer Aufnahmen, vor allem innerhalb des Aufwachsens der Bauernhausforschung, in diese Häuser ging, sah sich vor komplexe, nicht leicht zu verstehende Zustände gestellt. Man merkt es etwa an den gutgesinnten Worten von Sebastian Greiderer, der im Verfolg der älteren Bauernhausforschung im Lande Salzburg seine Eindrücke festzuhalten versuchte. Er sah die Stuben der meist zweigeschoßigen Gebirgshäuser mit ihren breit daliegenden steinbeschwerten Dächern, fand in den Stuben außer Tisch und Bänken kaum weitere Möbel. Wenn er solche suchte, wies man ihn in das Obergeschoß, in den „Obenauf", und er berichtet zu Anfang unseres Jahrhunderts davon: „In der Schlafstube der Bauernleute finden wir die Betten derselben sowie die ihrer noch nicht erwachsenen Kinder und die Wiege der Kleinsten. Truhen und Stehkästen zur Aufbewahrung der Kleider finden hier ihren Platz. Sämtliches Gerät ist einfach und dauerhaft gearbeitet, der einzige Schmuck oft eine farbenfreudige Bemalung mit religiösen Sinnbildern, Namen, Jahreszahlen und Sprüchen. Im ‚Obenauf' befindet sich auch die ‚schöne Stube', ‚schöne Kammer', in welcher sich nur ein von gelegentlichen Gästen benütztes Bett, das ‚gfeirate Bett', mit hochgetürmten Unter- und Oberbetten und Pölstern befindet. Hier stehen auch die Prunksachen des Hauses: schön bemalte oder geschnitzte – im Gebirge aus Zirbenholz – Kasten und Truhen mit alten kunstvollen Beschlägen aus Eisen oder Messing, gefüllt mit dem Stolze der Bäuerin, dem selbsterzeugten Linnen. Aus der Barockzeit findet sich noch ein Kommodkasten mit Glasaufsatz in hübscher Schnitzerei vor, enthaltend den Brautkranz und die Hochzeitsbuschen, aus Silber- und Goldfiligran, Schützenbeste des Bauern, Wallfahrtsandenken der Bäuerin, Gläser und Geschirr." Greiderer hat da im wesentlichen Eindrücke aus dem Flachgau und aus dem Pongau verwendet, mit dem Hinweis auf die aus Zirbenholz geschnitzten Möbel aber doch auch schon auf die Pinzgauer Möbel aufmerksam gemacht.
Das war es also, was man so ungefähr sah. Wenn sich ein geschulter Sammler einem Ort im Gebirge speziell näherte, konnte er unter Umständen zur gleichen Zeit schon mehr sehen und genauer unterscheiden. Das war beispielsweise bei Karl von Radinger der Fall, der besonders die Möbel im Unterinntal und vor allem die des Alpbachtales in Tirol an Ort und Stelle aufsuchte. Auch sie vielfach in den Obergeschoßen der Häuser, auch sie gewiß in den dort untergebrachten Schlafstuben und kalten Kammern am ehesten erhalten. Aber Radinger konnte schon feststellen, daß sich an diesen Behältermöbeln einiges ablesen ließ. Da waren doch deutlich zeitliche Schichten zu erkennen. Zwar standen so ziemlich alle Truhen und Kasten auf den kennzeichnenden kastenförmigen Sockeln, die einen gewissen

mittelalterlichen Eindruck machten, doch traten als älteste Gruppe deutlich die eintürigen Kasten hervor, die mit der zwischen breiten Friesen eingepaßten Tür als Erben der mittelalterlichen „Almer" zu erkennen waren. Sie waren, wie alle *Alpbacher Möbel,* aus Blankholz, das nur tiefbraun eingefärbt war. Die *datierten Möbel* stammten aus dem *ersten Drittel des 18. Jahrhunderts.* Die Felder der Türen waren nicht vom Tischler in Rahmen eingefügt, sondern *nur durch aufgemalte Strichrahmen hervorgehoben.* In diesen Feldern fanden sich fast immer *stilisierte Blüten.* Auf den breiten Friesen wachsen streng stilisierte Ranken auf. Die etwas jüngeren Kasten, Angehörige der *zweiten Gruppe* der *Alpbacher Möbel,* die vermutlich der *Mitte des 18. Jahrhunderts* angehören und auch schon zweitürig sein können, trennen die Felder nun durch *aufgeblendete Leisten* voneinander. Auf den *Friesen* treten *kleine Tierbilder* auf, Bilder von heimischen wie auch von fremden Tieren, sogar Phantasiegeschöpfe wie das *Einhorn* lassen sich da finden. Und bemerkenswerterweise bleiben diese kleinen *Tierbilder* nicht auf die Kastenfriese beschränkt, sondern greifen auch auf *Gefäße* wie die *Schatztrüherln* oder die *Brautschaffeln* über. Es hat da in der zweiten Hälfte wohl ein einfallsreicher Tischler-Maler gearbeitet, der mit besonderen graphischen Vorbildern vertraut gewesen sein muß. Es macht stutzig, daß er in der Zeit des Zunftzwanges über die Möbel hinausgreifen konnte und auch Schaffeln bemalte, die ja an sich Arbeiten des Weißbinders gewesen sein müssen.

Abb. S. 41 u.

In der dritten Periode der Alpbacher Möbel, also im wesentlichen im *letzten Drittel* des *18. Jahrhunderts,* treten zu den Kasten die vorzüglichen Truhen, die wohl auch strenge Züge aufweisen, also den sozusagen gotisierenden Sockel und die spröde, zurückhaltende Bemalung der Felder mit *Blütenrosetten,* die aber eine reichere Rahmung der Felder zeigen und vor allem das Mittelfeld erst über einer Sohlbank beginnen lassen. Diese und die ganze Arkadenrahmung ist von einer *geschnitzten Gitterung erfüllt,* die das bisher ganz flächige Möbel nunmehr reliefplastisch betont. Das Mittelfeld wird jetzt auch gern durch einen *aufgemalten Doppeladler* gekennzeichnet. *Die Aufsatzbetten,* die in Alpbach ebenfalls gesammelt wurden, kennen alle diese Züge auch, doch kommt bei ihnen noch die *religiöse Signatur,* also meist ein schön gerahmtes *IHS* im Aufsatz dazu.

Abb. S. 41 o.

Abb. S. 74

Eine Kleinlandschaft wie das Alpbachtal läßt also aus seinen wohlgesammelten guten Möbeln einiges zur Möbelgeschichte der Alpenländer überhaupt ablesen. Zunächst wird an den spärlichen Datierungen deutlich, daß die Möbel höchstens aus dem 17. Jahrhundert stammen, nicht etwa mittelalterliche Möbel sind, wie sie in verklärender Romantik hin und wieder angesprochen werden. Aber die Häuser selbst, jene mächtigen Holzblockbauten im Alpbachtal sind ja auch nicht älter. Ihre klare Raumeinteilung, die Art ihrer Beheizung mit Kachelöfen, weist deutlich darauf hin, daß auch sie dem 17. Jahrhundert angehören. Da müssen also Einzelzüge an den Möbeln herausgegriffen werden, um ihre Vorformen zu erfassen. Die eintürigen Kasten auf den Kastensockeln etwa stehen auf den Seitenbrettern, den Stollen, möbeltechnisch ausgedrückt, es sind Seitstollenmöbel, die ihrer ganzen Art nach als „Almer" anzusprechen sind. Nun sind sie auf diese Weise schon durch den Gruppennamen mit älterem, mit mittelalterlichem Möbelgut verbunden, denn der „Almer" hat seinen Namen aus dem lateinischen „armarium" überkommen, und dieser hochgestellte, innerlich ungeteilte Kasten ist dem Namen nach Waffenschrank, im Mittelalter vor allem in den Sakristeien als Paramentenschrank verwendet worden, und in manchen Altformen Speiseschrank, Käsekasten und was nicht noch sonst im Vorräume- und Speicherbereich geblieben. Eine einzige Gruppe wirklich mittelalterlich gestalteter *Almer* mit dem Giebeldach hat sich auch im Gebrauch erhalten, nämlich im *Pustertal.* Sogar die Vorderfront dieser eintürigen Käsealmer kann dort noch bei den im Tauferertal festgestellten Stücken durch aufrechte Lisenen gegliedert sein, die oben mit rundbogigen Blendarkaden verbunden erscheinen. Sicherlich haben die Sakristeialmer des 14. Jahrhunderts auch nicht anders ausgesehen. Abb. S. 50

Damit wären wir zwei bis drei Jahrhunderte vor die datierten Alpbachtaler Möbel zurückgelangt. Dieser sachliche und sprachliche Anschluß an das Mittelalter ist jedoch nicht der einzige, wir können in den Alpenländern durchaus noch weiter zurückgreifen. Denn nicht „stehende" Möbel wie die Almer, sondern „liegende" gehören den Altschichten an. Es sind die Truhen, deren Wortgeschichte wieder noch etwas weiter zurückweist: „Truhen" stammen von „Trögen" ab, und „Trog" ist die Altbezeichnung für das hölzerne liegende Einbaumöbel. Der Einbaumkahn, der Einbaumsarg und die Einbaumtruhe gehören zusammen. Von solchen im Mittelalter weit verbreiteten Einbaumtruhen haben sich mitunter schwere Stücke als Vorratsmöbel erhalten, beispielsweise einer aus einem Lärchenstamm aus der Umgebung von Bruneck, vielleicht um 1500 ausgehauen. Als Brunnentröge sind solche mit dem Dexel ausgehöhlte Tröge viel länger bekannt geblieben.

Im Alpbachtal war darauf hinzuweisen, daß es sich bei den dortigen Möbeln größtenteils um Arbeiten von Tischlern gehandelt haben müsse, einige Namen, so jener der Familie Bletschacher, sind auch bekannt geblieben. Die älteren Möbel, die Truhen aus dem Einbaum und die Almer aus den nicht gesägten, sondern gehackten Stollen, sind nicht von Tischlern, sondern von Zimmerleuten gemacht worden, die einfachsten schweren Behältermöbel zum Teil wohl überhaupt nicht von Handwerkern, sondern auf den Höfen selbst. Man darf dieses Moment weder über- noch unterschätzen. Es bleiben „Bauernmöbel", auch wenn sie von Handwerkern gemacht wurden. Sie haben aber ihre Eigengeschichte, und diese nicht nur in der Formgebung, sondern auch in der Bezeichnungsgeschichte, in der vielfältigen sprachlichen Bezogenheit, die unter Umständen weiterführt. Die schweren Einbaumtruhen könnten wie alle ihre Verwandten im Hauswerk gehauen worden sein: Es ist aber auch durchaus möglich, daß Holzspezialisten schon früh am Werk waren. Man merkt es an der Personennamengebung, die „Troger", ein gut belegter und verbreiteter Name, waren offenbar solche Trog- und Truhenhauer.

Auf den Namensspuren der Leute, die ehedem unsere Möbel gemacht haben müssen: Das ist ein erstaunlich weites Feld. Sicherlich fallen zunächst jene Namen ein, die von den Herstellern der geläufigen Stubenmöbel getragen wurden. Also der Tischler, der den allenthalben verbreiteten Tisch herstellte, wie immer er zunächst ausgesehen haben mag. Dem Tischmacher muß ein Kastenmacher zur Seite stehen, niederdeutsch hat man „Kistenmaker" dazu gesagt. Auf weiten Strecken war aber für den Kasten das Leitwort „Schrein" üblich, und davon leiteten sich wieder die Schreiner ab. Daß sowohl Tisch (von discus),

Kiste (von cista) und Schrein (von scrinium) aus dem Latein stammen, bestürzt einigermaßen: Die Möbel wie ihre Hersteller wären also auf dem Weg über die mittelalterliche Klosterkultur doch aus der Spätantike zu uns gekommen. Das lenkt den Blick auf andere Möbelgruppen, etwa auf die Sitzmöbel. Da gibt es zu den Sesseln die Hersteller namens Sesselmacher, zu den Stühlen die Stuhlmacher, und das sind dann merkwürdigerweise keine Lehnworte. Die Bänke, die in den Stuben standen, wurden wohl von den Zimmerleuten gemacht, falls es sich nicht um das merkwürdige Sitz- und Behältermöbel der „Sidel" handelte. Diese Sidel, auch *Sidelbank* und fallweise Sideltruhe genannt, womöglich mit der kippbaren Lehne, ist doch offenbar von eigenen „Sidlern", „Siedlern", vielleicht auch „Seidlern" hergestellt worden und hat anscheinend mit einer lateinischen „situla" nichts zu tun. Das ungemein weit verbreitete Möbel, im 15. Jahrhundert durch die Werke der spätgotischen bildenden Kunst schon gut bezeugt, hat sich in verschiedenen Landschaften gut erhalten, so etwa in der Oststeiermark, aber auch innerhalb der Alpen in so ziemlich allen Bauernkulturlandschaften. Diese „Sideltruhen" waren also zunächst gezimmerte Sitz- und Behältermöbel ziemlich großen Formates. Zwischen ihnen und den gehauenen Trogtruhen standen und stehen die „Mulden". Keine Landschaft im Mittelalter ohne diese kleinen, wieder aus dem Massivholz gehauenen, aber vielfach geglättet und verschönt auftretenden Mulden, deren Großformen wohl als Gesteinsmulden im Bergbau oder als Fleischmulden bei den Fleischhauern erhalten blieben und vielfach als einfache Wiegen, in die das Kleinkind hineingebunden wurde, wie bereits gotische Bildzeugnisse etwa in der Steiermark so schön bezeugen. Und der Bedarf an diesen Mulden muß groß gewesen sein, so groß, daß sich wieder ein Beruf danach benennen konnte: jener der „Moldenhauer" oder, wie etwa in Tirol heute noch belegt, der „Molterer". Bezeugungen dafür beginnen anscheinend schon im 13. Jahrhundert.

Abb. S. 33

Vielleicht könnte man diese aus dem vollen, aus dem Massivholz gehauenen Möbel als die älteste greifbare Schicht unserer Möbel bezeichnen. Sie wären auf dem Möbelgebiet etwa die gleiche Erscheinung wie das „Althochdeutsch" in unserer Sprache. Und wie die erste Lautverschiebung die Sprache dann zum „Mittelhochdeutsch" wandelte, kam bei den Möbeln die Reihe der vom Zimmermann gestalteten Behälter zur Geltung. Sicherlich mit Spuren weit älterer Herkunft, aber doch zunächst und auffällig wie die Gruppe der „gespundeten" Truhen, die auf ihren Eckpfosten stehen, die Wände aus querliegenden, in „Schindellage" gefügten Wänden erstellt zeigen und womöglich ein Satteldach aufweisen. Die Nähe zu antiken Holzsärgen ist auffällig, und die räumliche Beziehung vom Südosten über den Balkan bis weit in unsere Gebiete und darüber hinaus nach dem Norden zu hat sich erst im Lauf der Möbelsammlung zeigen lassen. Örtliche Zuordnung bleibt schwierig, die oft in zimmermännischem Zirkelschlag eingeritzten geometrischen Muster können an den verschiedensten Orten auftreten, und die Verbindungen sind wohl vielfach durch den Handel, durch Fuhrleute erstellt worden. Ein nicht geringer Teil dieser Spundwerktruhen ist doch an alten Verkehrsstraßen in der Funktion von „Hafertruhen" gefunden worden.
Solche Satteldachtruhen muten ein bißchen wie Hausmodelle an, als ob sie den Eindruck des „Behausten" innerhalb des Hauses noch einmal wiederholen wollten. Sie sind nicht in

den Stuben gestanden, eher in den Vorhäusern, in den Ställen, dann in den Klöstern und Schlössern auf den Dachböden. Dort sind sie offenbar auch jeweils auf Zeitstil gebracht worden. Unter den vielen Haferkisten eines Schloßgutes finden sich regelmäßig „schwarze Truhen", das heißt, in einer Zeit der Mode der Schwarzfärbelung des Möbels sind auch solche Haferkisten schwarz gestrichen worden, mitunter auch mit Wappen versehen, also deutlich auf die Herrschaft hin bezogen. Was im Alpbachtal so ab und zu zögernd auftritt, die Kennzeichnung des Möbels mit dem Adler, mit dem Doppeladler, das hat seine Vor-, Neben- und Seitenformen und starke Beziehungen zur ersten Farbgebung der Möbel wie zur bildmäßigen Flächengestaltung.

Das geht alles offenbar schon nach der zweiten „Lautverschiebung" vor sich, als aus dem „Mittelhochdeutsch" ein „Neuhochdeutsch" und aus den Kisten der Zimmerleute die Truhen der Tischler wurden, mit denen sehr bald die Bemalung der Möbel mancher Gruppen verbunden erscheint. Man kann diese Wandlungen wieder an manchen Möbelgruppen ablesen.

Da sind zunächst Möbel wie jene im Vintschgau, deren Vorderwände ähnlich wie bei den Truhen im benachbarten Graubünden aus einem einzigen gehauenen mächtigen Brett bestehen, das mit Kerbschnitt oder Flachschnitt verziert erscheint. Da haben offenbar die Zimmerleute etwa den Steinbock als lokales Wappentier eingeschnitzt, neben oder zwischen angedeuteten Feldern mit Bandgeschlinge und Rosetten. Die Ornamente sind recht zeitlos, können sich in der Zimmermannskunst immer wieder finden. Wo die Stubendecken vielleicht ab dem 15. Jahrhundert geschlossen und mit „Riemlingdecken" „zugeplattelt" wurden, dort haben die Zimmerleute den mächtigen Trambalken, den „Durchzug", gelegt und seine Mitte schon vor der Anbringung in der Stube mit ihren Segenszeichen, vor allem mit gekerbten Rosetten versehen. In der Mitte nach unten zu die Rosette, die offenbar als „Mitte" des Hauses aufgefaßt werden sollte und dementsprechend ihre „Heiligkeit" besaß. Daneben etwa auf einer Seite die Initialen oder den ganzen Namen des Bauherrn und auf der anderen die Jahreszahl. Da alle Holzbauten immer wieder einmal abgebrannt sind, läßt sich kaum feststellen, wie alt diese beschnitzten Durchzüge wirklich sein mögen. Die meisten Datierungen reichen vielleicht ins 16. Jahrhundert, aber wohl keine darüber hinaus zurück. So manche Lesung, die eine Jahreszahl aus dem 15. Jahrhundert entdeckt haben wollte, ist schon widerlegt worden. Umgekehrt stammen vor allem in den von den Türken gefährdeten östlichen Landschaften Österreichs die meisten datierten Durchzugsbalken aus dem 17. und 18. Jahrhundert. An diesen Zimmermannsdatierungen läßt sich einiges an Möbelgeschichte ablesen. So war in der „Brunnerkeusche" in St. Nikolai in der Sölk in Obersteiermark, einem altertümlichen Haus mit ehemaliger Rauchküche, gelegentlich ein Obergeschoß eingeschoben, eingebaut worden. Da kam man über eine schmale Holzstiege in das voll ausgebaute Obergeschoß. Den Platz über Küche und Stube unten nahm hier eine getäfelte Stube aus Zirbenholz ein. Der geschnitzte Trambaum trug die Jahreszahl 1758. Damals also wurde diese handwerkmäßig vorzügliche Stube mit ihrer Riemlingdecke und ihrem Wandgetäfel hier direkt eingebaut, offenbar als eine Art von Dienstraum für einen herrschaftlichen Schreiber oder Verwalter, dem anscheinend auch ein durch ein Gitter vom Hauptraum abgetrennter Schlafraum zur Verfügung stand. Die beweglichen Möbel sind leider längst verschwunden, aber sie sind damals wohl auch von der Herrschaft mitgeliefert worden, die noch in der Mitte des 18. Jahrhunderts einen solchen ganz hölzernen Raum als für diesen Zweck angemessen fand.

Auch solche sozusagen eingeschobene Stuben haben ihre mittelalterliche Tradition. Besonders aus Südtirol sind verschiedene verhältnismäßig kleine, oft mit hölzernen Wölbdecken versehene, Stuben erhalten, die nicht zuletzt auch als Amtsräume, als Räume von Gerichtsschreibern und anderen Funktionären der Herrschaft gedient haben mögen. Daher auch ihre oft beachtliche stilistische Einheitlichkeit, daher wohl auch das gelegentliche Auftreten von Herrschaftszeichen, von Wappen. Bezeichnend dafür ist die nicht ganz kleine Gruppe von Möbeln aus dem Vintschgau, aber auch aus benachbarten Tiroler Bergtälern,
Abb. S. 46 welche das *Andreaskreuz* aufweisen. Als „Burgunderkreuz" ist es wohl als Herrschaftswappen zu verstehen, vielleicht als Gegenstück zum Steinbock auf anderen Truhen aus den gleichen Gegenden, die auf Graubünden hinweisen. Das Andreaskreuz ist da offenbar als das Wappen des Bistums Chur zu verstehen, dem ja der Vintschgau lange Zeit hindurch kirchlich unterstand. Im gleichen Zeitraum kommen freilich auch schon andere wappenartige Bezeichnungen auf: So zeigen die alten Möbel aus dem *Ötztal* fast immer an irgend-
Abb. S. 38 einer Stelle, meist auf dem Sockel, zwei schwimmende Fische.

Da sich dieses für den frühneuzeitlichen Ötztaler Möbelstil kennzeichnende heraldische Zeichen auch an einem gotischen Strebepfeiler der Pfarrkirche von Längenfeld im Ötztal gefunden hat, ist wohl mit dem Standort der führenden Werkstätte für diese Möbel hier zu rechnen. An sich handelt es sich dabei doch wohl um das Tierkreiszeichen der Fische, aber es läßt sich doch nicht sagen, ob das betreffende Möbel nun etwa auf Wunsch der Besteller unter den Schutz des Tierkreiszeichens gestellt werden sollte oder ob örtliche, vielleicht zünftische Meinungen dabei vorwalteten. Das Mittelalter und auch noch die folgenden Jahrhunderte kannten eben die wortlose Symbolsprache besser als wir. Wir haben nur den Vorteil, daß wir die Ötztaler Möbel leicht an ihrer Fische-Kennzeichnung feststellen können.

Da geht es also um Möbel, die im Grunde immer mittelalterlich, ja häufig direkt gotisch geblieben sind. Dazu gehören sicherlich auch jene Truhen, die uns schon ihres Andreaskreuzes in den großen Rechteckfeldern wegen aufgefallen sind. Aber neben diesen größeren Feldern finden sich regelmäßig kleinere, meist fünf oder sieben im Bereich des Truhenschlosses, die meist von Leisten gerahmt sind, aufgedübelten Leisten, die ihrerseits noch mit eingeritzten Kerben, langgezogenen Spitzrauten und ähnlichen Zeichen verziert sind. Manchmal sind einige dieser Felder auch geschwärzt, im deutlichen farblichen Gegensatz zu den blank gelassenen Feldern daneben.

Das sind also gotische Leistentruhen, mit dem Stand auf den Seitenstollen und den völlig planen, unbeschnitzten Deckeln eine bezeichnende, vor allem in Westtirol nachweisbare Gruppe. Aber die Ausstattung der Schauseiten mit der Gitterung durch Leisten hat sich auch anderwärts erhalten. Die merkwürdigste, vielleicht auch umfangreichste Gruppe stellt die der Eferdinger Möbel. Das Eferdinger Ländchen, einstmals den Schaunburgern gehörig und vom übrigen habsburgischen Land ob der Enns abgegrenzt, hat ganz offensichtlich eigene Möbel geschaffen und lange Zeit auch erhalten. Es sind vor allem Truhen, aber auch Baldachinbetten erhalten geblieben. Die Felderung durch Leisten hat diesen Möbeln den Lokalnamen der *„Eferdinger Spreißeltruhen"* in Sammler- und Händlerkreisen eingetragen. Kein Stück davon ist bezeugtermaßen mittelalterlich, die frühesten sollen sich um 1630 datieren lassen. Das erscheint merkwürdig, denn diese Zeit bedeutet doch nach der Niederschlagung des Bauernaufstandes von 1626 eher eine erneuerte Gegenreformation. Aber anscheinend hat sich das Schaunburger Ländchen infolge seiner politischen Sonderstellung doch eine Zeitlang in seiner besonderen volkskünstlerischen Art erhalten können. Als die Gegenreformation in Oberösterreich schärfer durchgriff, war es dann vorbei. Für uns lösen sich gerade dadurch einige der Rätsel um diese gotisch verbliebenen Eferdinger Möbel: Die Tischler, die sich mit ihrer Herstellung befaßten, anscheinend durchwegs Mitglieder der Familie Koller, waren und blieben nämlich protestantisch, und als sie gegenreformiert werden sollten, gingen sie so wie viele andere ihrer Herkunft über den Inn nach Bayern, und zwar in die einzige bayrische Landschaft, die protestantisch bleiben durfte, nämlich in die Grafschaft Ortenburg. Dadurch hat sich der Tischler *Hans Georg Koller (1665–1772)* nachweisen lassen, in dessen Lebenszeit wohl die meisten *„Eferdinger Spreißeltruhen"* fallen, die sich in Niederbayern wie noch in *Oberösterreich* gefunden haben. Ihre schöne Leistengliederung, ihre aparte Einfärbelung, die dezenten altartigen Muster in den kleinen Feldern und das völlige Fehlen religiöser Motive sprechen wohl für diese Zusammenhänge.

Hier tritt also zu den vielen möglichen Grundzusammenhängen des alten bäuerlichen Möbels zum ersten Mal die Dimension des Religiösen entgegen. Schon seine offensichtliche Abwesenheit ist bedeutend. Es war schon bei den Alpbacher Möbeln zu betonen, daß in ihrer Bemalung religiöse Sinnbilder keine Rolle spielen, bis auf die Bettaufsätze, die wie in vielen anderen Möbellandschaften gern mit dem IHS oder auch mit dem Marienmonogramm gekennzeichnet wurden, gewissermaßen als dauernder Hinweis darauf, daß die Betten, als Ehebetten, geradezu benediziert wurden. Das mittelalterliche Möbel hat vielleicht derartige bleibende Spuren der kirchlichen Besegnung noch nicht gekannt oder es sind entsprechende Stücke nicht erhalten geblieben. Sucht man an anderen Möbelstücken vor allem der Stubenausstattung, so wird man eher Spuren dieser Art finden. Abb. S. 74

Bei der Umschau in den erhaltenen hölzernen, zum Teil vertäfelten Stuben finden sich, wie schon betont, kaum große Behältermöbel. Aber eine Gruppe kleiner Behältermöbel ist dort sehr wohl bezeugt, es handelt sich um die an den Wänden oder in den Wandwinkeln, den Stubenecken angebrachten Kästchen. Die „Wandkasteln", die „Winkelkasteln" oder auch „Winkelalmer" sind flache, meist eintürige Almer, die an eine der Wände gehängt oder auch in sie eingelassen sein können und sehr häufig im Stubenwinkel angebracht sind. Man kennt sie als „Almerl" oder in sprachlich anderer Gestaltung auch als „Margerl" und anscheinend in manchen Gegenden auch als „Ganter". Alle adeligen und bürgerlichen Bauten, in denen es möglich war, haben schon im Spätmittelalter solche Wandkästchen bekommen, in das Bauernhaus ist das kleine Behältermöbel zumindest nach den Kärntner Belegen erst im 16. Jahrhundert eingezogen. Es wurde nur dort nicht immer als „Almerle" bezeichnet, sondern eben auch als „Ganter" oder „Gantarle". Das Wort wird sich gewiß nicht vom griechisch-lateinischen Gefäßnamen „cantharos" ableiten, sondern weit eher aus dem italienischen „canto" oder „cantera", was den Eckschrank bezeichnen soll. Ob es sich dabei um eine Rückentlehnung aus einem deutschen Kanten-Wort handelt, bleibt dahingestellt. Die Bezeichnung untermalt das Verharren beim mittelalterlichen Möbelwesen hier übrigens ebenso wie in der Schweiz, wo das „Gänterli" für den Sakristeischrank üblich war. Dort gibt es aber auch den Personennamen „Gantner", womit wohl wieder der Hersteller dieser altertümlichen Möbel gemeint war.

Diese Wand- und Eckschränke nun können wieder reines Blankholz sein, mit der unverzierten einfachen Tür zwischen den breiten Friesen. Wenn sie etwa im Küchen- und Kammerbereich als Milchschränke verwendet wurden, hatten sie wohl hölzerne Gitter in die Tür eingeschnitten. Aber auch die Auszier mit Rosetten, Kerbschnittarbeiten also, kam schon vor, zunächst wohl ein Hinweis auf die zirkelschlagkundigen Zimmerleute, *denen eben die Rosette* immer als Haupt- und Grundmotiv erschien, auch wenn dahinter der Gedanke einer Besegnung durch das Zeichen gestanden sein mag. Erst sehr spät sind an die Stellen dieser Rosetten gelegentlich Ersatzverzierungen, beispielsweise gelochte Blechplättchen mit den Jesus- und Maria-Monogrammen, getreten, wie sich wiederum in Kärnten hat nachweisen lassen.

Abb. S. 48

Sobald sich Tischler der *Wandalmer* annahmen, wurden die Friese schmaler und die Türen, nunmehr in Rahmen und *Füllung gearbeitet, eher als Flächen für mehr Dekor frei.* Aber das ist ein Vorgang, der sich nicht auf die Wand- und Winkelkasteln allein bezieht, sondern sich von den ein- und zweitürigen Kasten aus Tischlerwerkstätten herleitet.

Abb. S. 49

Bevor davon die Rede sein soll, muß noch ein Blick auf die vielfach auch Blankholz verbliebenen Tische und Sessel geworfen werden. Die Tische gehörten und gehören in die Stuben, an ihnen haften Rechtsvorstellungen. Das gewaltsame Entfernen des Tisches aus dem Hause ist ein frevlerischer Rechtsbruch, der nur in Sonderfällen, wie bei dem tumultösen Treiben der „Klaubaufe" etwa in Matrei in Osttirol, gelegentlich möglich erscheint. Dabei sind solche schwere, zum Haus gehörende Tische doch erst spätmittelalterlich. Die frühere Zeit hat eher die aufhebbare Tafel gekannt. Eine Seitenform, der Klapptisch in so manchen Stuben in Tirol und Salzburg, spricht noch immer für die Frühzeit der Einrichtung. Der gleiche Klapptisch konnte und kann noch übrigens außen am Haus, bei der Hausbank, angebracht sein. Man sitzt ja in vielen Landschaften zumindest in der schönen Jahreszeit gar nicht in der Stube, auch die Frauen verrichten dort auf der Hausbank und am Klapptisch ihre häuslichen Arbeiten.

Zu den Klapptischen und den Platten auf Schragen ist also der Stubentisch erst hinzugetreten, nur er mit dem aus dem lateinischen „discus" stammenden Namen und als Stück mit beträchtlichem Rechtscharakter. Neben dem Tisch, der aus einer Platte auf einem eigenen Gestell besteht, hat der Tisch auf einem Behältermöbel seinen Platz. Das Tischgestell mit den Schragen, mit den Verbindungsleisten, mit dem „Vergelt's Gott" wird nicht selten durch eine Lade oder Tischtruhe ergänzt, auf deren Leisten die Platte aufliegt, in die sie vielfach eingeschoben wird, wodurch die Lade nur nach Zurückschieben der Platte zugänglich erscheint. Das ist also ein Bergeraum, ein Versteck für Urkunden und Wertgegenstände, das nur dem Kundigen zugänglich war. Die Wände der Laden konnten noch im spätgotischen Sinn mit Ranken beschnitzt und farbig gefaßt sein. Die *Platten* selbst waren vielfach schwere *Hartholzplatten*, also außerhalb des Bereiches des sonst für das Möbel bei uns verwendeten Weichholzes. Dementsprechend waren es nicht selten zimmermännische Sonderanfertigungen. Die meist aus einigen Teilen zusammengesetzte Platte konnte dann auch zimmermännisch verziert sein, mit grob *eingelegten Motiven*, mitunter mit Name und Jahreszahl der Anschaffung, mitunter auch mit den roh geschnittenen Wiedergaben der Eßgeräte an jeder der vier Seiten und sicherlich in der Neuzeit oft mit einem Besegnungszeichen in der Plattenmitte. Neben die schweren Holzplatten sind die Steinplatten zu stellen, die beispielsweise im Bereich um den Salzburger Untersberg eben aus Marmor waren. Da haben die Häuser der Pfleger und der Gewerken vorbildhaft gewirkt. Andere Steinplatten, nämlich in die Holzplatten eingefügte Schieferplatten, stammen wohl aus anderen Zusammenhängen. Sie sind schon spätmittelalterlich bezeugt, beispielsweise auf dem Altar des Schottenmeisters in Wien. *Diese Schieferplatten* mögen in Zunftstuben und Wirtshäusern zunächst besonders beliebt gewesen sein, man hat auf ihnen wohl mit Kreide beim Würfel- und beim Kartenspiel die Punkte notiert. Eine Landschaft, nämlich *das Montafon* in Vorarlberg, hat für seine Tische mit *den runden oder achteckigen Platten* die Schiefertafel in der Mitte beibehalten. In manchen Fällen, wie bei der Tischlerfamilie *Nayer in Schruns*, wird die Herstellung dieser Tische mit der eingelegten Steinplatte bis zur Gegenwart betrieben. Andere Landschaften bevorzugen auch für die Tischplatte das Weichholz, und dort hat sich gelegentlich auch Bemalung feststellen lassen. Ob es sich um ein Erbe des Mittelalters, Abb. S. 37 *das reich bemalte Tischplatten* vor allem in Klöstern kannte, handelt, oder ob hier eine Erneuerung in der Barockzeit stattfand, dürfte sich kaum festlegen lassen.

Die Übergänge sind jedenfalls nicht so deutlich festzustellen wie bei den Sitzmöbeln. Die geläufigsten davon waren und sind die Bänke, die womöglich wandfesten Bänke in der Stube wie vor dem Haus. Wo die Innenbänke den Stubenwinkel, den Tischwinkel bilden, standen an den beiden freien Seiten des Tisches in der Regel freie Bänke, entweder einfache Fürbänke auf ihren vier Beinen oder auch die schon erwähnten Sidelbänke mit ihrer Klapplehne. Das waren fast durchwegs Blankholzmöbel, nur in wenigen Landschaften sind auch die Lehnen der Sidelbänke mitunter bemalt worden. Einzelsitze waren selten. Sebastian Greiderer glaubte für Salzburg sogar sagen zu können: „Stühle sind in der Bauernstube nicht bekannt, außer der Wandbank gibt es nur noch lehnenlose Holzbänke mit vier einfachen Füßen (‚Schamel') an den beiden freien Seiten des Tisches." So ganz unbestuhlt war man eigentlich nirgends. Es ist doch bezeichnend, daß die Bildzeugnisse des 18. und frühen 19. Jahrhunderts mit großer Regelmäßigkeit wenigstens einen Lehnstuhl in der Stube zeigen, offenbar als Hausherren- oder Großvaterstuhl, und daß sich an Sachzeugnissen gerade im Lande Salzburg *die bemerkenswerten Spinnstühle* erhalten haben. Abb. S. 33 In beiden Fällen handelt es sich um Pfostenmöbel, was auf mittelalterliche Herkunft hindeutet. Das relativ leichte, im wesentlichen aus Eschenholz gefertigte Möbel mit Rücklehne und nur einer, nämlich der rechten Armlehne, ist in den Alpen anscheinend nur im Lande Salzburg verbreitet. Der Typus kehrt merkwürdigerweise in Niederdeutschland wieder. Es kann sein, daß diese leichten Spinnstühle überhaupt nicht von einheimischen Möbeltischlern, sondern von wandernden Sesselmachern verfertigt wurden. Man muß damit ähnlich wie bei den Spinnrädern rechnen, die ja auch keineswegs immer heimischer Herkunft waren, in diesem Fall von Drechslern offenbar in gleichen Typen für weite Landstriche verfertigt und vertrieben wurden. Daneben hat es aber schon auch immer wieder Brautspinnräder gegeben, die ihrer Beschnitzung oder, wie in Oberösterreich etwa, ihrer Bemalung nach sicherlich in heimischen Möbeltischlerwerkstätten hergestellt wurden.

Die Neuzeit ist nicht mit solchen Sonderfertigungen wie den Spinnstühlen gekommen, sondern über einige Zwischenstadien in Italien und in Frankreich mit den *Brettstühlen des späten 17. Jahrhunderts.* Was späterhin und bis heute als eigentlicher „Bauernsessel" bezeichnet wird, der Brettstuhl mit den vier in das Sitzbrett eingezapften Beinen und der steifen Brettlehne, ist eine Schöpfung der Barockzeit, nicht auf das Weichholzgebiet beschränkt, sondern eher nur in dieses hereinreichend. In den Hartholzlandschaften im wesentlichen beschnitzt, in manchen Weichholzlandschaften bemalt, was dann schon vom Stil der betreffenden Möbeltischlerwerkstätten abhing.

Abb. S. 34
Abb. S. 35

Die Wandlung der Behältermöbel, also der Truhen und Kasten vom Spätmittelalter zur frühen Neuzeit, war mit den Veränderungen der Tische und der Sitzmöbel kaum verbunden. Sie folgte vielmehr den eigenen Gesetzlichkeiten dieser kubischen Holzbehälter, die nunmehr in immer steigendem Ausmaß tischlermäßig, das heißt mit Verwendung von Säge und Leim, hergestellt wurden. Die Vorderbretter wurden in die Seitenbretter eingezinkt, die Rückwände freilich vielfach nur angeschlagen. Die Sockel wurden vielfach selbständig erstellt, als ein niedriger gezinkter, oben und unten offener Kasten, der das eigentliche Behältermöbel von der Bodenfeuchtigkeit fernhalten sollte. Die Vorder- wie die Seitenbretter wurden nun vielfach tischlermäßig aus Rahmen und Füllungen hergestellt, wobei allerdings vielfach nur Nachahmungen durch das Aufblenden von Leisten oder das Aufmalen von Rahmungen durchgeführt wurden. Die Gliederung der größeren Flächen, vor allem der Vorderseiten der Truhen, durch Rahmen und Füllungen zog in wachsendem Ausmaß das Dekor auf sich. Die Füllungen begannen zu Bildfeldern zu werden.

Wo das Möbel beschnitzt wurde, also beispielsweise im Oberinntal, wurden auch die Füllungen mit Schnitzereien gefüllt. Hatten die mittelalterlichen Zimmerleute die ihnen vertrauten Rosetten in die Vorderbretter direkt eingekerbt, so setzten die Tischler nunmehr Rosetten und formverwandte zeichenhafte Gebilde als blanke oder gefärbte Schnitzerei in die Felder. Gerade beim beschnitzten Möbel überwiegt noch im 17. und 18. Jahrhundert die ornamentale Dekorierung. Auch die Wand- und Winkelalmer konnten auf den Feldern ihrer *Türen geschnitzte Rosetten* vorweisen. Wo jedoch die Neigung zur Bemalung Fortschritte machte, ergaben sich mit der frühen Neuzeit neue Möglichkeiten der Dekorierung *sowohl der Rahmen wie der Füllungen.* Im Verlauf der Anreicherung der Volkskultur durch die neuen graphischen Techniken, ein für die süddeutsche Volkskunst sehr bezeichnendes Phänomen, griff die Schablonenmalerei auf das Weichholzmöbel über.

Schablonierung, von unseren Zimmermalern als „Patronierung" bezeichnet, hat es schon im Spätmittelalter gegeben. Ganze hölzerne Kirchendecken sind damals mit aufschablonierten Mustern bedeckt worden, wie abseitige Dorfkirchen in der Steiermark und Kärnten noch durchaus eindrucksvoll bezeugen. Die große Zeit der Schablonenherstellung kam aber doch erst mit der deutschen Renaissance, als die Vorlagenbücher entstanden, nach deren Kupferstichen die in der Mitte des 16. Jahrhunderts geläufig gewordenen Zierelemente eben zu „Patronen" für Zeugdrucker ebenso wie für Möbelmaler verwertet wurden. Dem Geschäftssinn der Nürnberger und Augsburger Kunstgewerbekaufleute entsprechend waren es religiös neutrale Muster, sehr häufig Pflanzenmotive, Vasensproße und Verwandtes, was späterhin in seiner ganzen Variantenfülle besonders innerhalb der Stickerei und der Möbelmalerei zu nicht immer geglückten Ausdeutungen führen sollte. Es ergibt sich jedenfalls, daß in manchen Landschaften die deutsche Renaissance, nicht zuletzt die Kirchenmöbelgestaltung, die Intarsianachahmung der Schablonenmalerei gefördert hat. In den Alpenländern sind es zum Teil protestantische beziehungsweise kryptoprotestantische Kleinlandschaften oder Orte, welche längere Zeit an dieser Schwarzweiß-Schablonierung der Möbel festgehalten haben. Zum Teil waren es aber im 17. Jahrhundert dann auch Orte, an denen die Jesuitenmission zum Zuge gekommen war, wie das aufschablonierte IHS an Betten, Wiegen, Truhen und Kasten dort zeigt. Die Volkskunstmittel der Reformation und der Gegenreformation lassen sich meist nicht formal, sondern nur inhaltlich unterscheiden. Neutral in dieser Hinsicht waren Landschaften, die es aus Herrschafts- oder Verkehrsgründen mehr mit der Politik als mit der Religion zu tun hatten. So zeichnen sich etwa an alten Handelsstraßen Möbellandschaften ab, die das schablonierte Doppeladlermotiv in reichem Ausmaß vorweisen können. Es überziehen etwa in der Gegend von Windischgarsten, also an der alten Pyhrnpaßstraße von Oberösterreich nach der Steiermark, die Zeilen der Doppeladler ganze glatte Vorderbretter von Truhen des 17. Jahrhunderts, die heute meist nur mehr als Haferkisten in Stall und Stadel stehen.

Abb. S. 53

Das Schablonieren Schwarz auf Weiß oder auch negativ: Das Aussparen der hellen Motive auf dem dunkel gefärbten Grund führt vom Blankholzmöbel allmählich zum bemalten Möbel hinüber. Neben dem Hell-Dunkel-Effekt der Schablonenmalerei stellt sich nun allmählich die Einfärbung der blanken Möbel, vor allem mit grüner Farbe, die dann in kryptoprotestantischen Landschaften sehr lange festgehalten wird, und mit dunkler, ja schwarzer Farbgebung, wie sie abwechselnd reformierten und betont katholischen Gruppen als Möbel- und Kleiderfarbe richtig erschien.

Diese frühen Zeichen der Farbgebung haben sich vielfach mit der Auszier der Möbel mit Wappen verbunden. Wenn Westtiroler Truhen das Andreaskreuz trugen; war es mitunter schon eingefärbt. Wappenzeichen, Wappentiere treten ab dem 17. Jahrhundert immer häufiger auf Möbeln auf. Ein köstliches Beispiel dafür bietet jener obersteirische Betthimmel von 1692, auf dem sechsmal der leopoldinische Doppeladler und zehnmal der steirische Panther aufschabloniert erscheinen. Die Doppeladler sind wohl im Bereich kaiserlicher Herrschaften, also vor allem im Salzkammergut, verwendet worden. Die großen schweren Kasten des 17. Jahrhunderts, die sich in der Gegend von Aussee gefunden haben, tragen den Doppeladler sogar geschnitzt in ihren grün gefärbten Feldern. Über die Herrschaftsland-

Abb. S. 73
Abb. S. 54

schaften weit hinaus haben freilich die Doppeladlerlehnen so vieler Brettstühle das Motiv getragen. Robert Forrer, der früheste Analytiker des bäuerlichen Möbels, hat aus ihren Ab- und Verformungen als erster Schlüsse für die Gesetze der Umgestaltung solcher Motive im ländlichen Bereich gezogen.

Für uns erscheinen heute derartige Möbel, die in irgendeiner Form auf Landeswappen und Landesfarben Bezug nehmen, vor allem als patriotische Kundgebungen. Welche Bedeutung sie einstmals tatsächlich gehabt haben mögen, entzieht sich doch meist unserer Kenntnis. Wenn auch an schlichten, wenngleich eigenartig geformten Truhen *aus dem Kärntner Gailtal* Abb. S. 43 geschnitzte und bemalte *Doppeladler in Rundfeldern angebracht sind,* könnte das als eine Gegeneinstellung gegenüber dem benachbarten Venetien bedeuten, wo ja die Markuslöwen sehr viele Gegenstände auch der Volkskunst zieren. Mit einem gewissen Länderpatriotismus mag in der Steiermark zu rechnen sein, wo das viele Grün an den bemalten Möbeln nicht nur auf das Beibehalten der alten ersten Möbelfarbe, sondern eben auch auf die Landesfarben hinweisen mag. Für Salzburg sind zumindest im Flachgau Halleiner Truhen verbreitet, die deutliche Bemalung in Rot mit viel aufgesetztem Weiß, also doch gewiß die Salzburger Landesfarben, zeigen. Und in Niederösterreich haben sich gar nicht wenige Möbel gefunden, die deutlich Blau und Gelb als Möbelfarben zeigen, was doch auf das blaugoldene Lerchenwappen des Landes unter der Enns zurückgehen muß. Freilich sind diese Möbel verhältnismäßig jung, im allgemeinen erst im späten 18. und im frühen 19. Jahrhundert, mit dieser Bemalung nachzuweisen.

Einigermaßen älter und bei weitem eindrucksvoller und bekannter sind die *Zillertaler Möbel,* jene Kasten und Truhen vom linken, also vom alttirolischen Ufer der Ziller, die auffällig *stark mit Wappen* geschmückt sind. *Sowohl die schönen Zweifeldertruhen, die noch auf Sockeln stehen,* wie auch die wuchtigen zweitürigen Kasten, die unter den Sockeln noch Laibchenfüße aufweisen, zeigen einerseits deutlich die Werkstattfarbe *Blau,* die der Gruppe ihren Namen eingebracht, und anderseits in den Feldern Wappentiere, nämlich vor allem das Wappen des Bistums Brixen, das „Brixner Lamm", also das „Lamm Gottes", das die eigentliche, geistliche Herrschaft bedeutet, und nicht selten darüber noch den roten Tiroler Adler, der also die weltliche Herrschaft symbolisiert. Ob diese betont mit den Wappen signierten Möbel tatsächlich in Bauernhäusern standen oder doch zunächst in Pflegerwohnungen, vielleicht auch in Pfarrhöfen, läßt sich anscheinend nicht sagen. Diese Möbel aus dem letzten Drittel des 18. Jahrhunderts gehen ihren Vorbildern nach wohl auf eingelegte Barockmöbel zurück. Verschlungene Bänder und farbig geteilte Windrosen auf den Seitenfriesen weisen wohl darauf hin. In ihrem auffälligen Prunk und ihrer Farbigkeit Abb. S. 59 mögen sie aber vielleicht auch die Funktion gehabt haben, sich von Möbeln abzuheben, wie sie sich auf der anderen, der rechten Seite des Zillertales fanden. Diese Talseite war ja im 18. Jahrhundert noch salzburgisch, und anscheinend blieb dort auch in den Möbeln ein gewisser Kryptoprotestantismus noch in Geltung. Um die Wende vom 18. zum 19. Jahrhundert wandelte sich gerade auf dieser salzburgischen Talseite dann das Möbelbild vollkommen, anstelle der schlichteren Blankholzmöbel traten damals die reich bemalten Abb. S. 58 Möbel der *„grünen Gruppe".* Sie trugen keine weltlichen Signaturen oder gar Wappen, sie

waren vielmehr völlig religiös orientiert und müssen daher noch in jenem Zusammenhang näher erörtert werden.
Das Kapitel der Wappenfarben läßt sich nirgends mit den bisherigen Kenntnissen abtun. Selbst in Gegenden mit schlichten, oft auch blanken Möbeln muß es noch angesprochen werden. Das gilt beispielsweise für das einstmals weitgehend mit Salzburg verbundene Osttirol. Der beste Kenner, Franz Kollreider, hat einmal dazu bemerkt: „Lediglich in der Wahl der Farbe und der malerischen Motive kann man gelegentlich leichte historisch-nationale Sonderfarben feststellen, wie zum Beispiel gerade in Osttirol die häufige Verwendung einer bestimmten blauen Deckfarbe, die etwa auf die blaue Wappenfarbe der Görzer Grafschaft dieses Gebietes zurückzuführen ist." Die Gegend gehört freilich schon seit dem Aussterben der Grafen von Görz nicht mehr diesen, sondern seit Maximilian I. den Habsburgern, immerhin etwa fünfhundert Jahre lang. Aber ein Nachleben von alten Wappenfarben kann es dennoch gegeben haben.
Es haben ja zweifellos auch alte Möbelformen über lange, mitunter sehr lange Zeiträume weg- und weitergelebt. Manchmal hat es zweifellos aber auch so etwas wie zeitbedingte Innovationen gegeben. Die spätgotischen Truhen beispielsweise wurden wohl gefeldert, aber doch so ungefähr quadratisch. Bei den Alpbachern ergab es sich schon, daß *zwar die beiden Seitenfelder noch solche quadratische Felder* aufwiesen, *das Mittelfeld dagegen durch einen von Pilastern getragenen Bogen in ein Arkadenfeld verwandelt erschien.* Die Arkadie- Abb. S. 41
rung der Truhen ist anscheinend im mittleren 16. Jahrhundert vor sich gegangen, als allenthalben, vor allem in der weltlichen Architektur, die Arkade Eingang fand und bald viel mehr als das. Als ganze Fronten ein- und mehrgeschoßig arkadiert wurden und die Rundbogentore mit dem mächtigen Querbalken darüber geradezu zum Sinnbild des feierlichen Einganges wurden. Das Schweizertor der Wiener Hofburg ist das bleibende Denkmal für diese Art der Eingangsgestaltung. Was die Übertragung dieses Gestaltungselementes auf die Truhen betrifft, so hat Albert Walzer deutlich genug festgestellt: „Letzten Endes werden die zweibogigen und überhaupt alle Arkadentruhen dadurch bedingt sein, daß man in der Renaissance auf den Truhendekorwänden antike Triumphbögen und Arkadenfassaden nachahmen wollte. „Man möchte nur dazu noch fragen, warum man das eigentlich so ungemein wirkungs- und nachwirkungsvoll tun wollte. Die Gründe dafür können wohl nicht nur formale sein. Die quadratischen Felder der gotischen Truhen wirken auf uns doch ganz geschlossen. Die vorgeblendeten Arkaden machen daraus eine Architektur, die letzten Endes ein offenes Tor vortäuscht. Die Holzschnitte haben sicherlich seit Beginn des 16. Jahrhunderts dieser Gestaltung vorgewirkt, haben ihre Gestalten, Helden und Heilige, in solche Portikusarkaden gestellt und durch diese Art der Rahmung eine neue Form des Zuganges zum Bildinhalt angedeutet. Aber viele der Arkaden an den Truhen sind reine Blendarkaden, sie bereiten auf nichts vor, sondern sind offenbar Selbstzweck. Sie müssen also für sich selbst schon etwas gewesen sein, müssen zeichenhaften Charakter gehabt haben, wovon wir nur nichts mehr wissen.
Tatsache ist, daß Zwei- und Dreifeldertruhen sich mit dem späteren 16. Jahrhundert überallhin verbreiten. Manchmal sind die Arkaden sehr stattlich, manchmal sind sie schlicht, ja

schließlich gar nur mehr angedeutet. Sehr oft werden die mit Arkaden gerahmten Felder gefüllt, dienen als Hintergrund für einfache Sprosse, für deutlich nach graphischen Vorlagen gestaltete „Lebensbäume“, für Wappen, sehr oft eben für Doppeladler. Ab dem Ende des 17. Jahrhunderts beginnen dann Figuraldarstellungen in den Arkadenfeldern, seltener weltliche Figuren, bei weitem häufiger Heilige, etwa Namenspatrone, was nicht selten auf die Funktion der Truhen als Hochzeitsmöbel hinweist. Die einfache Segnung mit einer Madonna, die den Typus eines landschaftlich bekannten Gnadenbildes wiedergibt, Abb. S. 42 hält sich beispielsweise bei den bemalten *Truhen in Unterkärnten bis zur Mitte des 19. Jahrhunderts.*

Zwei oder drei große, das Vorderbrett deckende Arkadenfelder sind die Regel. Mitunter tritt aber auch das Gestaltungsprinzip einer weiteren Arkadierung auf. So ist im *Ennstal* eine Truhe mit der Datierung *1637* gefunden worden, eine Seitstollenkonstruktion, deren Vorderseite durch aufgesetzte Profilleisten in zwei große Felder mit Doppelarkaden und in kleinere liegende und stehende Felder gegliedert ist. Die Arkaden sind mit feinen Schuppen in Kerbschnitt überzogen, wie dies auch in Oberkärnten auf mannigfachem Möbel und Gerät vorkommt. Die Füllungen waren einst mit Papiertapeten, die vier Arkadenfelder mit stark vergilbten Holzschnitten beklebt, wobei sich noch zwei verschiedene Torturmmotive erkennen ließen.

Diese Ennstaler Truhe mit den vier relativ kleinen Arkaden erinnert doch einigermaßen an jene steirischen Truhen, die man als „Obdacher Gruppe“ zusammenfaßt, weil vermutlich die meisten Exemplare in dem alten steirischen Markt an der Straße über den *Obdacher Sattel* ins Kärntner Lavanttal gefunden wurden. Es handelt sich dabei um *Blankholzmöbel* nicht mit zwei oder drei großen Bögen, sondern um eine Vorderwandgliederung in zwei Abb. S. 40 Hauptfelder, die jeweils übereinander zweimal drei kleine Arkaden aufweisen und womöglich unter dem Schloßblech nochmals eine, manchmal eine etwas größere. Es sind also im ganzen zwölf und, wie gesagt, manchmal auch dreizehn Arkaden. Keine Inschrift, keine Jahreszahl deuten auf Herkunft und Bestimmung. Manchmal ist eine von diesen Truhen ein- oder mehreremal gestrichen oder dann auch bemalt worden. Zunächst vielleicht mit grüner Farbe, was auf die Zeit um 1600 hinweisen würde, wobei die Blankholztruhe dann eben etwas älter gewesen sein müßte.

Weder Jahreszahl noch Name, noch irgendwelche Sinnbilder oder Darstellungen deuten die Gesinnung der Auftraggeber, Hersteller und Besitzer an. Ob mit den zwölf Feldern auf die zwölf Apostel hingewiesen werden soll und mit dem dreizehnten in der Mitte auf Christus, das bleibt eine offene Frage der Interpretation. Sicher ist nur eines: Solche Truhenwände haben zu den Auftraggebern und Herstellern gesprochen. Vielleicht sollten sie diese nur erinnern, daß ein Möbel durch diese Gestaltgebung eine Aussage machen konnte. Überblickt man die vielen truhenartigen Möbel in weitem zeitlichen und räumlichen Bereich, so kommt man fast mit Sicherheit nur auf die Gruppe der Schatzkästchen und der Reliquienschreine, die in dieser Form gestaltet sein können. Spanische Schatzkästchen schon des 10. Jahrhunderts, hölzerne Behälter mit Metallplattenbelegung, haben schon diese Gestaltung – die Schauwand mit den zwölf gleichen Nischen – gekannt. In den Feldern zeigten sich silbergetriebene Sproße und Engel. Einige Schritte weiter dem Hochmittelalter zu finden sich dann ab und zu kostbare Reliquienschreine, beispielsweise in der Pfarrkirche St. Servatius in Siegburg, wohl aus dem 12. Jahrhundert. Diese „arca quadrata minor" diente wohl zur Aufbewahrung von Schaureliquien der Kirchenheiligen. In den Bogenfeldern der zwölf Arkaden waren aber die zwölf Apostel dargestellt, und in der Mitte thronte vor der goldenen Wand Christus; die Figur ist freilich, weil am leichtesten zu entfernen, längst verlorengegangen. Aber hier ist das Prinzip mit dem einzeln dargestellten Christus und den zwölf Aposteln in den Arkadenfeldern am deutlichsten bekundet. Was im Hochmittelalter die Figuren noch sprachen, das haben bei den „Obdacher Truhen" nur mehr die gleichmäßig leeren Felder ausgesagt, wenn diese ganze Interpretation irgendeinen Sinn haben soll. Die „Obdacher Truhen" sind doch erst zu Ende des 16. Jahrhunderts gemacht worden, vielleicht von protestantischen Tischlern in Obdach oder doch draußen im verkehrsreichen Murtal in Judenburg.

Später, mit steigender Gegenreformation, hat man so manches Stück der Gruppe, wohl mit dem Anwachsen der gegenreformatorischen Freude an der Farbe, angestrichen, bemalt und den vielleicht noch bewußten Sinn verdunkelt. Und dann war ihre Zeit vorbei, gleiches ist weder in dieser noch in anderen Landschaften mehr geschaffen worden.

Der Bedarf an Behältermöbeln ist anscheinend zu Ende des 16. Jahrhunderts einigermaßen gesättigt gewesen. Man merkt ein langsames Auslaufen der spätesten Gotik, man merkt das Einsetzen der Renaissanceformen mit den Portikusfüllungen. Aber dabei bleibt es doch für mehrere Jahrzehnte, vermutlich auch durch die Last des Dreißigjährigen Krieges und die Türkenkriege bedingt, auch wenn beide Katastrophen die inneren Alpenländer wenig oder gar nicht berührt haben: Der wirtschaftliche Druck war doch sehr stark. Nur im äußersten Westen, in Westtirol und Vorarlberg, lebte die volkstümliche Renaissance weiter, zum Teil wohl auch durch das besondere Verhältnis mit Augsburg unterstützt. In einer Epoche, in der ein habsburgischer Regent von Vorderösterreich, Erzherzog Ferdinand, eine Augsburger Patrizierin, nämlich Philippine Welser, heiraten konnte, muß diese Beziehung, materiell auf dem Silbersegen Tirols basierend, allenthalben sehr stark spürbar gewesen sein.

Die folgenden Jahrzehnte brachten dann eine gewisse politische und künstlerische Wendung nach Italien mit sich, der Regentschaft der Mediceerin Claudia Felicitas entsprach doch eine neue Einstellung zur italienischen Spätrenaissance und der Hinneigung zu einem farbenfrohen Frühbarock in Venedig, mit deutlichen Einflüssen auf die nunmehr aufkommende Möbelmalerei.

Das mitten in den Alpenländern liegende, politisch aus allen Kriegen der Zeit herausgehaltene geistliche Fürstentum Salzburg konnte dagegen andere Wege gehen. Das Aufblühen eines wohl italienisch beeinflußten, aber sehr selbständigen Barock in allen Lebens- und Kunstbereichen machte sich rasch bemerkbar, wobei dem Berg- und Paßland Einflüsse nicht nur vom Süden, sondern auch vom Norden zugute kamen. Auf dem Gebiet des „Bauernmöbels" macht sich all dies am stärksten bei den *Pinzgauer Zirbelholzmöbeln* bemerkbar, die als erstaunlich geschlossene Gruppe vom Barock bis zum späten Rokoko reichen und an deren Stellung im bäuerlichen Besitz *im 18.* und *frühen 19. Jahrhundert*

Abb. S. 55, 75 nicht zu zweifeln ist. Es handelt sich um *zweitürige Kasten*, um *Truhen*, um *Aufsatzbetten* und in seltensten Fällen auch um Schubladkasten. Sie alle sind aus Zirbelkieferholz hergestellt, von sehr kundigen Tischlern, die auf die Eigenheiten dieses gerade noch schnitzbaren weichen Holzes achteten und selbstverständlich wußten, daß es von Holzwürmern nicht befallen wurde und die in den Blockbauten sonst so sehr verbreiteten Wanzen abhielt.

Die meist *zweifeldrigen Truhen* mit den *drei stehenden Friesen* waren wohl die traditionellsten Möbel dieser Pinzgauer Gruppe. Die Truhen standen noch auf leeren Sockeln, waren in der Vorderwandung ebenso gegliedert wie der Hauptkörper des Möbels, *die Felder ornamental beschnitzt*, an Kennzeichnungen *höchstens* die *Jahreszahl.* Die großen zweitürigen Kasten sind die eigentlichen Leitmöbel der Gruppe. Die Friese links und rechts und die Schlagleiste tragen reiche ornamentale Beschnitzung, die ab und zu als flache Säulen oder Pilaster erscheinen kann. *Die Türen immer vierfeldrig,* mit *Füllungsrahmen,* die kräftige Eckpölster aufweisen, und ornamentale Hauptmotive. Der Sockel ausgebaut, *meist mit zwei echten oder auch blinden Laden versehen,* der ganze Körper auf *vier oder sechs Laibchenfüßen* stehend. Bei sehr gut erhaltenen Stücken findet sich noch *über dem Kranz ein luftig*
Abb. S. 55 *geschnitzter Aufsatz, manchmal* mit einem *Schildchen für Jahreszahl und Bestellermonogramm.* Die bei weitem größte Zahl dieser Kasten zeigt keinerlei figuralen Dekor, es ist offenbar eine Ausnahme, wenn einmal ein Stück in den Feldern geschnitzte kleine Büsten aufweist wie jener Kasten von *1770* im *Heimatmuseum Schloß Ritzen,* dessen *Büstenplastiken* wohl *Jesus* und *Maria* und *Joachim* und *Anna* darstellen dürften. Die Betten, sonst ganz
Abb. S. 75 im Dekor den Kasten folgend, tragen *im Aufsatz* oft ein Zeichen *der Besegnung, also ein IHS* oder auch ein *flammendes Herz Jesu.* Das ist aber auch schon alles an religiöser Auszier, obwohl man im Zeitalter der Protestantenvertreibung und der verstärkten Mission durch die barocke Ordensgeistlichkeit viel mehr an derartigen Zeichen erwarten würde. Dies nicht zuletzt auch deshalb, weil ganz offensichtlich diese Möbel von den gleichen Tischlern geschaffen wurden, die auch die Inneneinrichtung von Kirchen und Sakristeien der Zeit gearbeitet haben. Für die Sakristeikasten von Alm und von Saalfelden wird der gleiche Tischler Veit Häusl in Anspruch genommen, der etwa von 1740 bis zum Ende des 18. Jahrhunderts zahlreiche derartige Möbel gearbeitet hat. Er war eigentlich ein Kunsthandwerker des späten Barock, der erst in der Mitte der sechziger Jahre das Rokoko-Formgut übernahm.

Ähnlich ist es auch an anderen Orten des Pinzgaues gegangen. In Rauris, das als alter Bergwerksort von besonderer Bedeutung gewesen sein muß, arbeiteten drei Generationen der Familie Hacksteiner als Tischler. Der früheste und wohl auch bedeutendste war Andre Hacksteiner, von dem sich gute Kasten schon aus den ersten Jahrzehnten des 18. Jahrhunderts erhalten haben. In Mittersill, dem Hauptort des oberen Pinzgaues, rund um den die „Bauernkönige" residierten, die sich auch materiell diese Möbel am ehesten leisten konnten, arbeitete in der ersten Hälfte des 18. Jahrhunderts der Tischler Petrus Schmied. Auch er hat neben den profanen auch die kirchlichen Möbel für diese Landschaft gefertigt. Bei ihm scheinen die Möbel zufrühest auch bemalt worden zu sein. Anstelle der Bemalung ist aber an den Möbeln dieser und auch anderer gleichzeitiger Werkstätten die Punzierung festzustellen: Die flachen Stellen auf den Gründen der Felder wurden mit Sternchen und Rädchen punziert, die Tischler hatten dafür offenbar eigene, unterschiedliche Stempeleisen.

Diese Art der Flächenverzierung findet sich gelegentlich auch in anderen Landschaften, so merkwürdigerweise an Truhen in Ostfriesland, und es dürfte wohl der Grund dafür die Übertragung der Technik durch wandernde Gesellen gewesen sein. Das leitet zu der Frage hin, ob nicht diese so auffällig stilisierten Pinzgauer Möbel überhaupt durch Leute gestaltet wurden, die anderwärts die vornehmen Möbel der Zeit, die bürgerlichen Möbel aus hartem Holz, gesehen haben mochten. Eine gewisse Verwandtschaft des Aufbaues der Pinzgauer Kasten mit den Nürnberger Möbeln des späten 18. Jahrhunderts ist zweifellos vorhanden. Eine ähnlich starke stilistische Beziehung dieser Art gibt es eigentlich in keiner anderen inneralpenländischen Möbellandschaft, und so wird man stärkere persönliche Beziehungen wohl in Betracht ziehen müssen. Vielleicht spielt eine gewisse Rolle auch in diesem Fall die Abwanderung der Protestanten aus Salzburg, die ihren Höhepunkt mit der Austreibung von 1732 erreichte. Es waren stattliche Scharen, die ihren Weg nach dem deutschen Norden über Nürnberg nahmen. Die Hauptgruppen kamen wohl aus dem Pongau, durch verwandtschaftliche Beziehungen waren aber auch Pinzgauer an dieser Zwangswanderung beteiligt. Hier bleiben vermutlich noch manche Fragen unbeantwortet.

Die Pinzgauer Zirbelholzmöbel stellen die letzte große Blankholzmöbelgruppe in den Alpenländern dar. Was sich vorher, eigentlich so ungefähr ab 1600, schon angebahnt hatte, nämlich das Bemalen der Möbel, das wird nunmehr durch die barocke Gegenreformation zur Hauptsache. Überblickt man das sehr große Gebiet der bemalten Möbel, dann wird man seine Lebenskraft auf etwa anderthalb Jahrhunderte beschränkt finden. Und innerhalb dieses Zeitraumes von etwa 1690 bis 1840 gab es Zeiten, die für die Entfaltung des farbenbunten Möbels gar nicht günstig erschienen. Zunächst wirkten die dunklen, oft geradezu schwarzen Möbel der Gegenreformation nach. Dann trat das Blankholz wohl zurück, um aber in den eigentlichen Möbeloberschichten, wenn man so sagen darf, einer neuen Einfarbigkeit Platz zu machen: Neben dem Hartholzmöbel des Nordens und Nordwestens Europas entwickelte sich das furnierte Möbel, also Möbel aus verhältnismäßig billigem Holz mit aus Harthölzern geschnittenen Auflageplatten. Die geschnittenen, verklebten und politierten Furniere brachten alle Abwandlungen von Braun in das Gesamtfarbbild des Möbels. Während früher das Hartholzmöbel des Nordens und das lackierte Möbel Venedigs auf die Alpenländer eingewirkt hatten, schlug das Interessenpendel in der Mitte des 18. Jahrhunderts nach dem Westen aus, das furnierte, politierte Möbel Frankreichs wurde zum Möbel der Höfe, des Adels, bald auch der Klöster und ihrer Bibliotheken und dann auch zum teuren Einrichtungsstück der Bürger. Es waren sicherlich politische, im Inneren aber wohl auch religiös-weltanschauliche Gründe, die von der barocken Vielfarbigkeit zum hell- bis dunkelbraun furnierten Möbel hinüberführten.

Für das ländliche Möbel bedeutete das furnierte Möbel als Ganzes nur wenig und nur mit Teilen seines Dekors eine gewisse Anregung. Weder im Rokoko noch im Biedermeier drang das furnierte Möbel über die Städte und manche ihrer Einzugsstraßen aufs Land hinaus vor. Im Gegenteil, die gleiche Zeit brachte vielenorts eine wahre Blütezeit des bemalten Möbels, auch eine Zeit, in der bald der eine oder andere Möbeltischlermaler namentlich bekannt wurde.

Im Gegensatz zum älteren Anstreichen der Möbel kam nun in den guten Werkstätten eine Behandlung hinzu, die durch Grundierung, Bemalung und eventuell sogar Lasierung ähnlich wie in der farbig gefaßten Holzplastik kein Laienwerk mehr war, sondern besseres oder auch weniger gutes Handwerk. Alle Teile der Möbel, vor allem der Behältermöbel und der Betten, wurden nunmehr auf diese Weise bemalt, wobei die tischlermäßig mit Rahmen und Füllung gearbeiteten Teile, also etwa Bettaufsätze oder Kastentüren, eine bevorzugte Stellung einnahmen. Die Möbel wurden wohl als ganzes farbig gehalten, die Friese und Sockel selbstverständlich auch geschmückt. Aber die Bettaufsätze und Bettfußteile, die Truhenfelder und die Kastentüren wurden doch in steigendem Ausmaß zu den eigentlichen Bildträgern.

Überblickt man die große Zahl derart bemalter Möbel, so wird man über das Vorwalten des pflanzlichen Dekors nicht hinwegsehen können. In allen Landschaften des bemalten Möbels hat es Rahmen und Felder mit gemalten *Pflanzen, Sträußen, Blumen* gegeben. Vielfach lebte alte Stilisierung nach, daß etwa eine einzige Pflanze, durchaus *nicht naturgetreu,*
Abb. S. 39 jeweils ein ganzes Kastenfeld füllte wie beispielsweise bei den *Brandenberger Möbeln. Dreisprosse* und *tulpenartige Blüten* wurden in den verschiedensten Werkstätten auf die Kastentüren gemalt, manchmal nach erkennbaren Vorlagen, manchmal doch auch recht frei, offenbar aus der Beobachtung heraus. In vielen Fällen haben sich die Vorlagen noch nicht ermitteln lassen, so beispielsweise bei den hübschen eintürigen Kasten aus dem Salzkam-
Abb. S. 60 mergut, deren kleine Türfelder mit jeweils einer anderen Blume bemalt erscheinen, so daß man doch geradezu botanische Vorlagen, vielleicht kolorierte Stiche einer entsprechenden Serie als Vorbilder annehmen muß. Zum größten Teil stammt diese florale Pracht wohl von der Funktion dieser Möbel her: Es waren Hochzeitsmöbel, Brautkasten, die mit solchen den Bräuten zustehenden Blumen und Blumensträußen bemalt wurden, so daß sich der zweifellos Glück und Segen bedeutende Blumengruß eben im Bild am festlichen Möbel für dauernd erhielt. Die Möbelsammlung hat das funktionale Element ihrer Objekte leider zu spät erst erkannt, die Truhen und Kasten sind in Sammlungen gewandert, bevor man dazu notieren mochte, zu welchem Anlaß sie einst gemacht und erworben wurden. Da ist also vieles erst im nachhinein zu erschließen gewesen, mit mehr Mühe, als man eigentlich dazu hätte aufwenden müssen.

Gegenüber der Fülle der floralen Darstellungen treten eigentlich alle anderen Motive zurück und sind nur infolge der Vorliebe der Sammler für sie in den Museen überbetont. Immerhin hat sich daraus ein beachtlicher Überblick über die Gruppen von Motiven ergeben, die für die Möbelbemalung in Betracht kamen. Greift man eine einzige Landschaft, sagen wir das Zillertal in Nordtirol, heraus, so wird man so ziemlich alles finden, was in den Jahrzehnten vor und um 1800 üblich war. Von den Kasten mit ihrer religiösen Bezogenheit war schon die Rede: Die schweren barocken „*blauen*" *Zillertaler Kasten* mit dem *„Brixener Lamm"* weisen sich als katholisch aus, die leichteren *„grünen" Zillertaler Möbel* zeigen sich mit den auffällig vielen Darstellungen *aus dem Alten Testament als protestantisch beeinflußt.* Übrigens hat es schon verhältnismäßig früh auch *grüne Zillertaler Möbel gegeben, die geschmacklich mehr dem Rokoko* entsprochen haben dürften. Ihre manchmal mit gekröpften Rechteckrahmen, manchmal auch mit *ovalen Medaillons* ausgestatteten Türfelder weisen Szenen auf, die offenbar mit der Landschaftsmalerei auf der Keramik der Zeit, vor allem der Fayence, zu tun haben. Zum Teil sind sie, auch ihren Blautönen nach zu schließen, *direkt nach Delfter Fayencen gemalt.* In anderen Landschaften gibt es ähnliches, so im steirischen Ennstal. Da ist ein *Bett aus Pichl an der Enns erhalten, mit 1835* datiert, das auf weißem Grund einzelne Blumenvasen, Schneitelbäume, Häuser mit Türmen, Hirsche, briefbefördernde Hunde aufweist, wie sie so eigentlich nur in der oberitalienischen Majolika vorkommen. Die Zusammenhänge sind unbekannt, aber die über die Flächen hingestreuten Motive lassen keinen Zweifel daran, daß hier ein mit der Majolikamalerei vertrauter Mann einmal, oder vielleicht auch öfter, deren Motive und Farbgebung in die Möbelmalerei übertragen hat.

Abb. S. 58

Abb. S. 76

In beiden Fällen handelt es sich um eine Art von Weltlichkeit, die sowohl im Rokoko wie im Biedermeier erlaubt gewesen sein mag. Im allgemeinen schätzte man wohl eine gewisse Verbindung von weltlichen und geistlichen Motiven, wie etwa auf jenem *Ötztaler Kasten von 1787, der einem „Antoni Klotz spilman und schneider" gehört hat.* Auf den beiden oberen Feldern der Kastentür waren der Namenspatron des Spielmannes, der hl. Antonius von Padua, und ein Schutzengel mit einem Kind dargestellt. Auf den beiden unteren Feldern dagegen sah man einerseits den Schneider in seiner Werkstatt, anderseits Musikanten und ein Tanzpaar; bei den Musikanten kann man einen Geiger und einen Querpfeifer unterscheiden. Vielleicht hat der musikalische Schneider die Musikinstrumente in diesem Kasten verwahrt gehabt.

Ähnlich hat man es mehrfach gehalten, wenn man der Wirklichkeit verhältnismäßig nahekommen wollte. Ein josephinischer Kasten, angeblich mit 1794 datiert, zeigt in seinen, dem Zeitstil entsprechend gerahmten Türfeldern unten schöne Vasensprosse, oben jedoch die Profilbilder des Papstes und des Kaisers einander gegenübergestellt. Da es sich, den Unterschriften nach zu schließen, um Papst Pius VI. und Kaiser Joseph II. handelt, ist dieser Kasten eindeutig zur Erinnerung an die Begegnung der beiden Mächtigen im Jahre 1784 bestellt worden. Vielleicht hat das bestellende Paar in jenem Jahr geheiratet, und der Möbelmaler hat sie von der Aktualität der Darstellung überzeugt. Entsprechende graphische Vorlagen hat er ja gerade 1784 zur Genüge haben können.

Die Möbel stehen mit solchen direkt zeitgebundenen Darstellungen nicht allein. Gleiche Motive sind, vermutlich von den Händen der gleichen Tischlermaler, auch auf Schützenscheiben der Zeit gemalt worden. Das bleibt wichtig, weil es darauf hinweist, daß die Tiroler Schützen auch auf ihren Möbeln gern Zeitereignisse darstellen ließen, besonders wenn Schützen daran direkt beteiligt waren. Tatsächlich sind etliche derartige Motive figurenreich auf Zillertaler Kastenfeldern festgehalten worden.

Der Großteil dieser Darstellungen war zweifellos von zeitgenössischen graphischen Vorlagen, also von Kupferstichen und späterhin von Lithographien, abhängig. Schon für die *auffällig klar gezeichneten Vasensprosse der älteren Zillertaler Möbel* konnten solche graphischen Vorlagen namhaft gemacht werden. Für die figuralen Darstellungen gilt dies in noch höherem Ausmaß. Aber auch die im 18. und frühen 19. Jahrhundert in großem Ausmaß hergestellten Heiligenbilder auf den Kastentürfüllungen sind sicherlich hier wie andernorts von Andachtsbildern angeregt worden. Die direkten Anregungen mögen zum Teil von der benachbarten oberbayerischen Möbelmalerei ausgegangen sein; hier wie dort gibt es beispielsweise Kasten mit den Bildern der vier Evangelisten, wobei man sich wieder jedesmal fragen mag, ob ein derartiger Kasten eigentlich für ein Bauernhaus oder nicht doch für einen Pfarrhof bestimmt gewesen sein mag.

Die vier Evangelisten weisen übrigens auf eine gewisse Vorliebe für die Vielzahl der Motive hin, die sich doch mehrfach beobachten läßt. *Man konnte nicht nur die Evangelisten,* sondern auch die Kirchenväter auf *vier solche Türfelder malen* oder gelegentlich auch die vier christlichen Kardinaltugenden. Oder weltlich gesehen blieben die vormals nur bekannten vier Erdteile dafür reserviert und selbstverständlich in den verschiedensten Landschaften die *vier Jahreszeiten.* Die Vorliebe dafür ließ so manche Kasten in *ganze Jahresdarstellungen* verwandelt erscheinen, weil nicht nur auf den Feldern die Jahreszeiten, sondern *auf den Friesen noch die zwölf Tierkreiszeichen dargestellt wurden.* Diesen also recht weltlichen Möbeln standen allenthalben die geistlich motivierten gegenüber, welche mit Vorliebe Heiligendarstellungen zeigten, die als Bilder der Namenspatrone der Eheleute gelten konnten: Hochzeitskasten mit geistlicher Segnung also. Daneben immer und überall *Mariendarstellungen,* womöglich in den Formen der jeweils örtlich verehrten *Gnadenbilder.* Für die Betten kamen die Bilder des auf dem Kreuze schlafenden *Jesuskindes* dazu, für die Kasten die Gegenstücke Jesus und Maria, mitunter schon als Herz-Jesu- und Herz-Mariä-Darstellungen. Unter besonderem Jesuiteneinfluß konnten auch die Ordenspatrone Ignaz von Loyola und Franz Xaver einander gegenübergestellt werden, die ja gleichzeitig auch vielverehrte Namenspatrone waren. Im Bereich von großen Dreifaltigkeitswallfahrten thronte über den einzelnen Heiligen nicht selten die Dreifaltigkeit in Form des Gnadenstuhles, wie man ihn vom Sonntagsberg her kannte. Manche Werkstätten, besonders in Oberösterreich, überzogen ihre Kasten geradezu mit segenbringenden Heiligen, also neben den genannten noch mit dem Pestpatron Sebastian und dem Feuerpatron Florian. Von weiblichen Heiligen wurden neben der Madonna auffällig oft Barbara und Katharina dargestellt, wiederum auch Zeugnisse für die entsprechende Namengebung in weitesten Kreisen.

Die verstärkte Heiligendarstellung hat einerseits zu Ansätzen der aktuellen Möbelbildgestaltung geführt, etwa dazu, daß im Bereich der *Linzer Möbel des 18. Jahrhunderts* die Bilder von Kaiser Joseph II. und dem Preußenkönig Friedrich II. einander gegenübergestellt wurden, und sei es auch nur in aufgeklebten kolorierten Kupferstichen gewesen. Anderseits hat diese Heiligendarstellung gewiß auch zur Verstärkung der „Selbstdarstellung" im Bereich der Möbelmalerei geführt, wie sie von Franz Lipp mit besonderem Bedacht hervorgehoben wurde. Die Jahreszeitenbilder sind besonders in ihren jüngeren Formen sicherlich

manchmal so etwas wie „Selbstdarstellung“ gewesen. Es waren ganze Szenen des länd-
lichen Lebens, die da zur Charakterisierung der betreffenden Jahreszeit verwendet wurden. Abb. S. 61
Ihnen stellen sich die Hochzeitsmöbel zur Seite, auf deren einzelnen Teilen Hochzeits-
tafeln, Teilnehmer am Fest und aufspielende Musikanten gezeigt werden. Auch hier
konnten aufgeklebte Kupferstiche die Bildfreude angeregt haben. Manche Malergruppen
gestalteten aber diese Personen und Personengruppen doch selbständig, wie beispielsweise
Georg Praitwieser, der „Tischler im Moos“ in Offenhausen. Ein merkwürdiges Gegen-
stück dazu muß der Maler der Hochzeitskasten im Ybbstal in der Gegend von Waidhofen
gewesen sein, der köstliche kleinfigurige Wirtshausszenen auf die Hochzeitskasten malte.
Seine beinahe naiven Türfelderbilder weisen für die Zeit nach 1800 daraufhin, daß die Zeit Abb. S. 68
der geschulten spätbarocken Tischlermaler eigentlich vorüber war und ähnlich wie beim
Hinterglasbild die Bildgestalter der Möbel mit wenigen stehenden Figuren und Szenen ihr
Auslangen finden mußten.

Das hat sich in den jeweiligen Möbellandschaften noch ganz verschieden abgespielt. In
Niederösterreich konnten sich immerhin knapp nordöstlich von Wien noch Werkstätten
bilden, die Möbel von der Qualität der *„Marchfelder Obeliskkasten“* schufen. Das klassizisti- Abb. S. 66
sche Motiv läßt auf den gewaltigen Einfluß der Schlösser rund um Wien in nachnapoleoni-
scher Zeit schließen. Ähnliches mag man beim Anblick der *„Wiesener Vogelkasten“* emp- Abb. S. 70
finden, der einzigen burgenländischen Gruppe bemalter Möbel, die hier anschließen.
Warum die Maler auf diesen josephinischen Kasten stets Kronenkraniche auf einigen Fel-
dern ihrer Kastentüren angebracht haben mögen, bleibt fraglich. Daß mit den Baumreihen
unter den Vögeln doch immer Pappelalleen gemeint gewesen sein müssen, scheint doch an-
erkannt. Da war also offenbar die theresianische Kastanie als Baum der Schloßalleen schon
außer Kurs und die französische Pappel zum Leitmotiv geworden. Die Tischlermaler
müssen es gewußt haben.

Die Ausläufer der ganzen Möbelmalerei, die an manchen Stellen ja bis in die fünfziger Jahre des 19. Jahrhunderts weitergelebt hat, sind dann gewiß technisch und motivlich bald verarmt. Es sind im wesentlichen doch nur die Sproßmotive auf den Truhen- und Kastenfeldern geblieben, von deren segnender Kraft man offensichtlich hier ähnlich wie bei der Stickerei auch weiterhin überzeugt war. Erst als das billiger gewordene, weil in Serien hergestellte furnierte Möbel auf allen Straßen das flache Land erreichte, verschwanden allmählich die letzten bemalten Möbel oder versteckten sich auf den Dachböden und in den Stadeln, bis die ersten Volkskunstsammler sie dort wiederentdeckten. Ihre ganze Geschichte und Bedeutung mußte dann beinahe ein Jahrhundert lang durch Sammlung und Interpretation neu entdeckt werden.

Literatur

Baur-Heinhold, Margarete: Deutsche Bauernstuben (= Blaue Bücher, o. Nr.). 116 Seiten. Königstein i. T. 1961

Baur-Heinhold, Margarete: Alte Bauernstuben. Dönsen, Küchen, Kammern – Von den Alpen bis zur See. Aufnahmen Helga Schmidt-Glassner. 215 Seiten. München 1979

Beitl, Klaus: Landmöbel. Zeugnisse alter Handwerkskunst (= Zeugnisse alter Volkskunst, Bd. 7). 157 Seiten. Salzburg 1976

Bramm, Otto: Truhentypen (Volkswerk. Jahrbuch des Staatlichen Museums für deutsche Volkskunde, Bd. I, Jena 1941, S. 154–186)

Colleselli, Franz: Enneberger Truhen im Tiroler Volkskunstmuseum (Tiroler Heimatblätter, Bd. 34, 1956, S. 91 ff.)

Colleselli, Franz: Volkskunst in Ladinien (Ladinien. Jahrbuch des Südtiroler Kulturinstituts, Bd. II/IV, Bozen 1963/64, S. 400 ff.)

Colleselli, Franz: Tiroler Bauernmöbel. 200 Seiten. Innsbruck 1967

Colleselli, Franz: Ötztaler Bauernmöbel (Tiroler Heimatblätter, Bd. 45, 1970, S. 138 ff.)

Colleselli, Franz: Bauernmöbel in den Alpen. 4. Auflage. 60 Seiten. Innsbruck 1973

Colleselli, Franz: Tiroler Wand- und Hängekästchen (Volkskunst. Zeitschrift für volkstümliche Sachkultur, Bd. I/1, München 1978, S. 31 ff.)

Csillery, Klara K.: Le coffre de charpenterie (Acta Ethnographica Academiae scientiarum Hungaricae, Bd. I, Budapest 1950, S. 235 ff.)

Csillery, Klara K.: Die Bank mit umlegbarer Lehne. Ein ungarisches Bauernmöbelstück niederländischen Ursprungs (Volkskunst. Zeitschrift für volkstümliche Sachkultur, Bd. I/1, München 1978, S. 22 ff.)

Csillery, Klara K.: Statistische Untersuchungen zur Geschichte der volkstümlichen Möbel Ungarns (Ethnologia Europaea, Bd. XI/1, Göttingen 1979/80, S. 55 ff.)

Deininger, Johann W.: Tiroler Volkskunst. LX Tafeln. Innsbruck 1910

Deneke, Bernward: Bauernmöbel. Ein Handbuch für Sammler und Liebhaber. 408 Seiten. München 1969

Deneke, Bernward: Volkskunst. Führer durch die volkskundlichen Sammlungen (des Germanischen Nationalmuseums Nürnberg). 160 Seiten. München 1979

Dobler, Katharina, und Lipp, Franz: Das Eferdinger Möbel. Katalog der gleichnamigen Ausstellung. Eferding 1972

Gáal, Karoly: Die bemalte Truhe im südlichen Burgenland (Festschrift für Alphons A. Barb = Wissenschaftliche Arbeiten aus dem Burgenland, Bd. 35, Eisenstadt 1967, S. 365 ff.)

Gebhard, Torsten: Frühe Stufen volkstümlicher Schablonenmalerei aus der Zeit zwischen Gotik und Barock (Carinthia I, Bd. 145, Klagenfurt 1955, S. 490 ff.)

Gebhard, Torsten: Die Auswertung des Massivholzes in der volkstümlichen Sachkultur und verwandte Erscheinungen (Bayerisches Jahrbuch für Volkskunde, 1962, S. 128 ff.)

Greiderer, Sebastian: Haus und Hof in Salzburg. 64 Seiten. Wien 1925

(Grießmayr, Hans): Landes-Volkskundemuseum in Dietenheim eröffnet (Autonome Provinz Bozen-Südtirol. Informationsschrift des Landtages und der Landesregierung, 16. Jg., Bozen 1980, H. II, Nr. 25)

Haberlandt, Arthur: Die volkstümliche Kultur Europas in ihrer geschichtlichen Entwicklung (= Georg Buschans Illustrierte Völkerkunde, Bd. II/2). Stuttgart 1926

Hansen, Hans Jürgen: Europas Volkskunst und die europäisch beeinflußte Volkskunst Amerikas. Geleitwort von Robert Wildhaber. Großformat, 286 Seiten. Oldenburg 1967

Hänsel, Volker (Hg.): Alte Bauernmöbel. Volkstümliche Möbel aus dem Bezirk Liezen (= Landschaftsmuseum Schloß Trautenfels, Ausstellungskatalog 1979). Darin: Oskar Moser, Bauernmöbel aus dem steirischen Ennstal. Liezen 1979

Kislinger, Max: Alte Bauernherrlichkeit. Erläuternder Text von Otfried Kastner und Helene Grünn. Einführung Franz Lipp. Linz 1957

Kislinger, Max: Alte bäuerliche Kunst. Einführung und Nachwort von Franz Lipp. Linz 1963

Kollreider, Franz: Osttiroler Bauernmöbel. Eine Übersicht (Österreichische Zeitschrift für Volkskunde, Bd. 21/66, 1967, S. 241 ff.)

Lipp, Franz: Stand und Aufgaben der Bauernmöbelforschung in Österreich (Carinthia I, Bd. 141, Klagenfurt 1951, S. 780 ff.)

Lipp, Franz: Ein Meister der Volkskunst aus Offenhausen: Der Tischler im Moos Georg Breitwieser, 1768 bis 1849. (Heimatbuch Offenhausen, herausgegeben anläßlich der 420-Jahr-Feier des Tages der Markterhebung, Offenhausen 1954, S. 91 ff.)

Lipp, Franz: Linz und die österreichische Volkskultur (= Kataloge des Oberösterreichischen Landesmuseums, Nr. 29). 28 Seiten. Linz 1956

(Lipp, Franz): Oberösterreichische Bauernmöbel. Entwicklung und landschaftliche Verbreitung der volkstümlichen Möbel in Oberösterreich von den Anfängen bis zur Gegenwart (= Katalog der gleichnamigen Ausstellung im Linzer Schloßmuseum). 64 Seiten. Linz 1964

Lipp, Franz: Oberösterreichische Stuben. Bäuerliche und bürgerliche Innenräume. Möbel und Hausgerät. 290 Seiten. Linz 1966

Lipp, Franz: Frühformen volkstümlicher Möbel in Österreich – Truhen (Österreichischer Volkskunde-Atlas, 3. Lfg., Kommentarbd. S. 1 ff., Wien 1971)

Lipp, Franz: „Selbstdarstellung" in der Volkskunst. Ein Beitrag zum Folklorismusproblem (Volkskunde, Fakten und Analysen; Festschrift für Leopold Schmidt; Wien 1972, S 425 ff.)

(Lipp, Franz: Figural bemalte Bauernmöbel, vornehmlich aus Oberösterreich. Ausstellung des Oberösterreichischen Landesmuseums im Denkmalhof Sumerauer. 24 Seiten. Linz 1978

Maresch, Gerhard: Die verzierten hölzernen Stubendecken des oberen Pielachtales (Österreichische Zeitschrift für Volkskunde, Bd. 75/26, 1972, S. 165 ff.)

Moser, Oskar: Kärntner Bauernmöbel. Handwerksgeschichte und Frühformen von Truhe und Schrank (= Sonderdruck aus Carinthia I, Bd. 130–140, Klagenfurt 1949, 163 Seiten)

Moser, Oskar: Bauernmöbel und Bauernmalerei in Kärnten. Zur neuen Sonderausstellung im Landesmuseum (Klagenfurter Zeitung vom 18. 3. 1950, S. 6)

Moser, Oskar: Zwei Mölltaler Dachtruhen. Ihre Stellung innerhalb der europäischen Frühformen des volkstümlichen Möbels (Carinthia I, Bd. 150, Klagenfurt 1960, S. 193 ff.)

Ritz, Josef M., und Ritz, Gislind M.: Alte bemalte Bauernmöbel. Geschichte und Erscheinung, Technik und Pflege. 5. Auflage. 70 Seiten, 50 Farbtafeln. München 1968. – 8. Auflage. 192 Seiten. München 1975

Ritz, Gislind M.: Alte bemalte Bauernmöbel. Europa. Aufnahmen Helga Schmidt-Glaßner. 163 Seiten. München 1970

Ritz, Gislind M.: Alte geschnitzte Bauernmöbel. Aufnahmen Helga Schmidt-Glaßner. 204 Seiten. München 1974

Rusch, Wolfgang, Stubenwanderungen (Jahrbuch des Vorarlberger Landesmuseumsvereines, Bd. 86, Bregenz 1953, S. 84 ff.)

Schmidt, Leopold: Südtiroler Volkskunst. Katalog der gleichnamigen Ausstellung des Österreichischen Museums für Volkskunde. 150 Seiten. Wien 1960

Schmidt, Leopold: Farbige Volksmöbel in Niederösterreich. Sammlung und Forschung (Jahrbuch für Landeskunde von Niederösterreich, Bd. XXXVI, Wien 1964, S. 803 ff.)

Schmidt, Leopold: Bäuerliche Möbel aus Niederösterreich im Volkskundemuseum zu Berlin (75 Jahre Museum für Volkskunde 1889–1964, Festschrift, Berlin 1964, S. 135 ff.)

Schmidt, Leopold: Volkskunst in Österreich. 200 Seiten mit 24 Farbtafeln. Wien 1966

Schmidt, Leopold: Volkskunde von Niederösterreich. Band I. 400 Seiten. Horn 1966

Schmidt, Leopold: Bauernmöbel aus Süddeutschland, Österreich und der Schweiz. 207 Seiten. Wien 1967. – 2. Auflage 1977

Schmidt, Leopold: Alte Kinderwiegen in Niederösterreich (Bauernbund-Kalender 1970, S. 59 ff.)

Schmidt, Leopold: Bank und Stuhl und Thron. Sitzen als Haltung, Sitzbehelfe, Sitzgeräte (Antaios, Bd. XII, 1970, S. 85 ff.)

Schmidt, Leopold: Stuhl und Sessel. Zur Geschichte des europäischen Sitzmöbels (Studia Ethnographica et Folkloristica in honorem Béla Gunda, Debrecen 1971, S. 349 ff.)
Schmidt, Leopold: Bauernmöbel aus Österreich. Katalog der gleichnamigen Ausstellung des Österreichischen Museums für Volkskunde im Schloßmuseum Gobelsburg. 64 Seiten. Wien 1974
Schmidt, Leopold: Schloßmuseum Gobelsburg. Katalog (= Veröffentlichungen des Österreichischen Museums für Volkskunde, Bd. XIV). 96 Seiten. 15 Farbtafeln. Wien 1974
Schmidt, Leopold: Werke der alten Volkskunst. Gesammelte Interpretationen. 175 Seiten. 8 Farbtafeln. Rosenheim 1979
Sohn, Harald, Rusch, Wolfgang, und Bachmann, M.: Stuben aus Vorarlberg. Bregenz 1963
Uebe, F. Rudolf: Bauernmöbel (= Bibliothek für Kunst- und Antiquitätensammler, Bd. 23). Berlin 1924
Walcher von Molthein, Alfred: Mittelalterliche Giebelschränke aus dem Tauferertal (Altes Kunsthandwerk, Bd. I, Wien 1927, S. 94 ff.)
Watteck, Nora: Geschnitzte Pinzgauer Zirbenholzmöbel (Alte und moderne Kunst, H. 122, Wien 1972, S. 56 ff.)
Zglinicki, Friedrich von: Die Wiege. Volkskundlich-kulturwissenschaftlich-medizinhistorisch. Eine Wiegen-Typologie mit über 500 Abbildungen. Großformat. 419 Seiten. Regensburg 1979

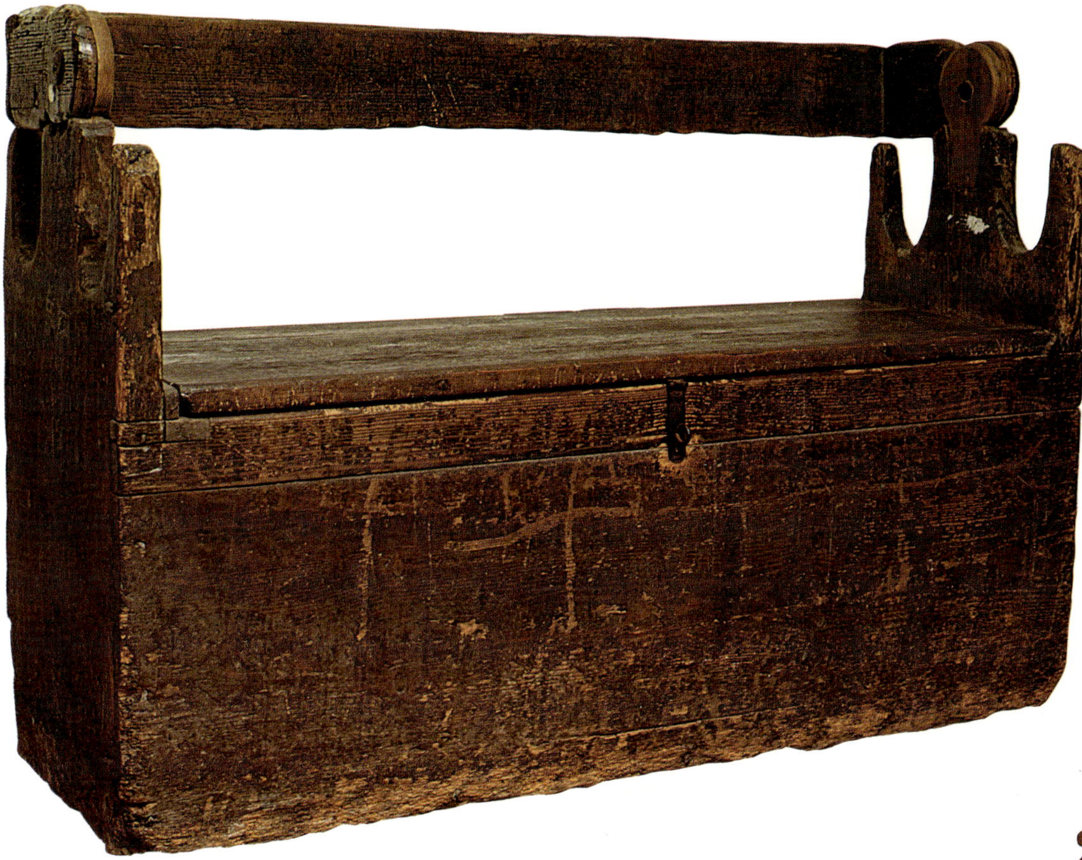

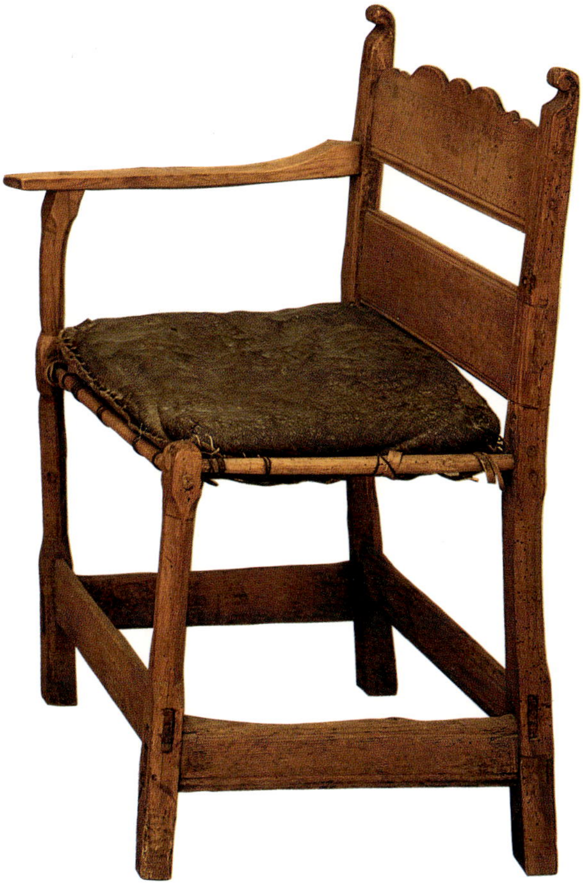

Oben: Sidelbank aus der Weststeiermark; Steirisches Volkskundemuseum, Graz

Rechts: Spinnstuhl aus dem Pongau, um 1830; Salzburger Museum Carolino Augusteum, Volkskundemuseum

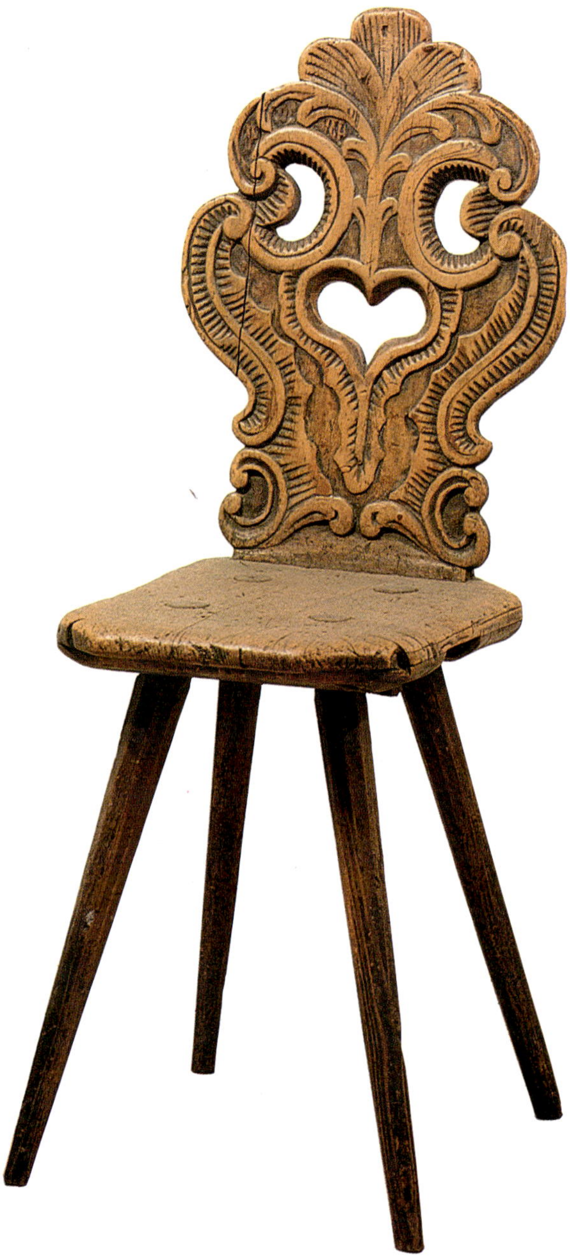

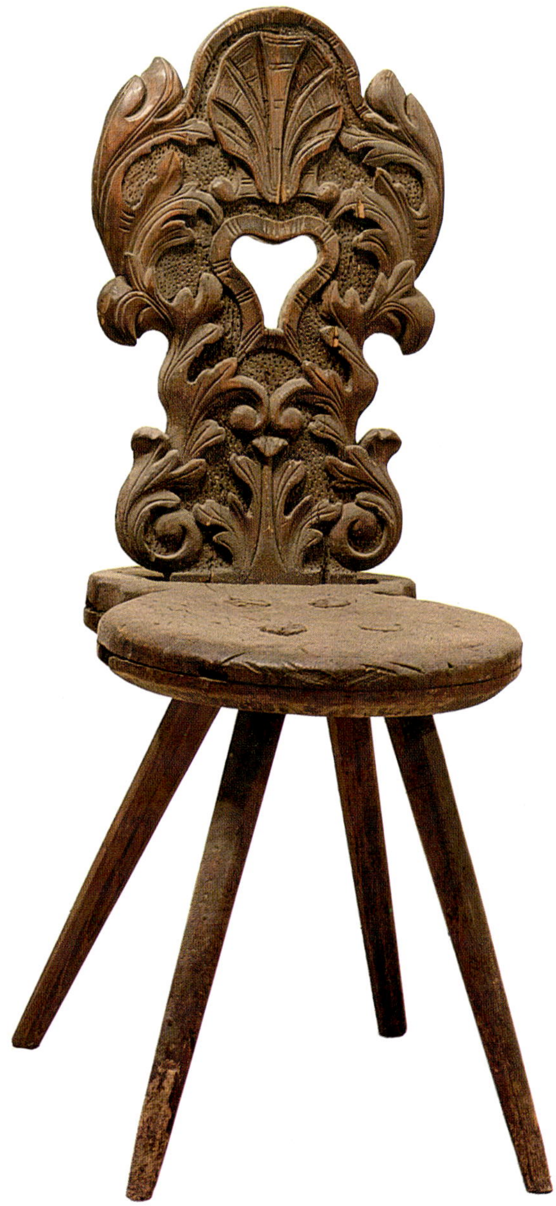

Brettstühle mit geschnitzten Lehnen aus dem Oberinntal, Tirol
Tiroler Volkskunstmuseum, Innsbruck

Seite 35: Bemalte Stuhllehne, Oberösterreich, 18. Jh.
Oberösterreichisches Landesmuseum, Linz

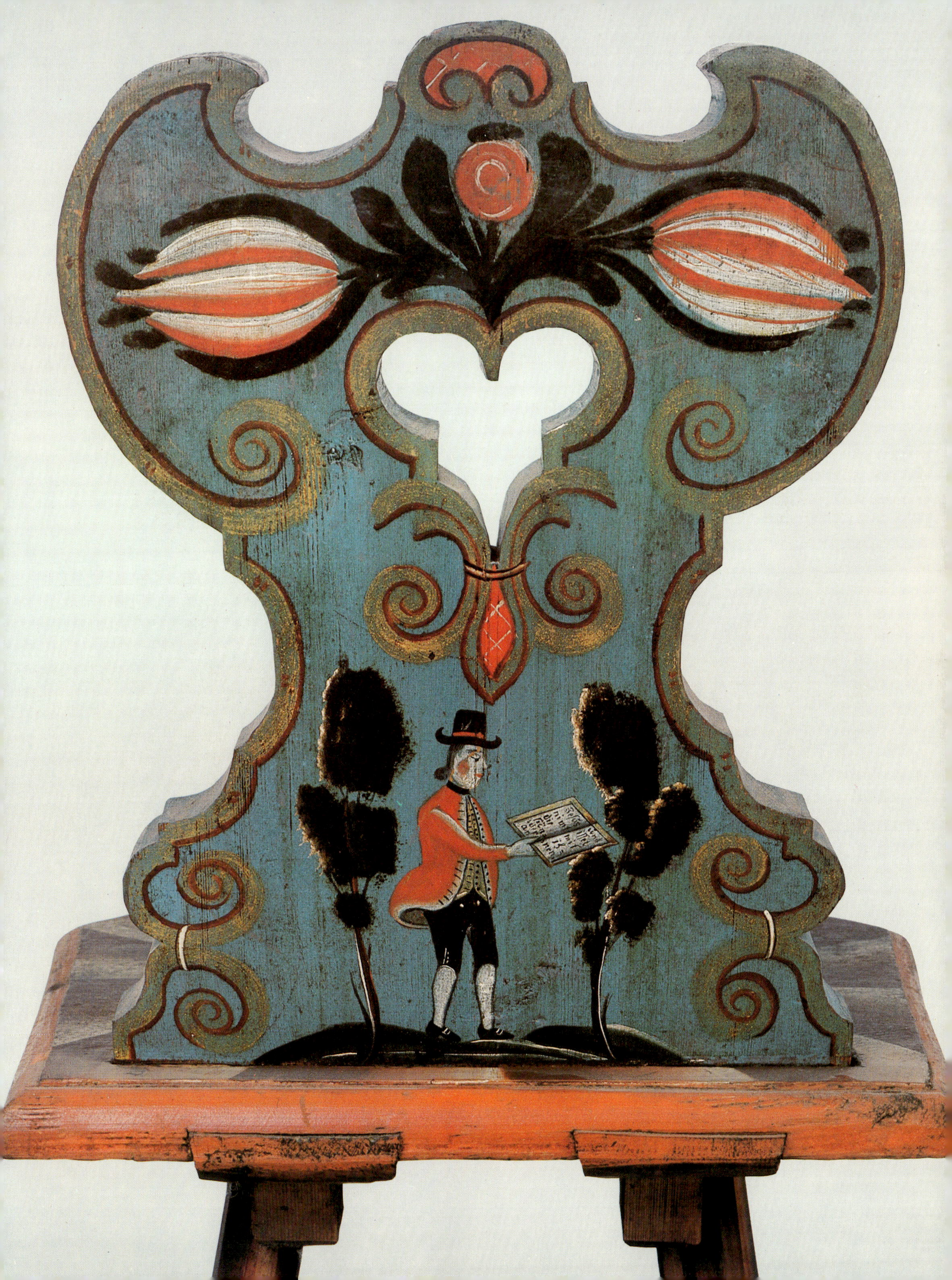

Tisch mit eingelegter Platte, Lechtal, Tirol, 1834
Österreichisches Museum für Volkskunde, Wien

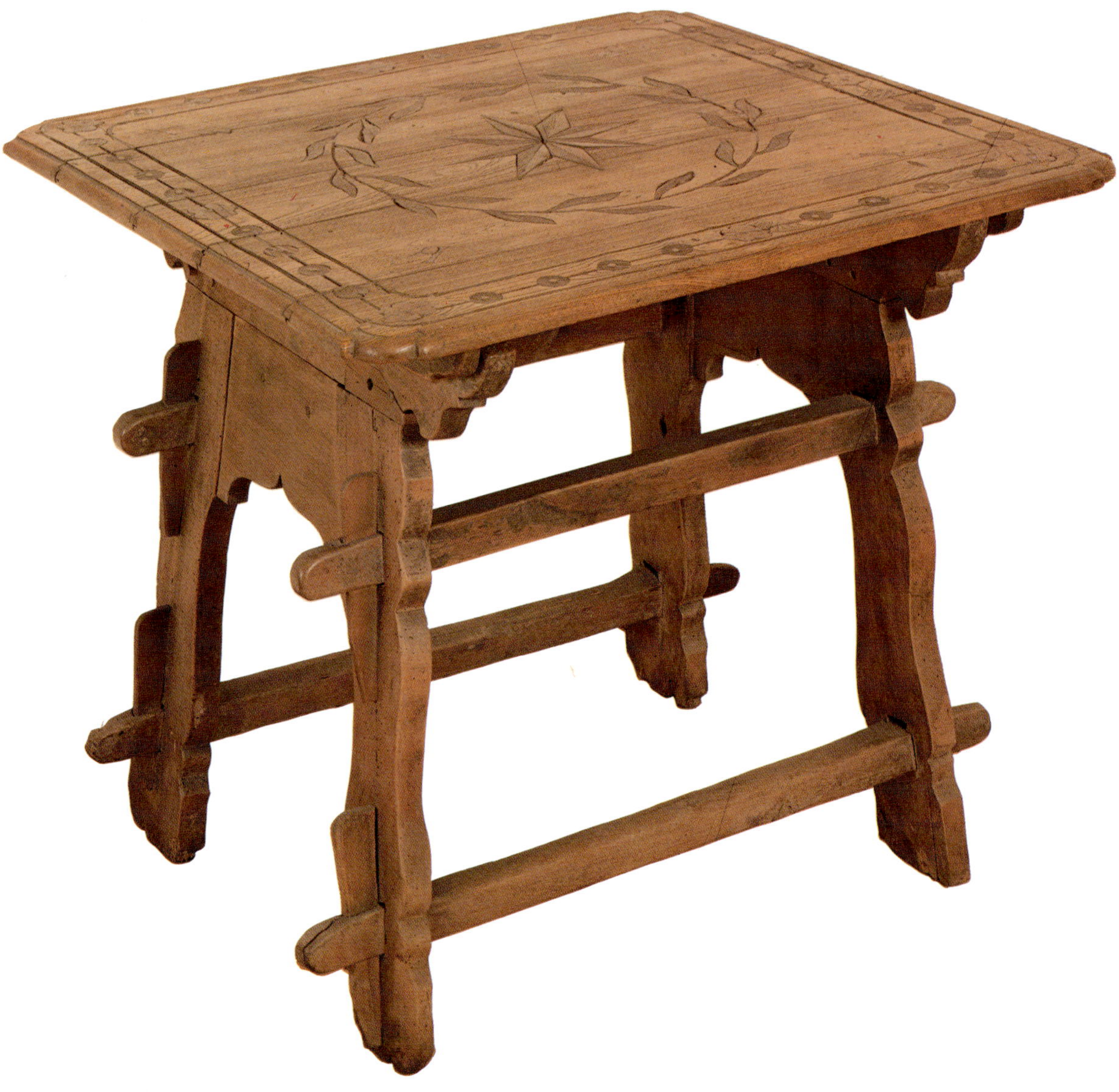

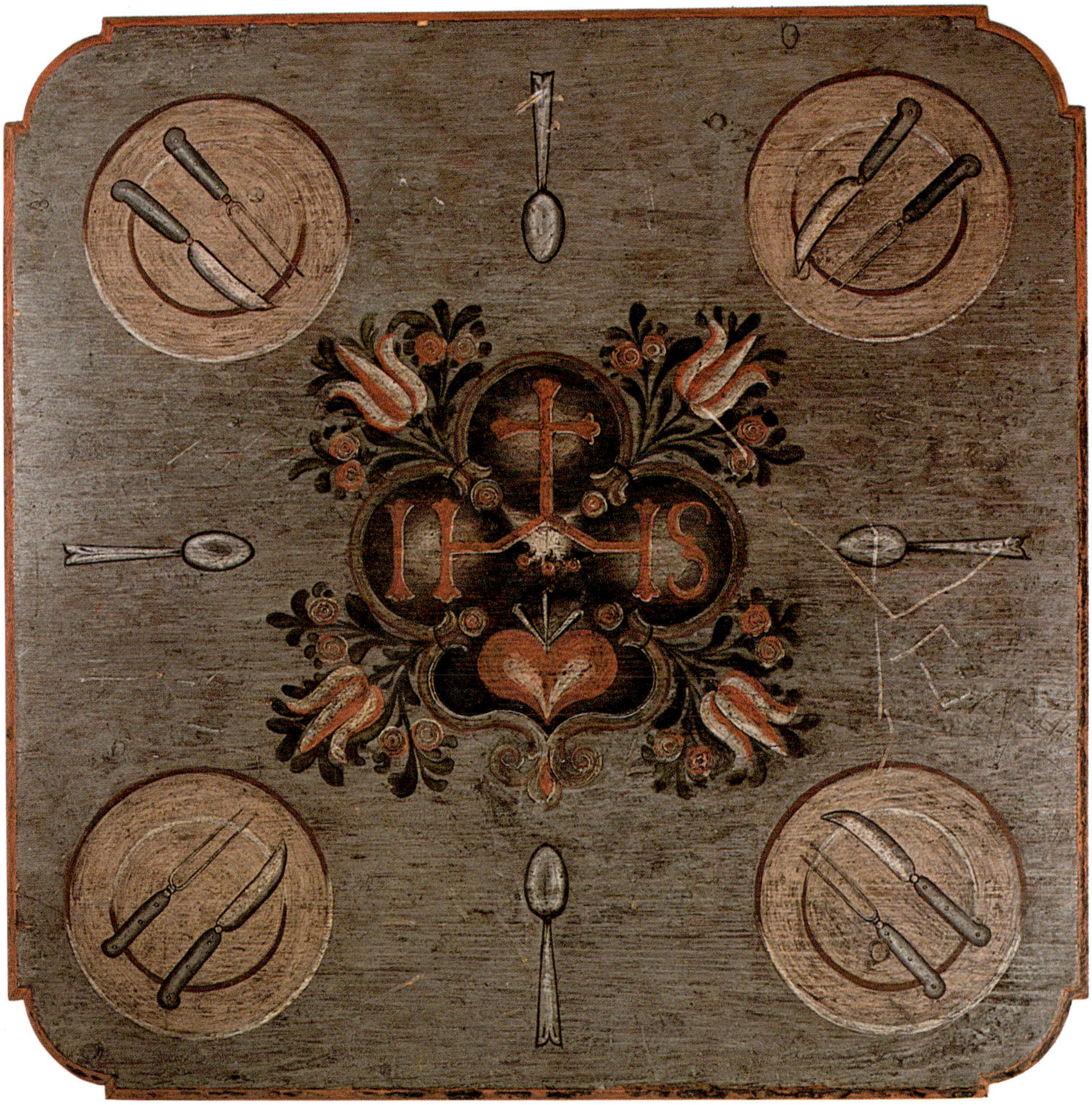

Bemalte Tischplatte, Raum Steyr, um 1785
Oberösterreichisches Landesmuseum, Linz

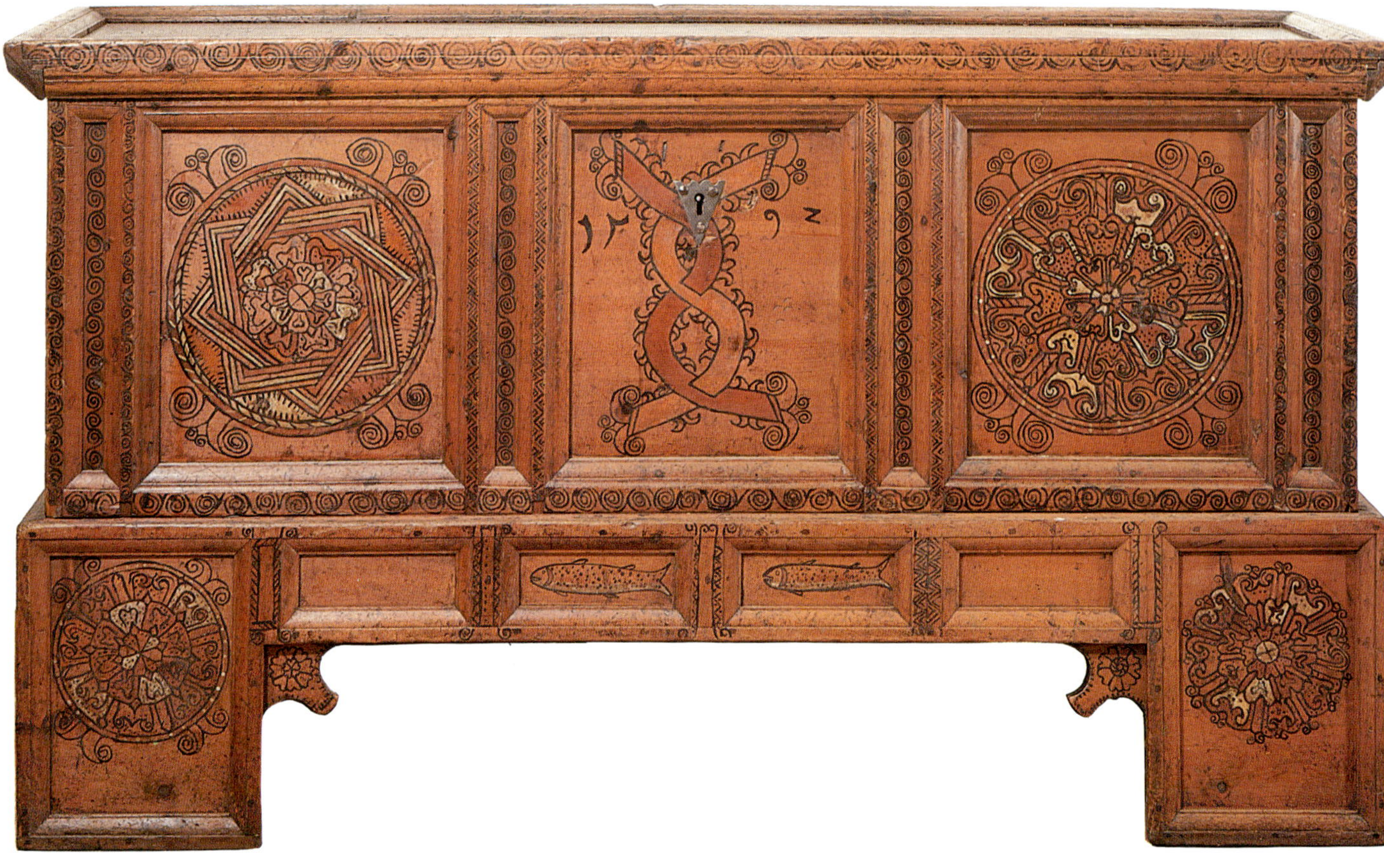

Ötztaler Sockeltruhe, dat. 1592
Tiroler Volkskunstmuseum, Innsbruck

Brandenberger Sockeltruhe, mit stilisierten Tulpen bemalt, dat. 1697
Tiroler Volkskunstmuseum, Innsbruck

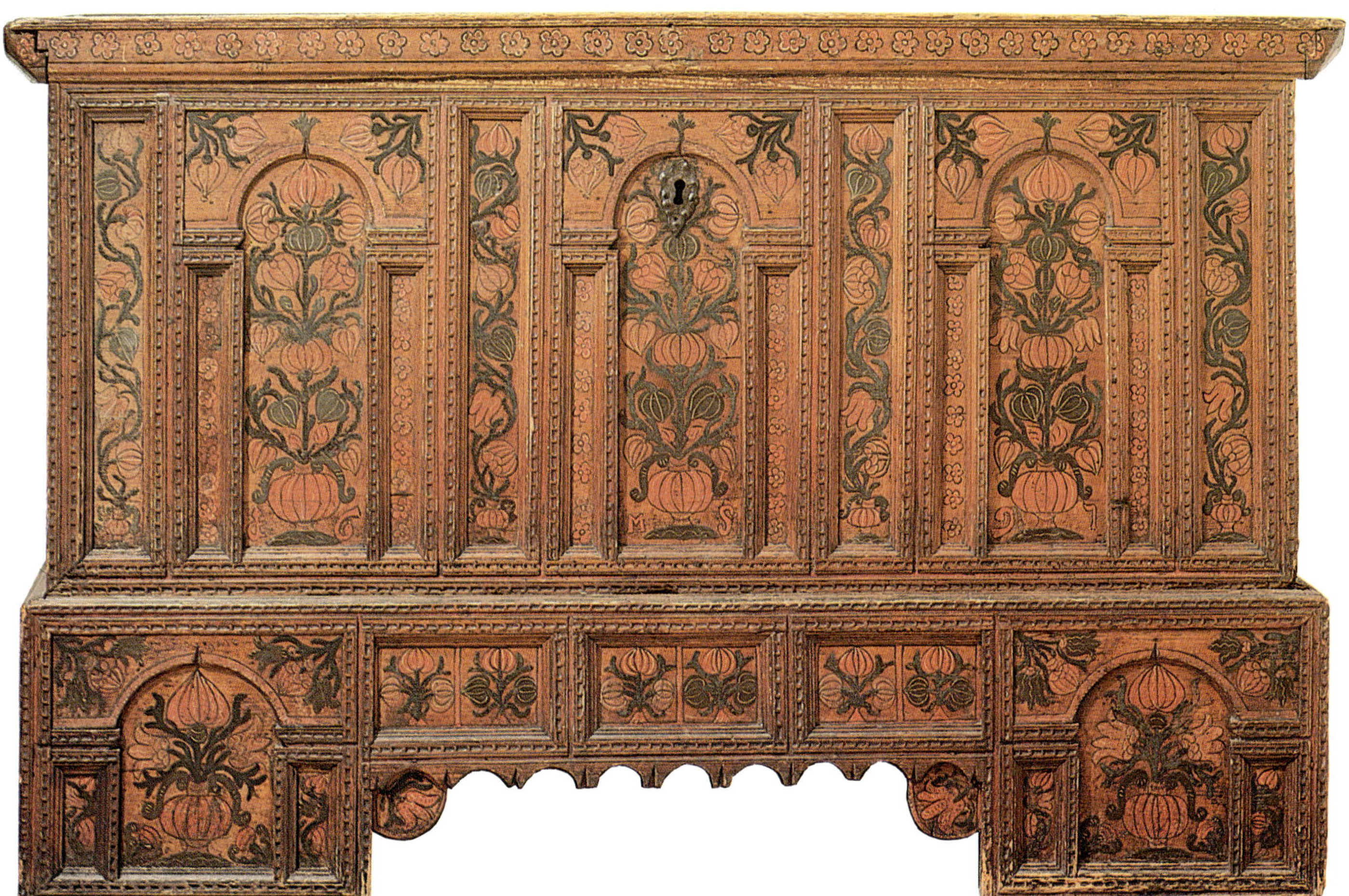

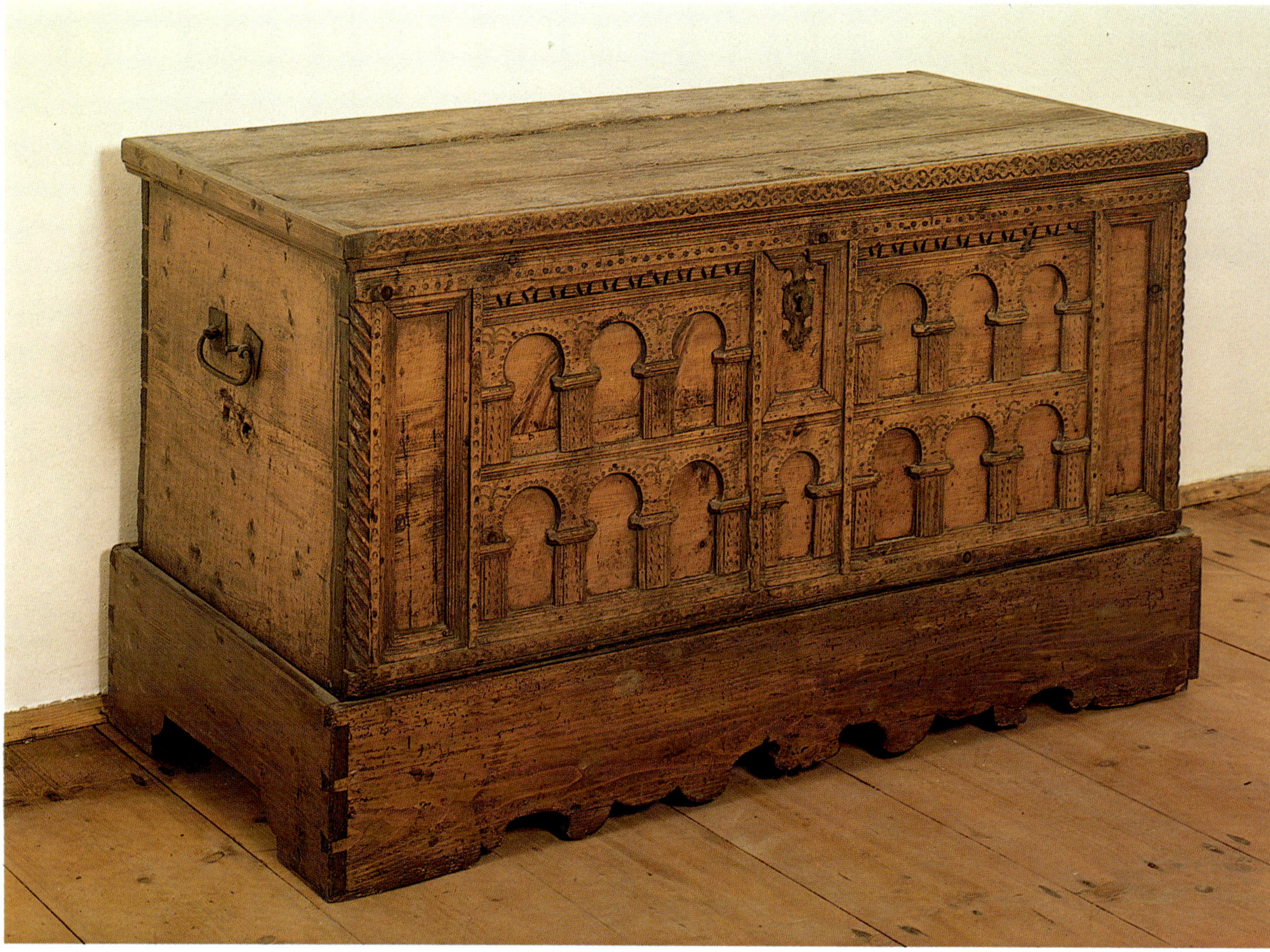

Blankholztruhe aus Obdach, Steiermark
Österreichisches Museum für Volkskunde, Wien

Seite 41 oben: Alpbacher Sockeltruhe mit Doppeladler, dat. 1774, Privatbesitz

Seite 41 unten: Mittelfeld einer Alpbacher Truhe mit Fabeltier, dat. 1730
Tiroler Volkskunstmuseum, Innsbruck

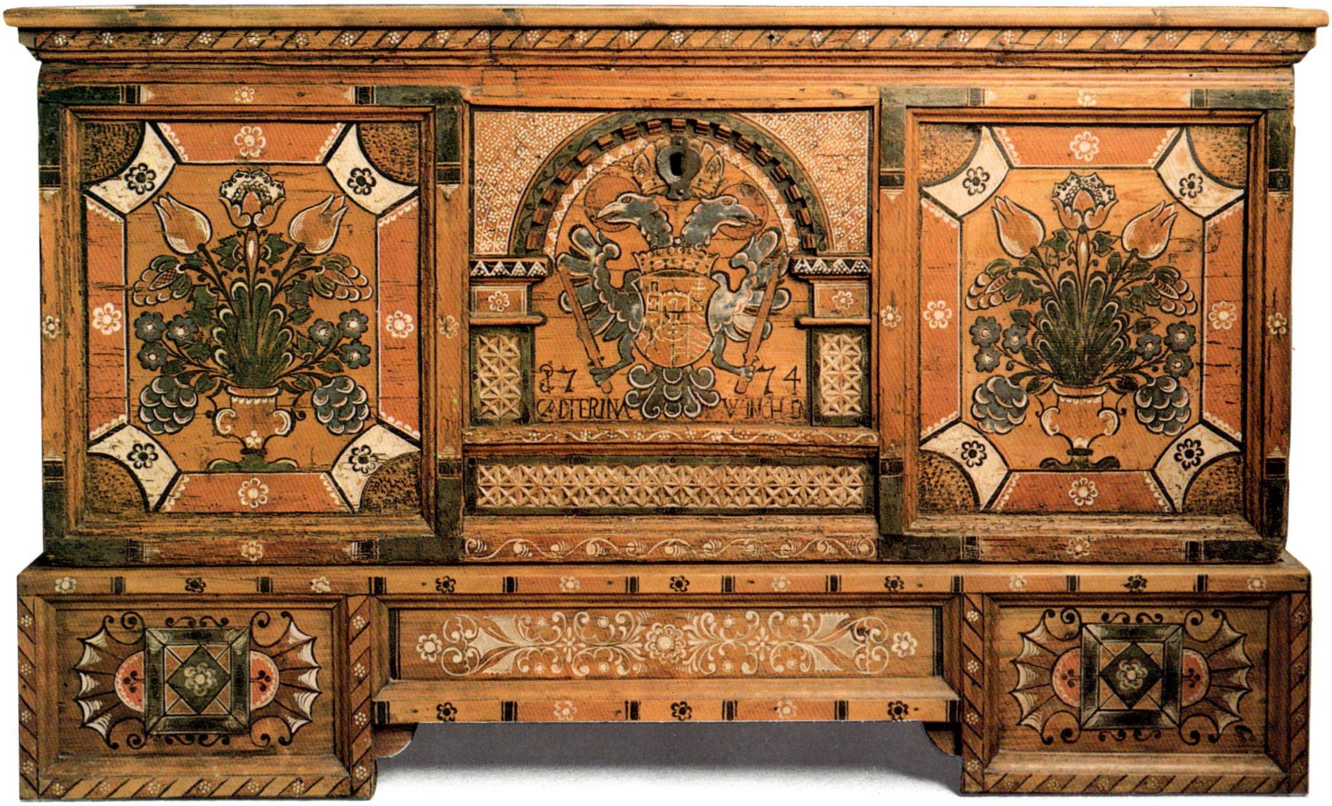
74

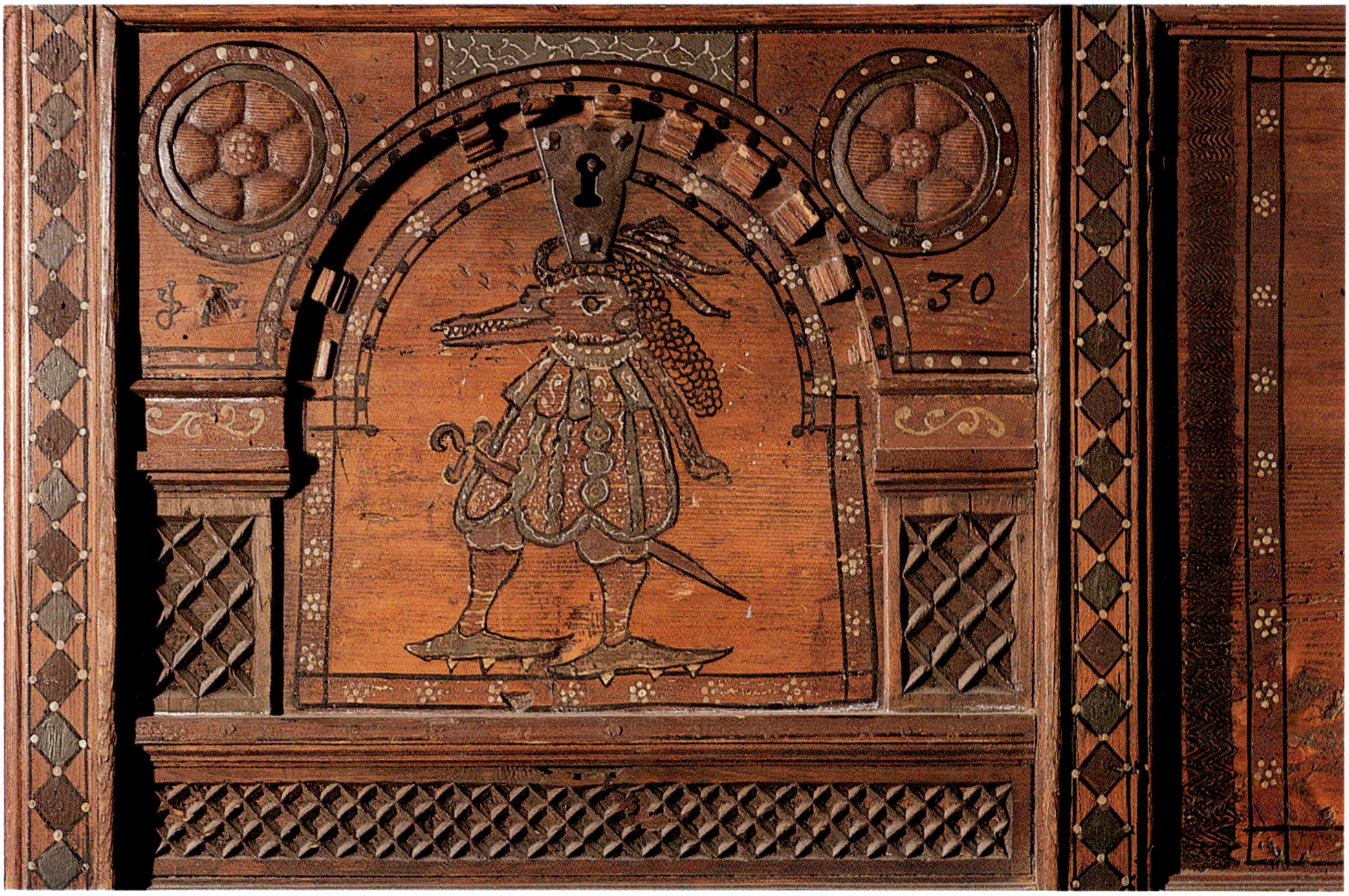
30

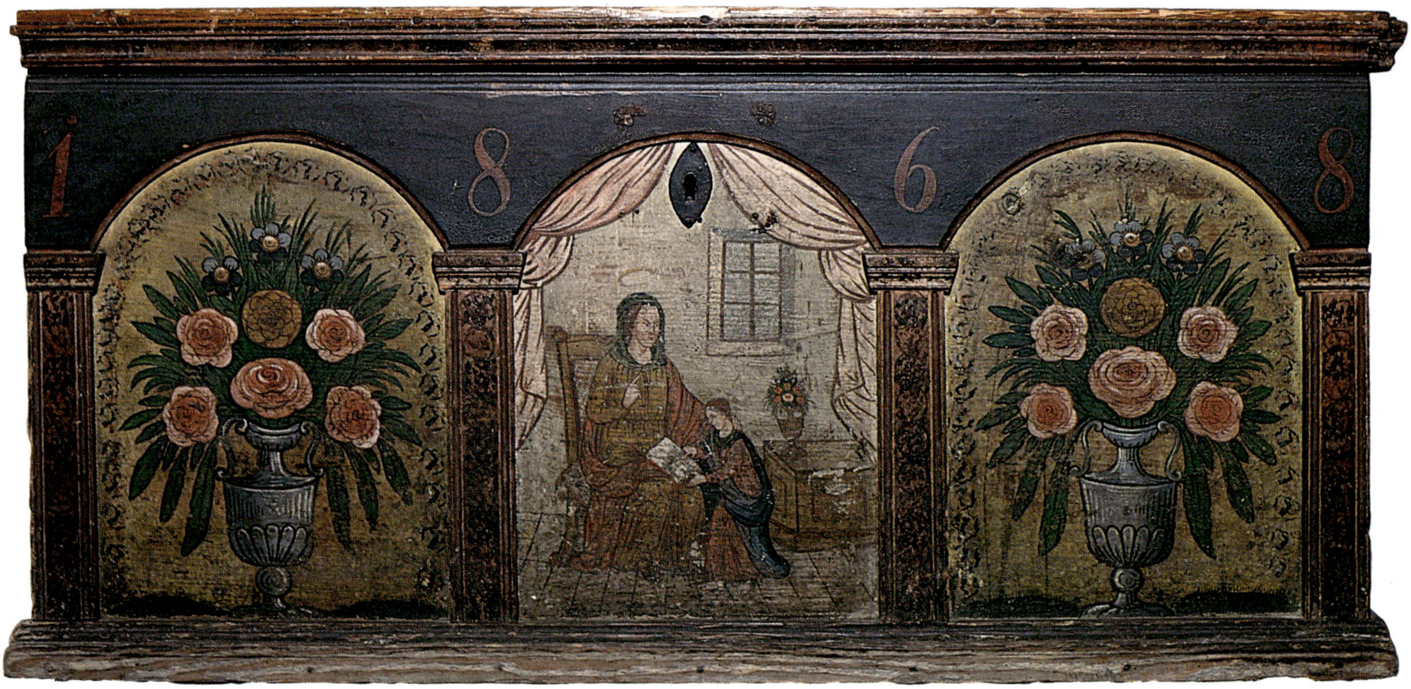
1 8 6 8

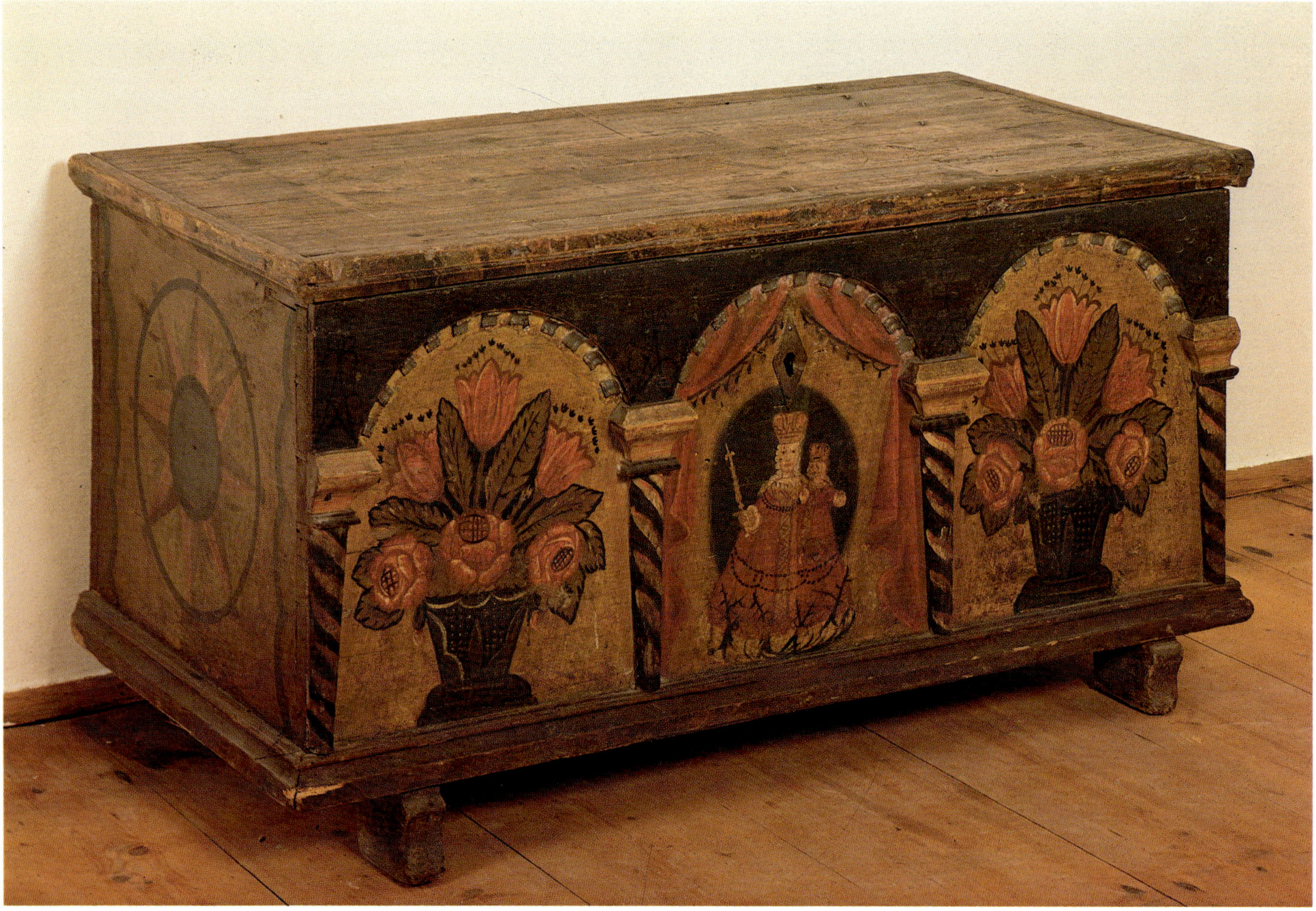

Seite 42 oben: Unterkärntner Truhe (im Mittelfeld: hl. Mutter Anna mit hl. Maria), dat. 1868
Steirisches Volkskundemuseum, Graz

Seite 42 unten: Dreifeldertruhe aus Südkärnten mit Madonna im Mittelfeld, 1850
Österreichisches Museum für Volkskunde, Wien

Unten: Geschnitzte und bemalte Truhe aus dem Gailtal, Kärnten
Österreichisches Museum für Volkskunde, Wien

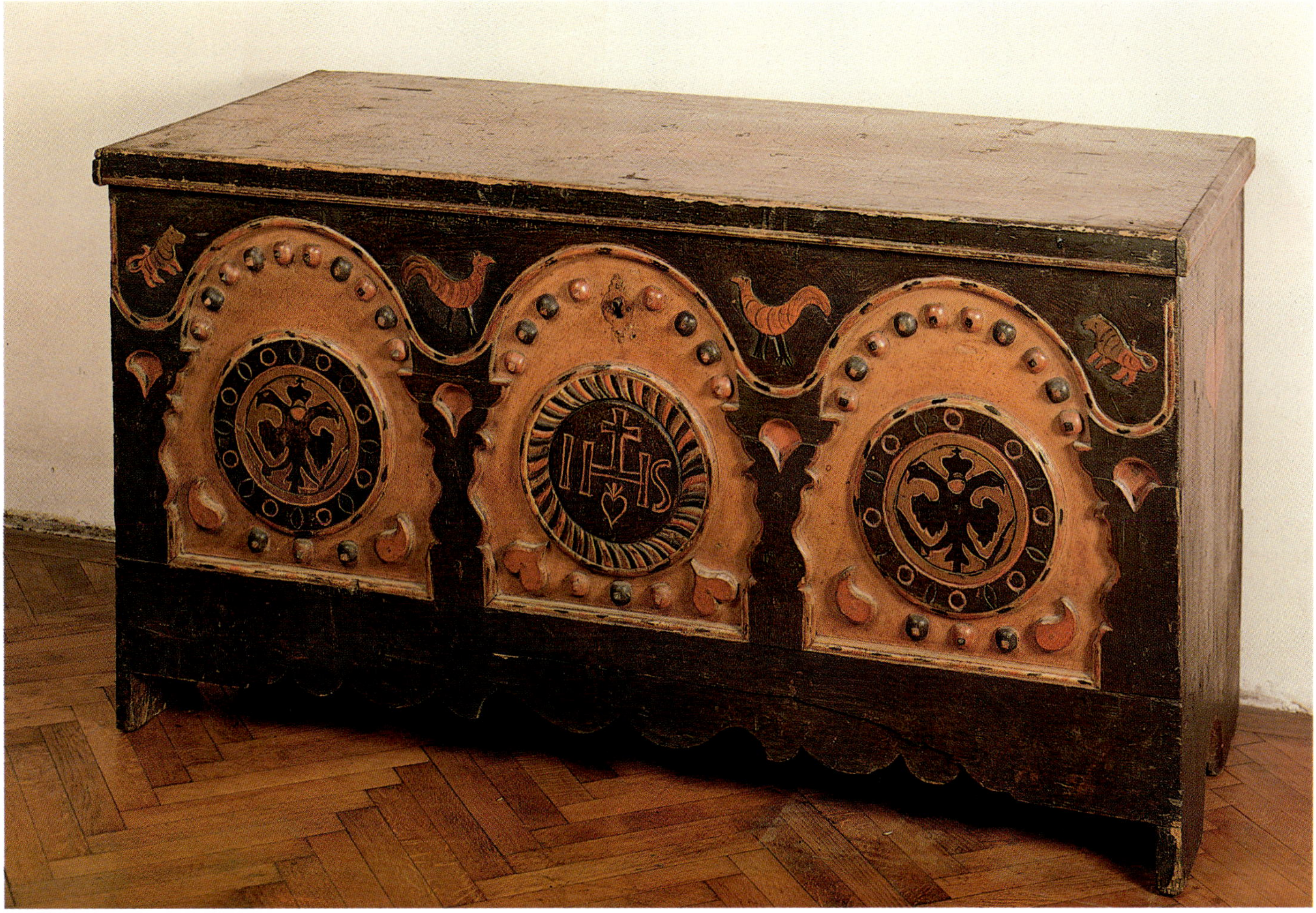

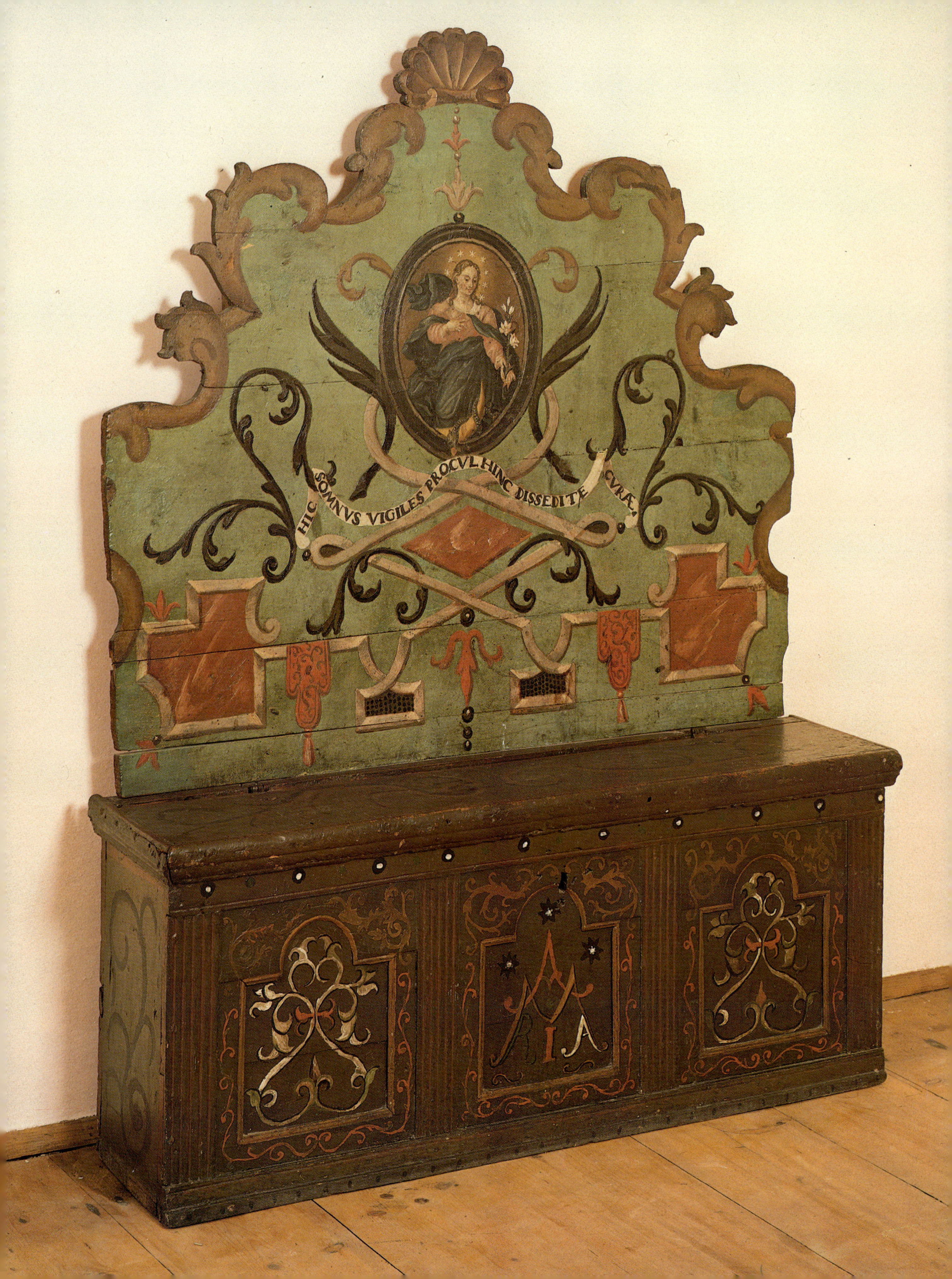
HIC SOMNVS VIGILES PROCVL HINC DISSEDITE CVRÆ

Seite 44: Truhe mit bemaltem Bettaufsatz
als Rückwand, Südtirol
Österreichisches Museum für Volkskunde, Wien

Unten: „Tulpentruhe“ aus dem Raum St. Florian,
dat. 1723
Oberösterreichisches Landesmuseum, Linz

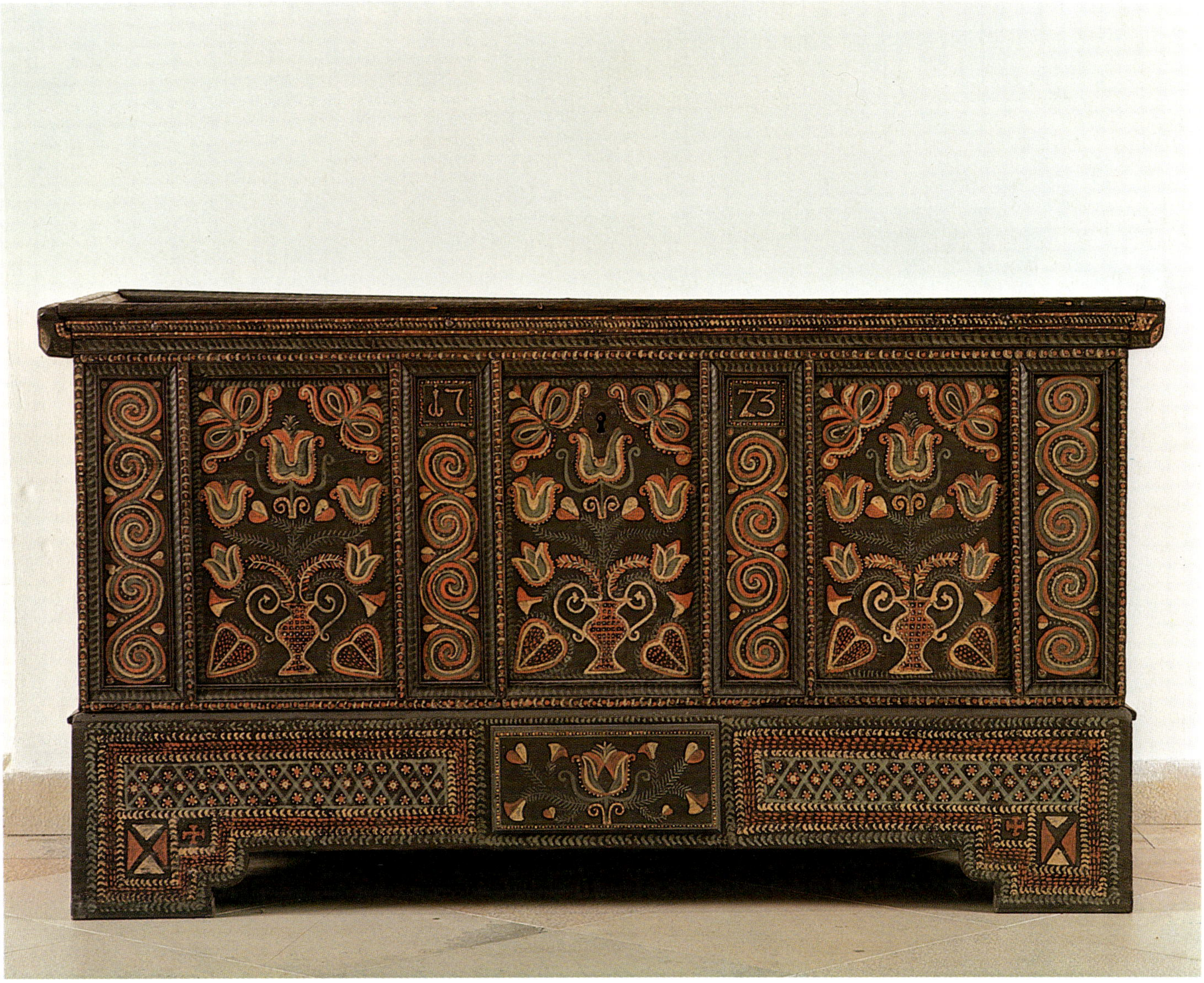

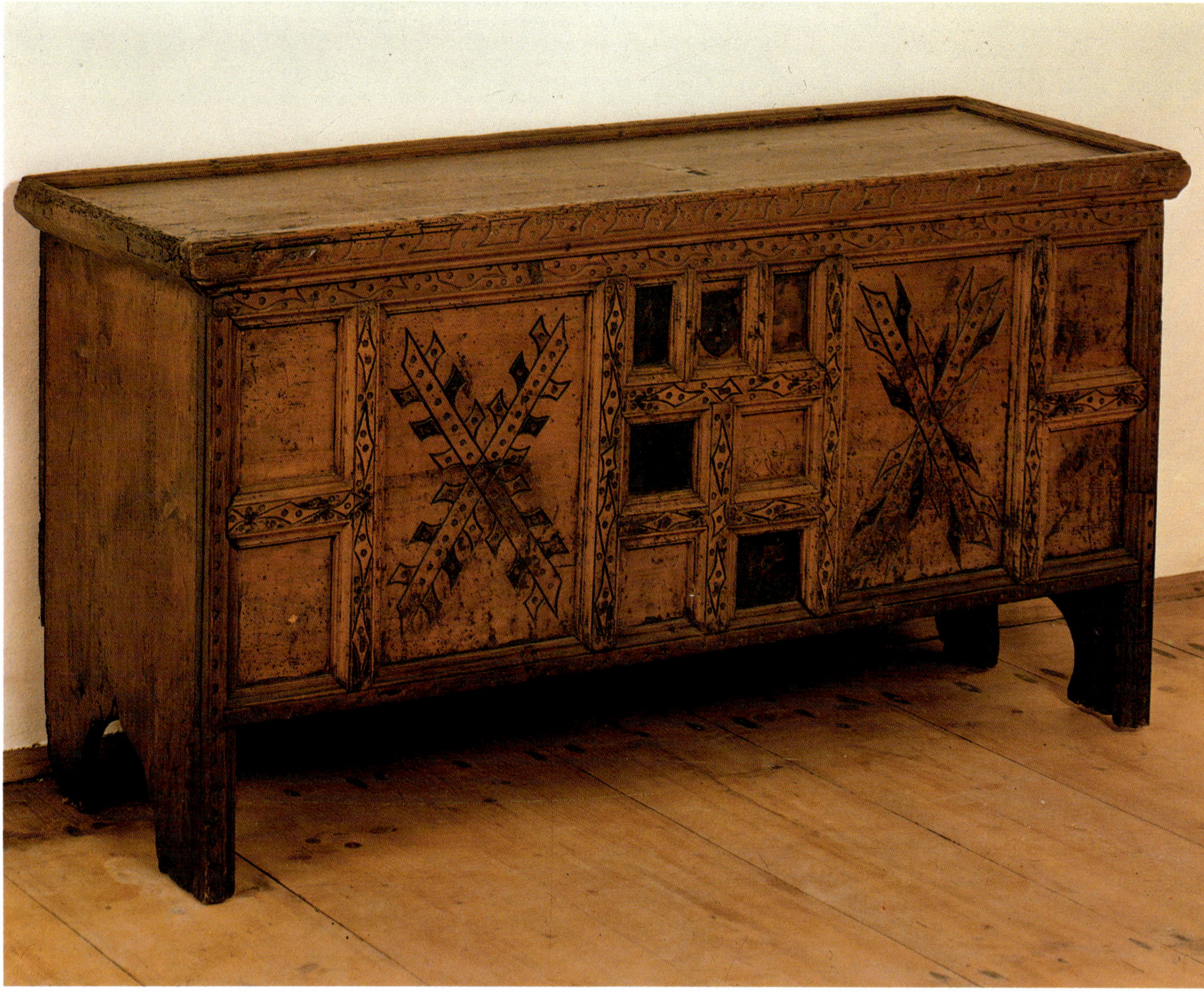

Spätmittelalterliche Truhe mit zwei Andreaskreuzen,
Westtirol
Österreichisches Museum für Volkskunde, Wien

Zillertaler Sockeltruhe im sog. „Tuxer Stil", 1714
Tiroler Volkskunstmuseum, Innsbruck

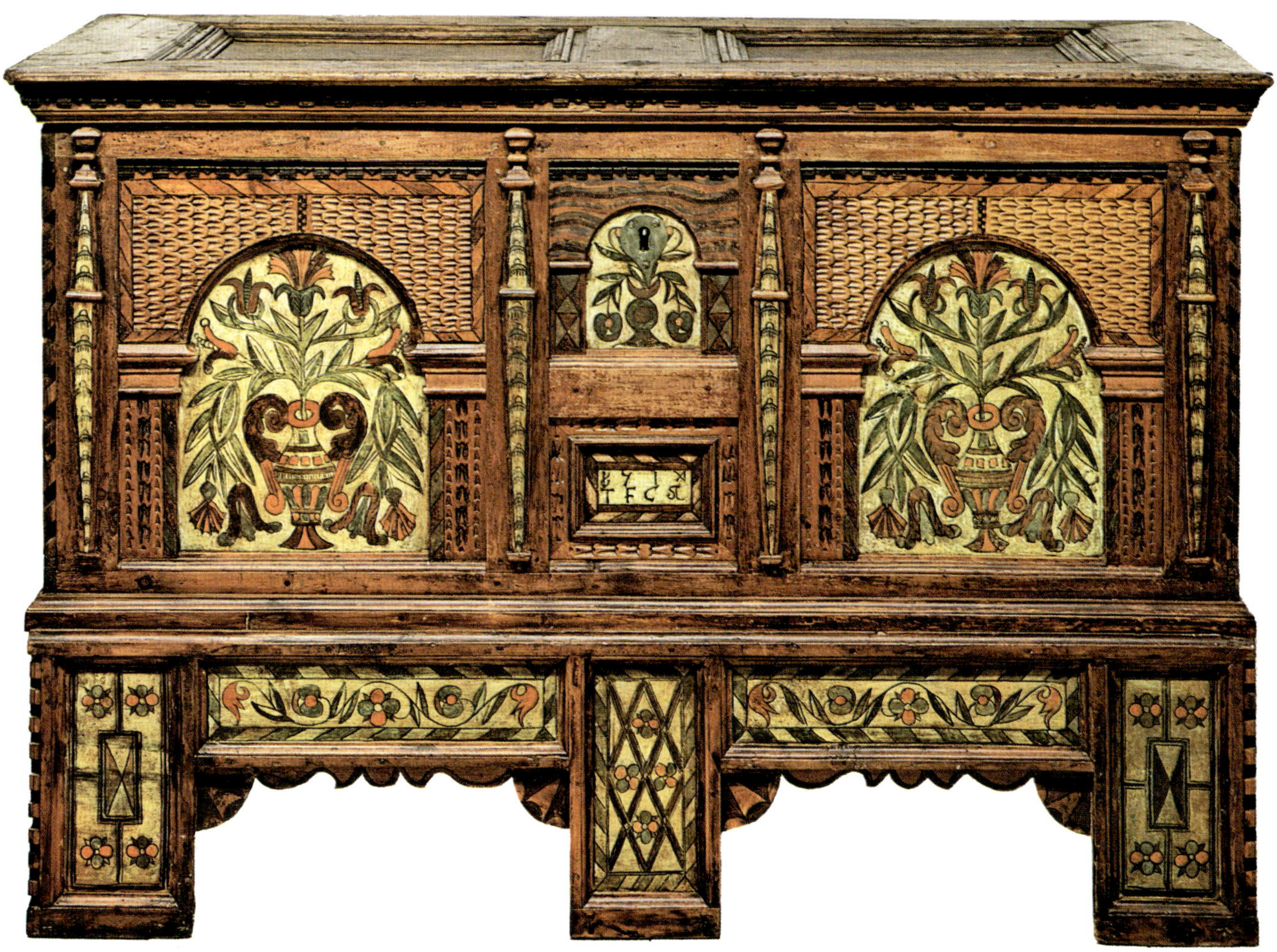

Speisekästchen aus Osttirol
Osttiroler Heimatmuseum, Schloß
Bruck, Lienz

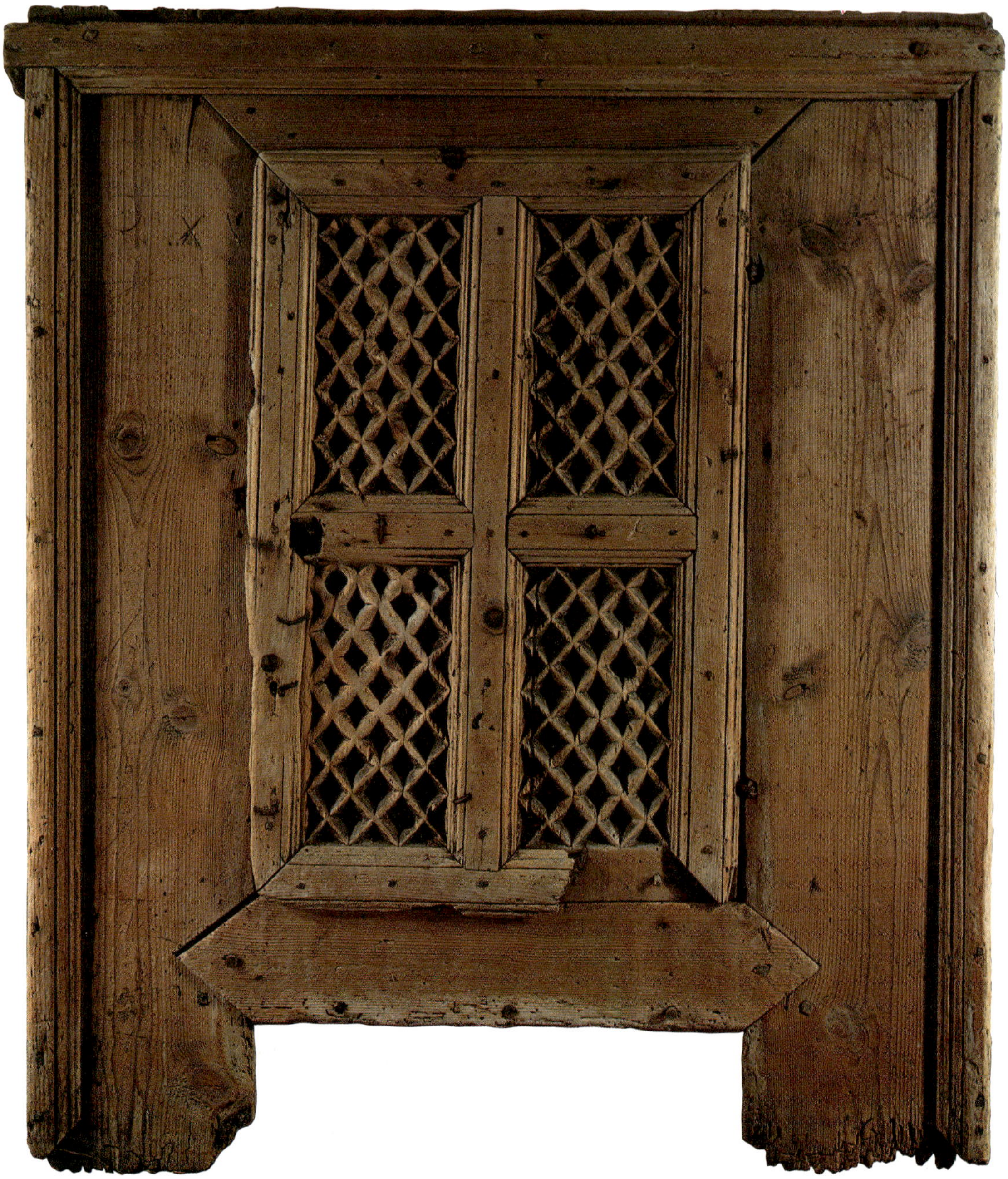

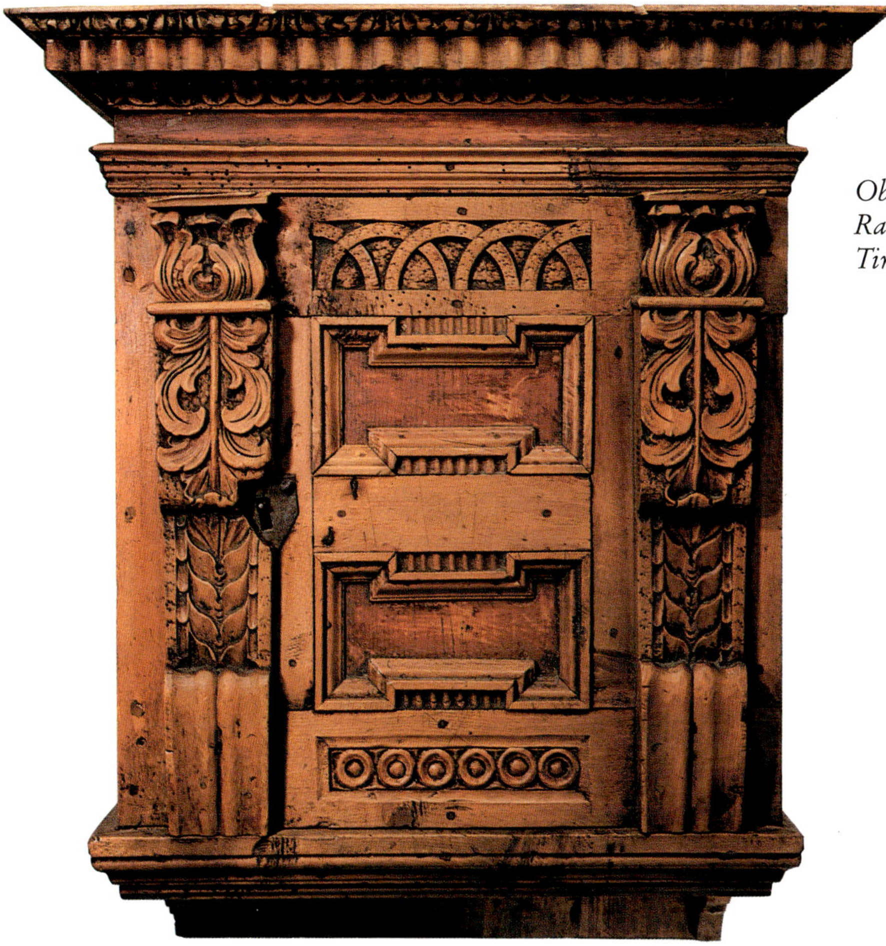

Oberinntaler Wandkästchen aus dem Raum Landeck, Tirol, um 1700 Tiroler Volkskunstmuseum, Innsbruck

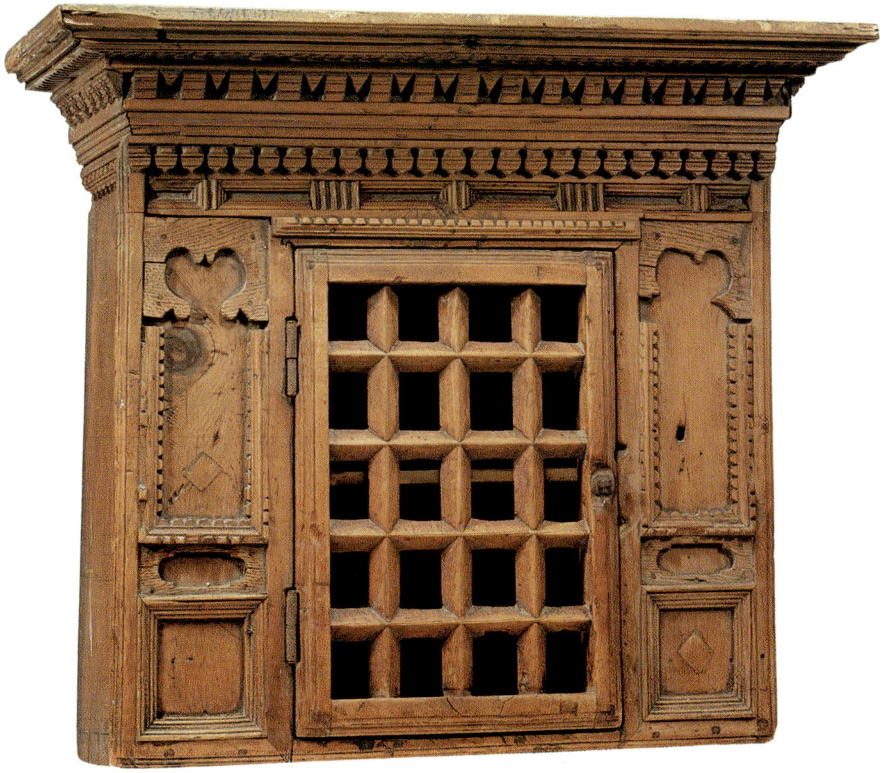

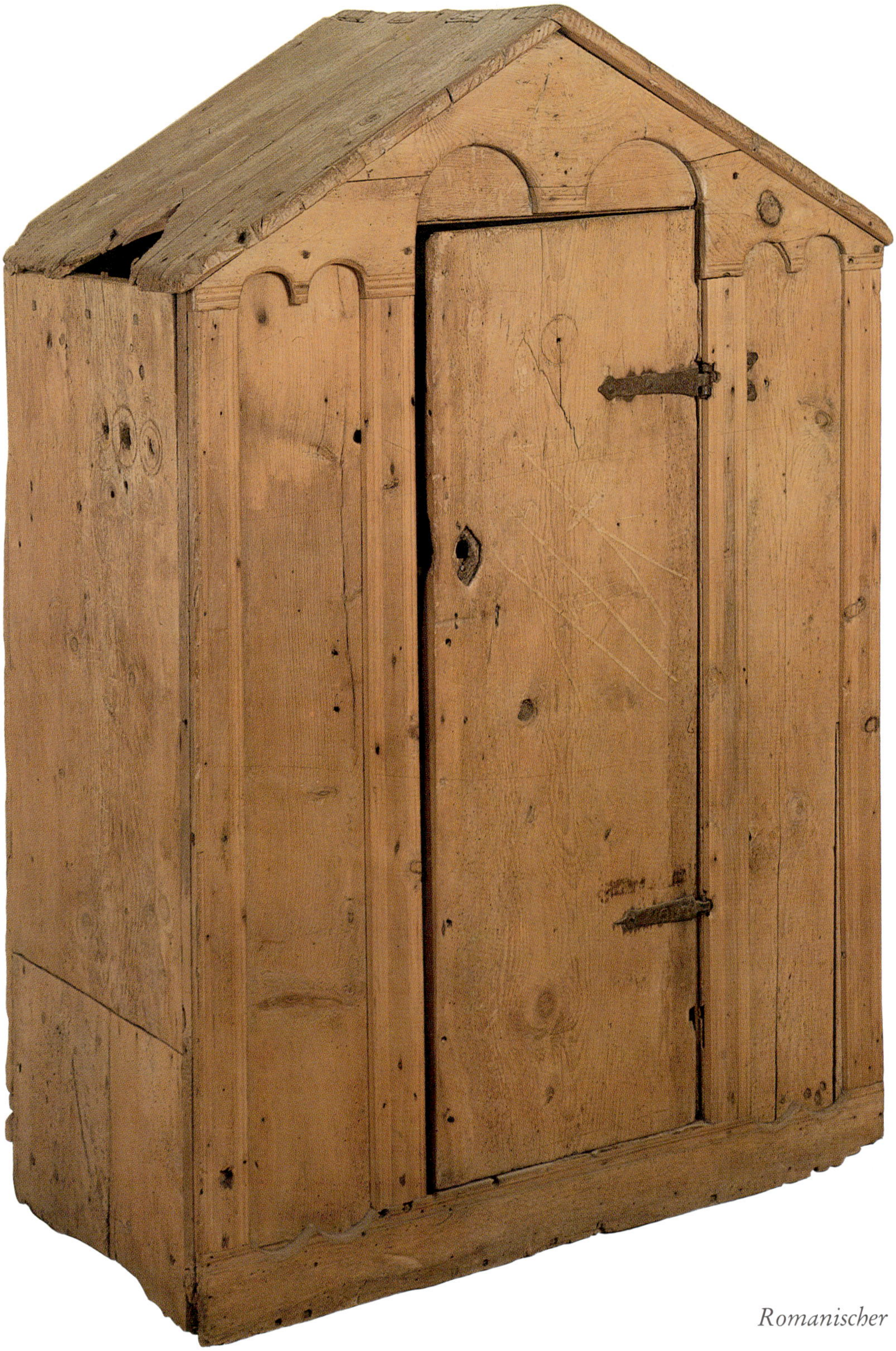

Romanischer Giebelalmer aus dem Tauferertal, Südtirol Österreichisches Museum für Volkskunde, Wien

Seite 51: Zweitüriger Giebelschrank aus dem Pustertal, Südtirol, dat. 1806 Österreichisches Museum für Volkskunde, Wien

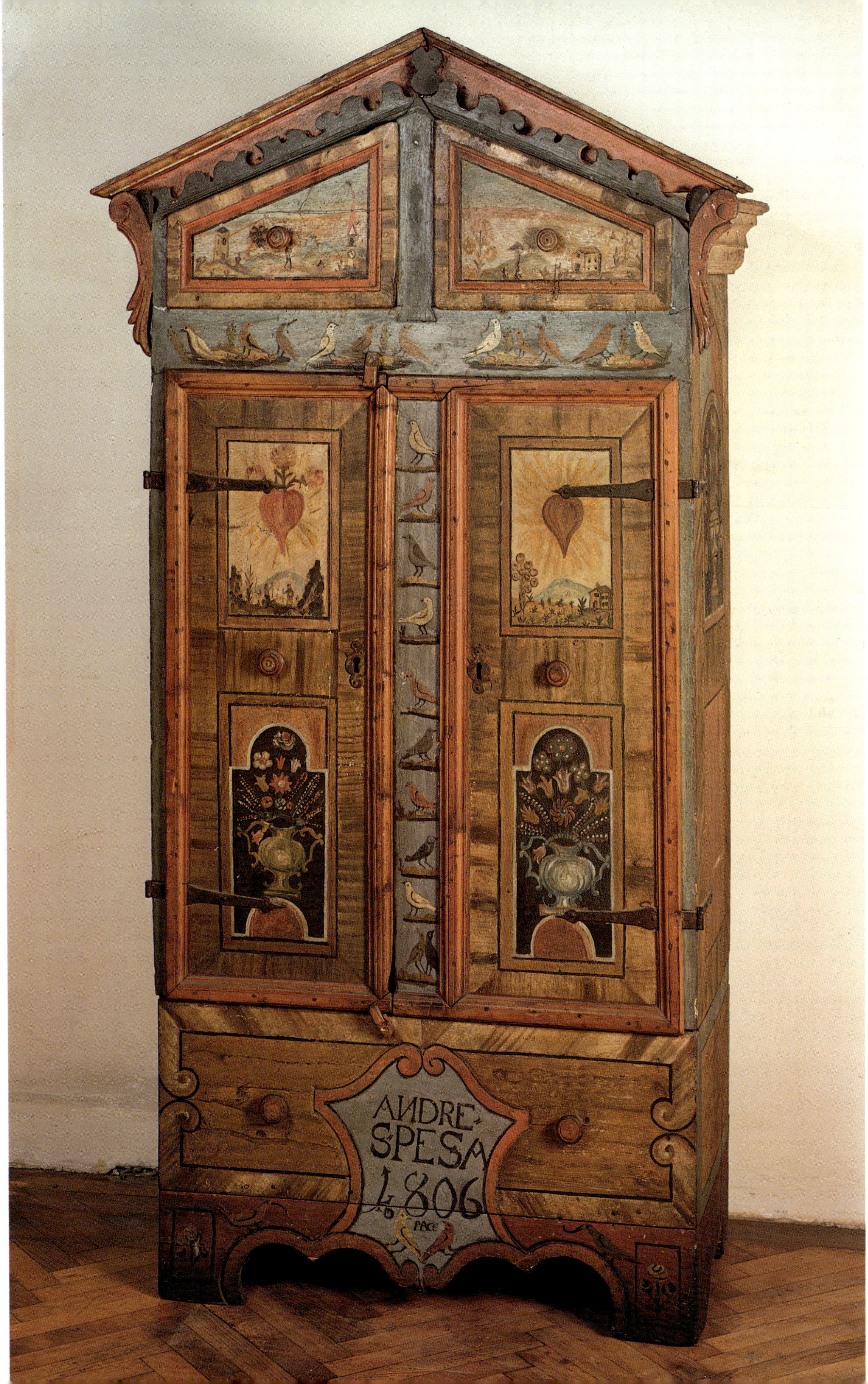
ANDRE
SPESA
1806
PACE

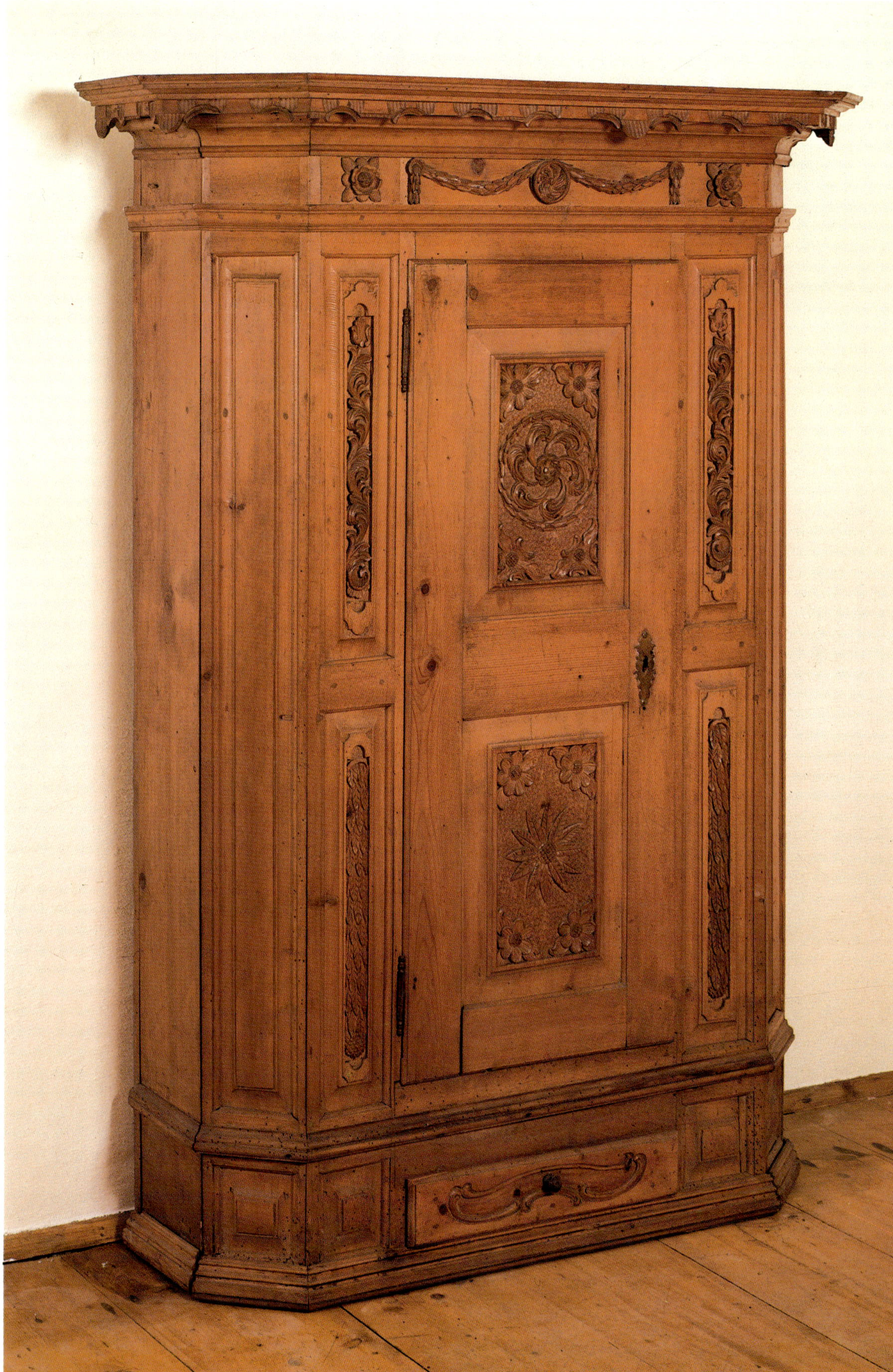

Seite 52: Eintüriger Blankholzkasten, geschnitzt, Vorarlberg, spätes 18. Jh.
Österreichisches Museum für Volkskunde, Wien

Seite 53: Niedriger Lungauer Wäschekasten mit Schablonenmalerei, frühes 17. Jh.
Österreichisches Museum für Volkskunde, Wien

Seite 54: Kasten mit Doppeladlerfüllungen aus dem steirischen Salzkammergut, 17. Jh.
Österreichisches Museum für Volkskunde, Wien

Seite 55: Zweitüriger Pinzgauer Kasten, dat. 1714
Salzburger Museum Carolino Augusteum, Volkskundemuseum

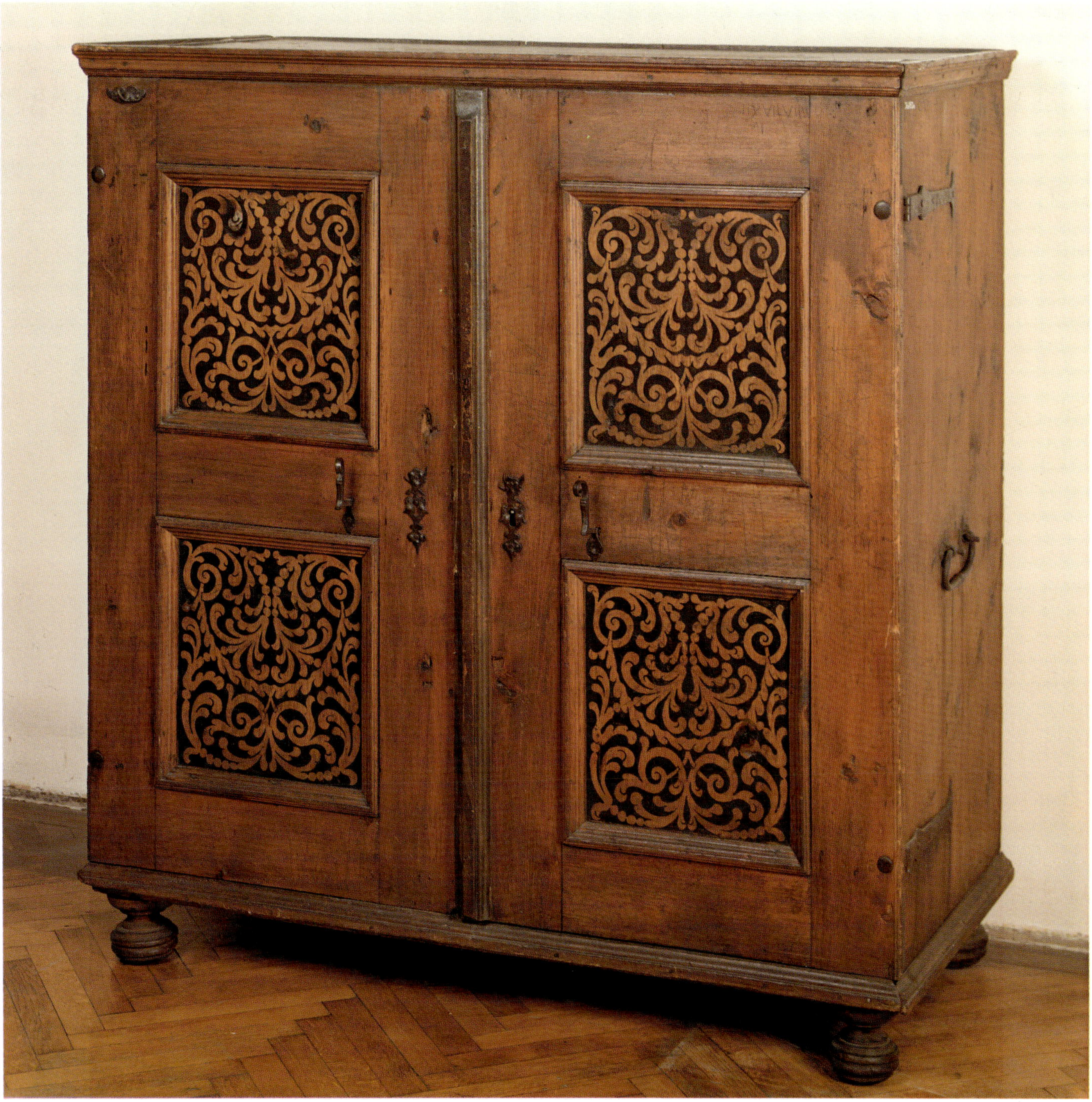

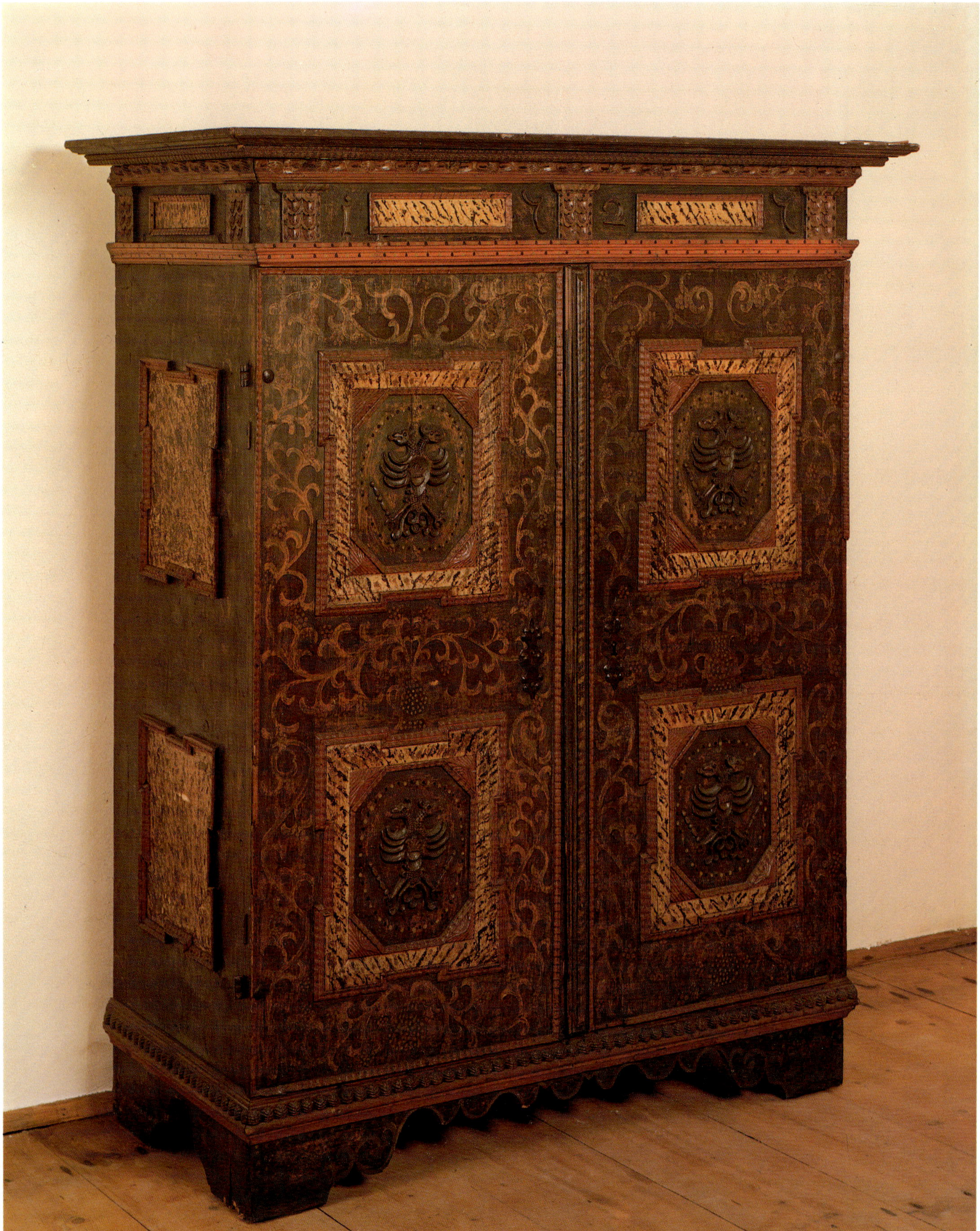

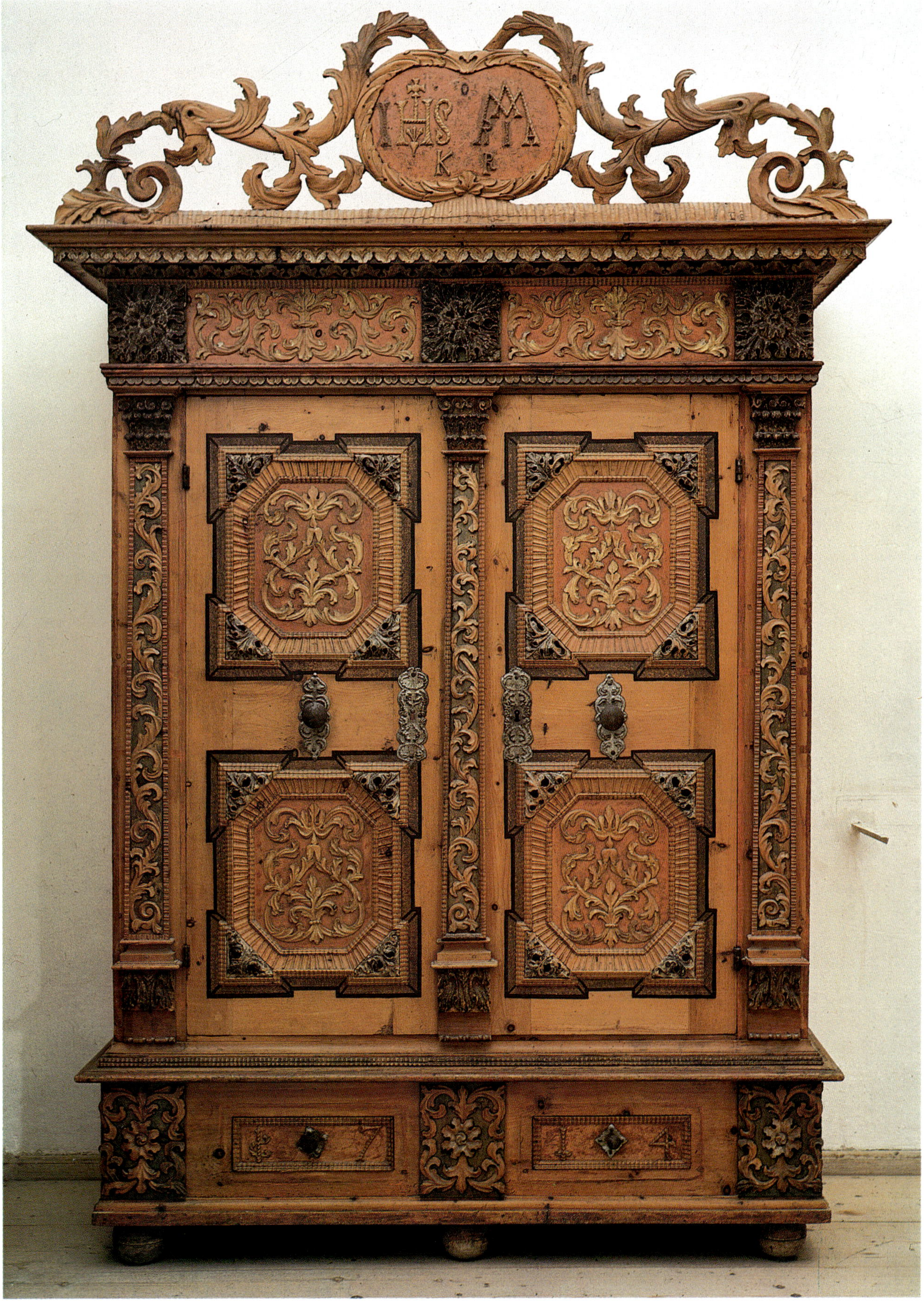
IHS
K R

Zillertaler Truhe mit aufgemalten Arkaden, dat. 1820
Tiroler Volkskunstmuseum, Innsbruck

Seite 57: Zweitüriger Wäsche- und Kleiderkasten
aus dem Zillertal, dat. 1810
Österreichisches Museum für Volkskunde, Wien

Seite 58: Zweitüriger Zillertaler „grüner Kasten",
bemalt mit Szenen aus dem Alten Testament, dat. 1842
Schloßmuseum Gobelsburg

Seite 59: Reichbemalter Zillertaler „blauer" Kasten,
dat. 1770
Österreichisches Museum für Volkskunde, Wien

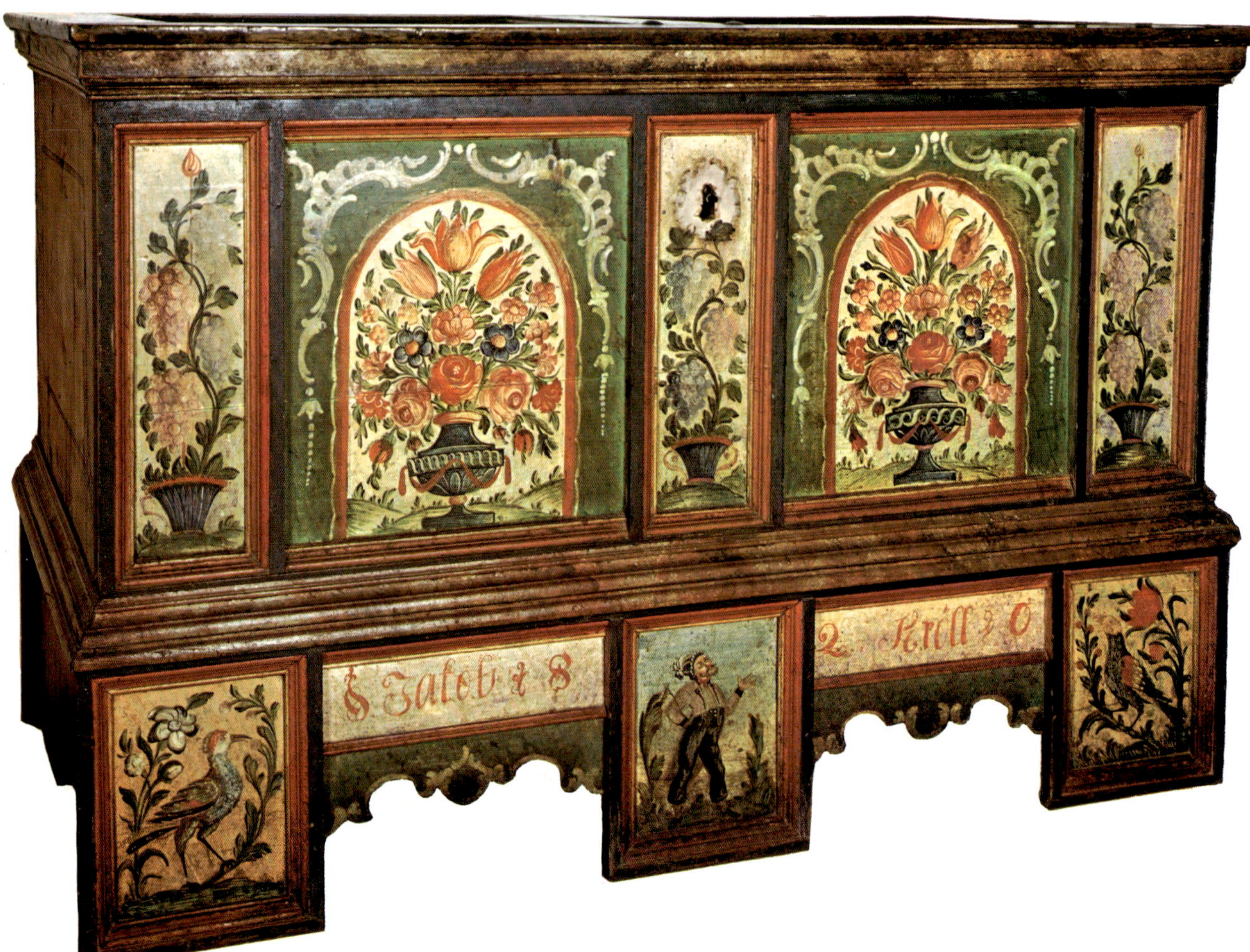

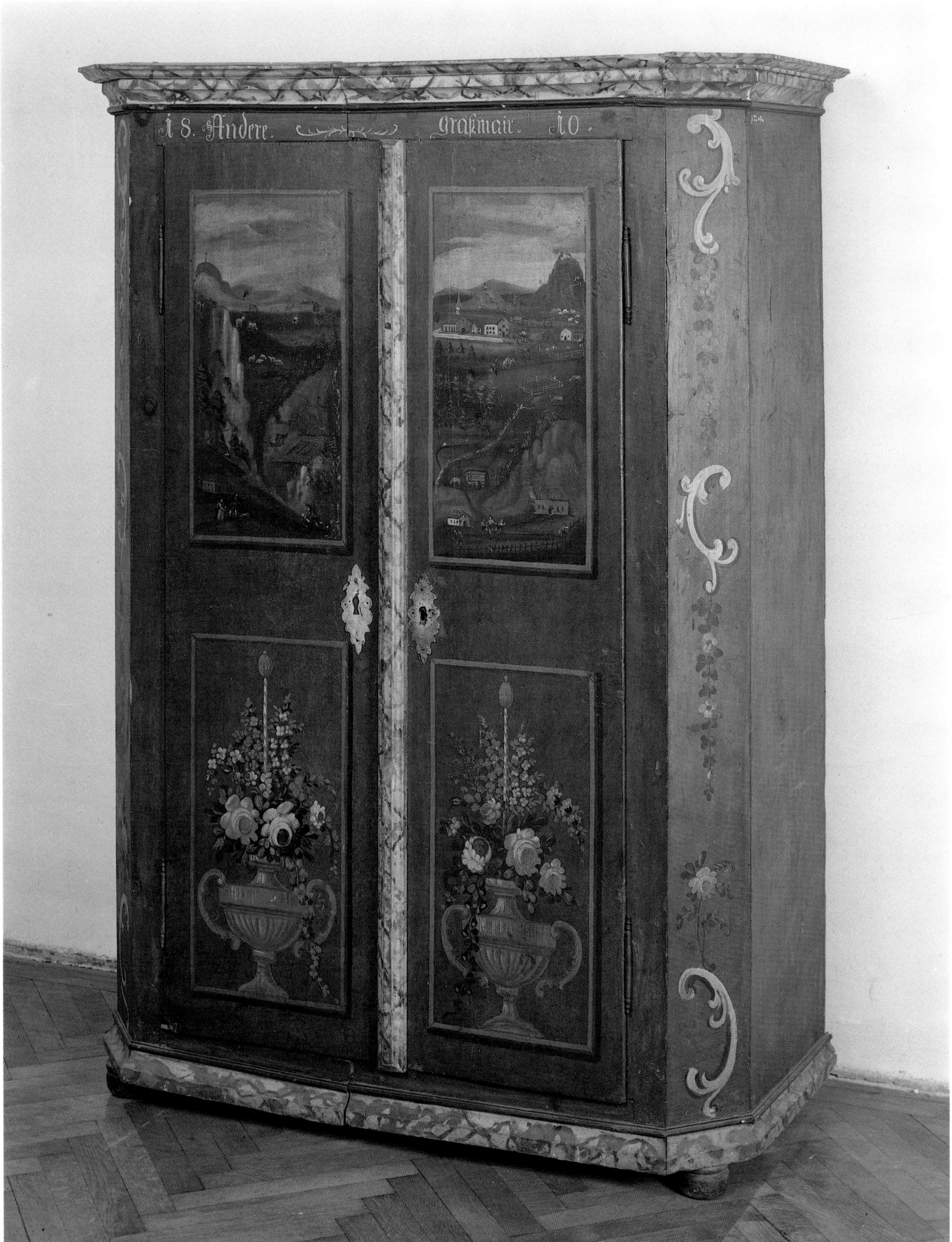
18. Andere.
graßmair. 10.

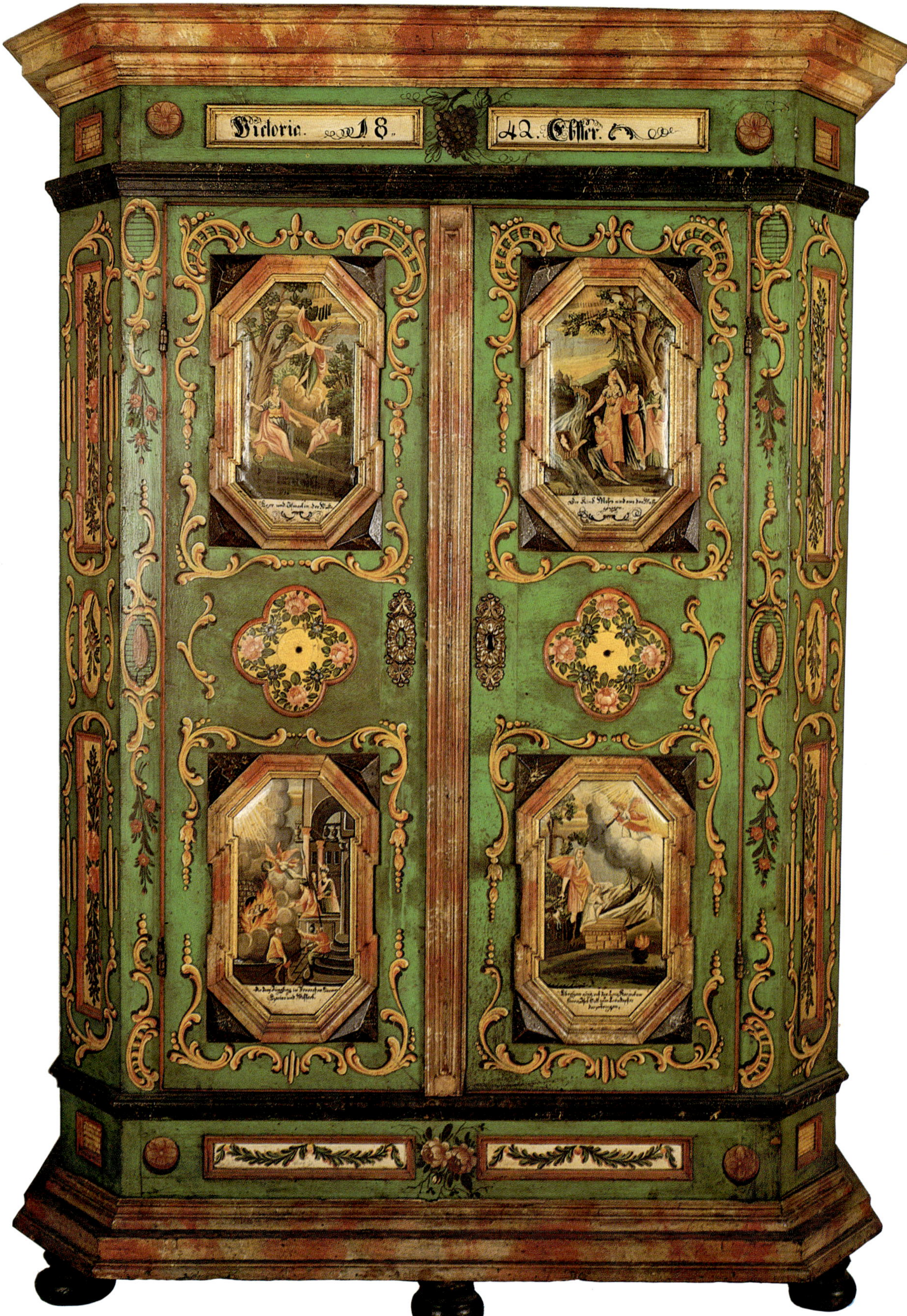
Victoria. 18.
42. Esther.

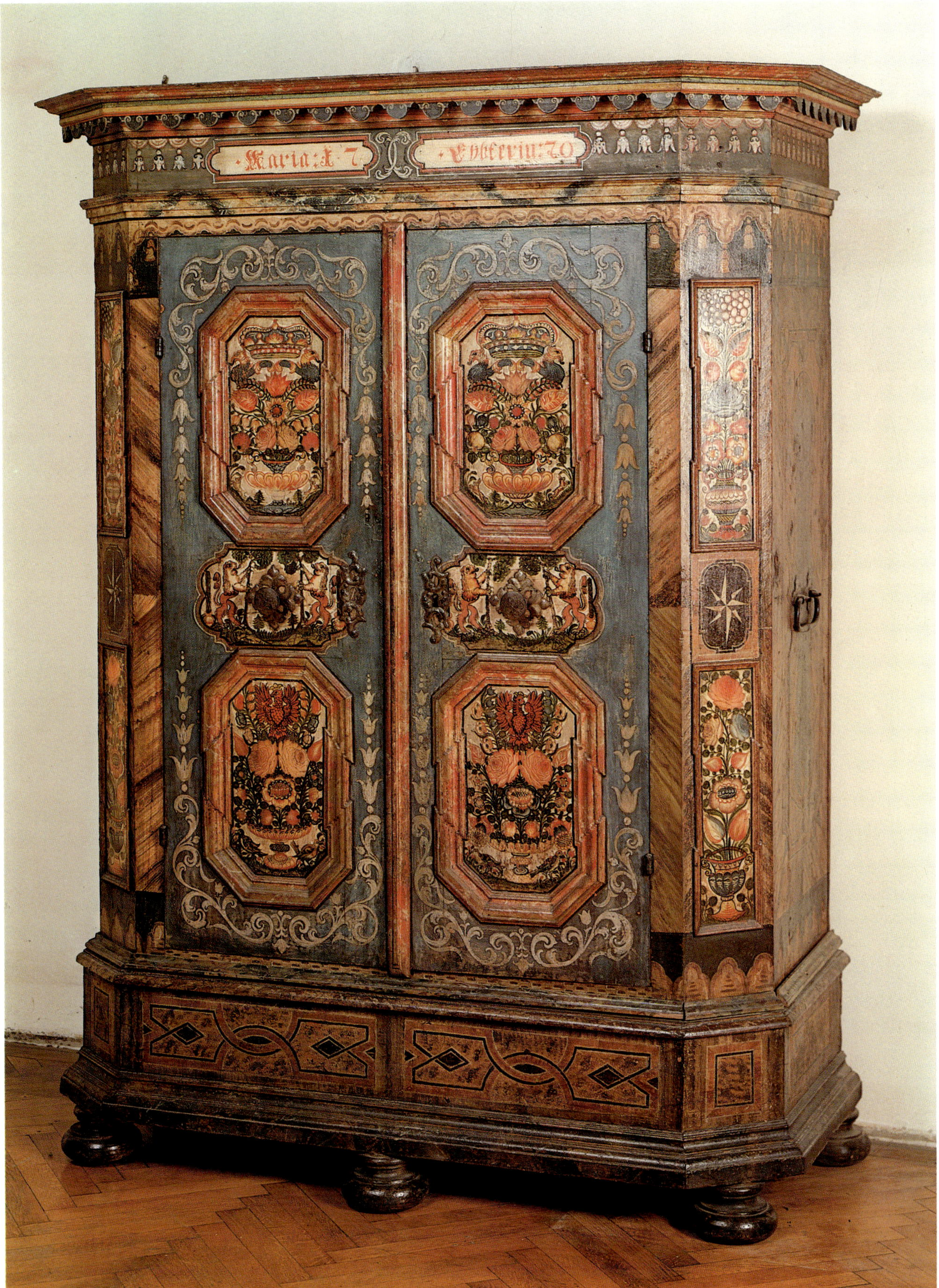
Maria

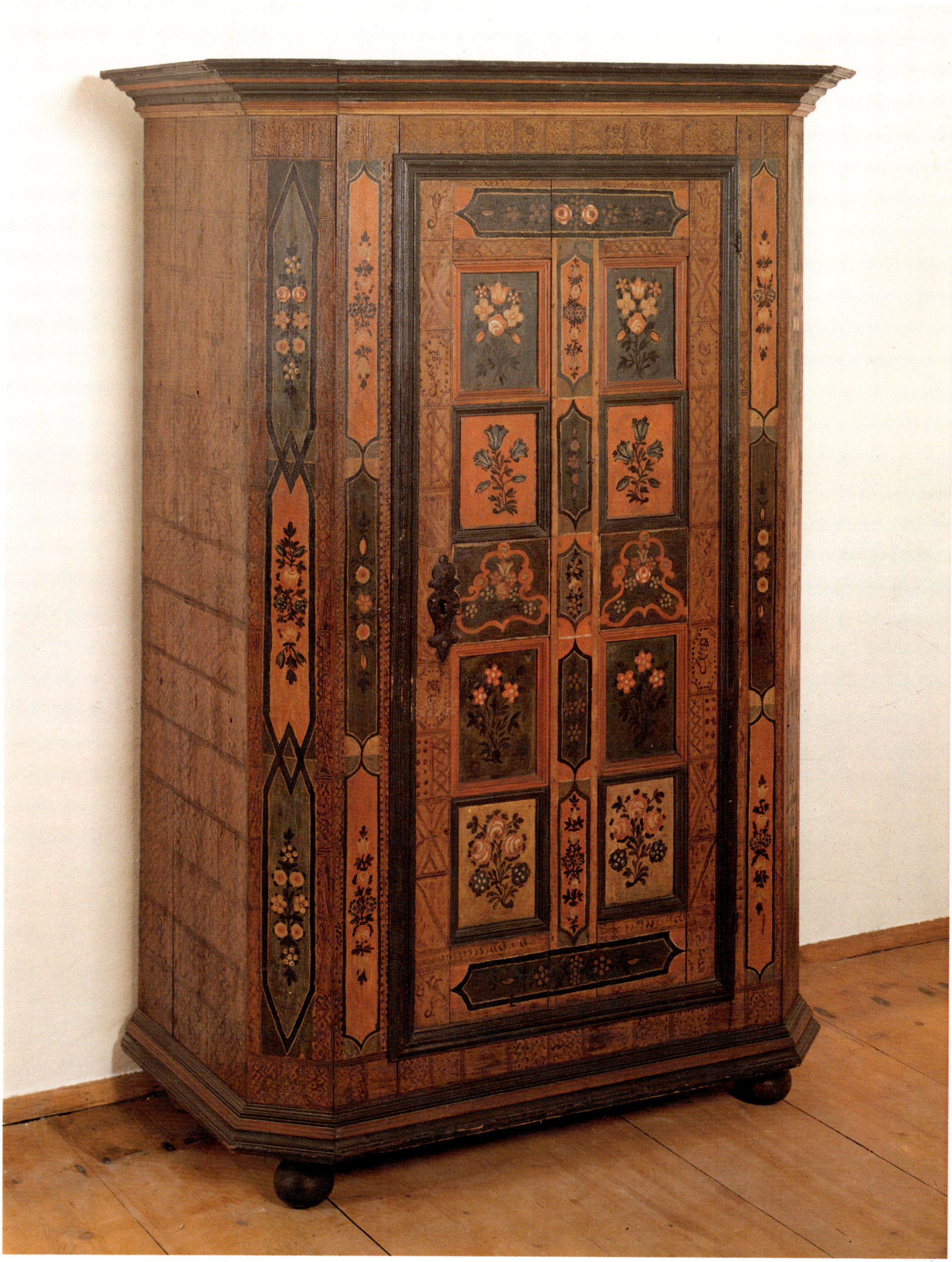

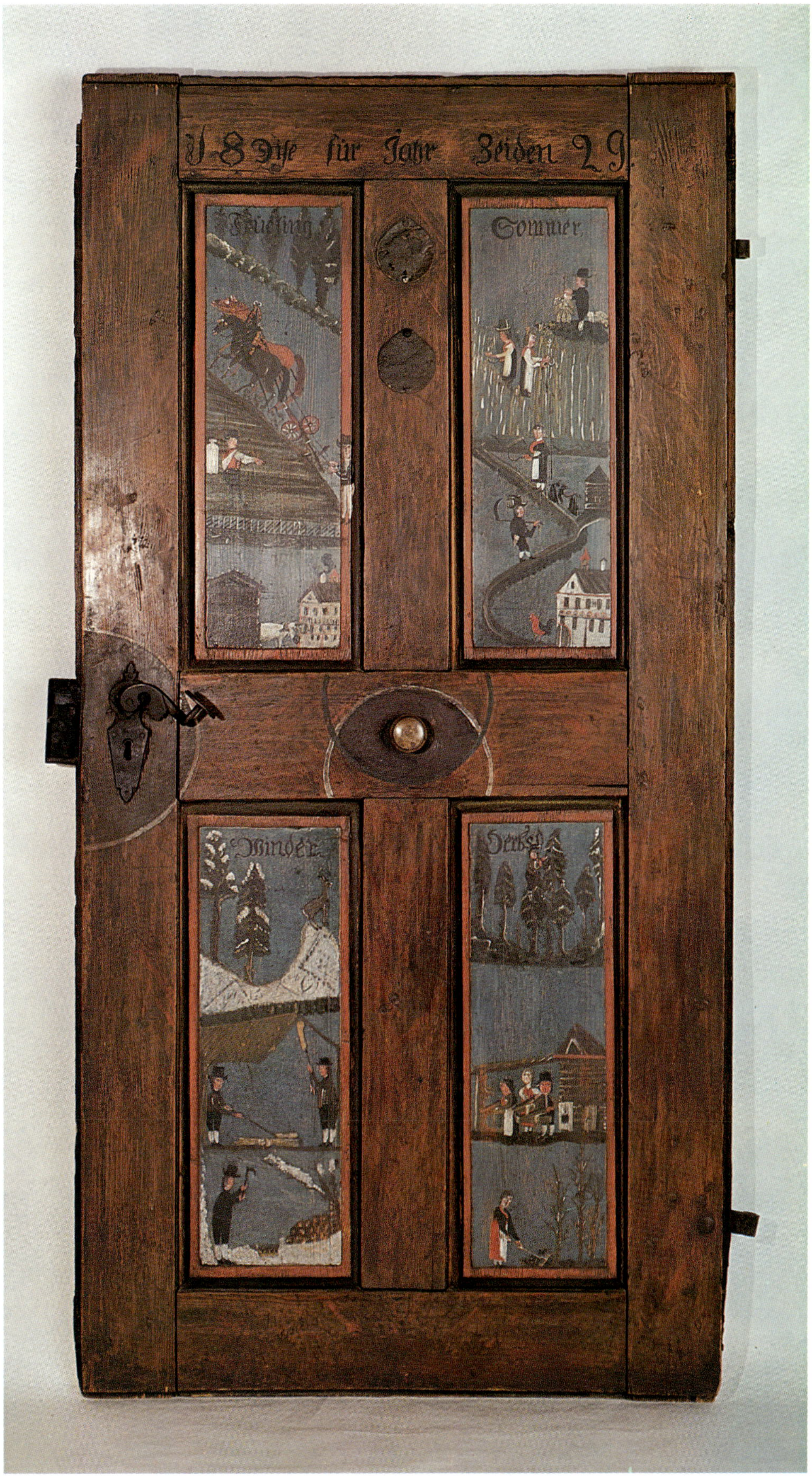

Seite 60: Eintüriger Kasten aus dem Salzkammergut, Anfang 19. Jh. Österreichisches Museum für Volkskunde, Wien

Seite 61: Jahreszeitentür aus Pichl an der Enns, dat. 1829 Landschaftsmuseum Schloß Trautenfels

Seite 62: Zweitüriger Ausseer Kasten, dat. 1703, 1783 wahrscheinlich übermalt Steirisches Volkskundemuseum, Graz

Seite 63: Zweitüriger Kleiderschrank aus der Gegend von Hallein, dat. 1832 Österreichisches Museum für Volkskunde, Wien

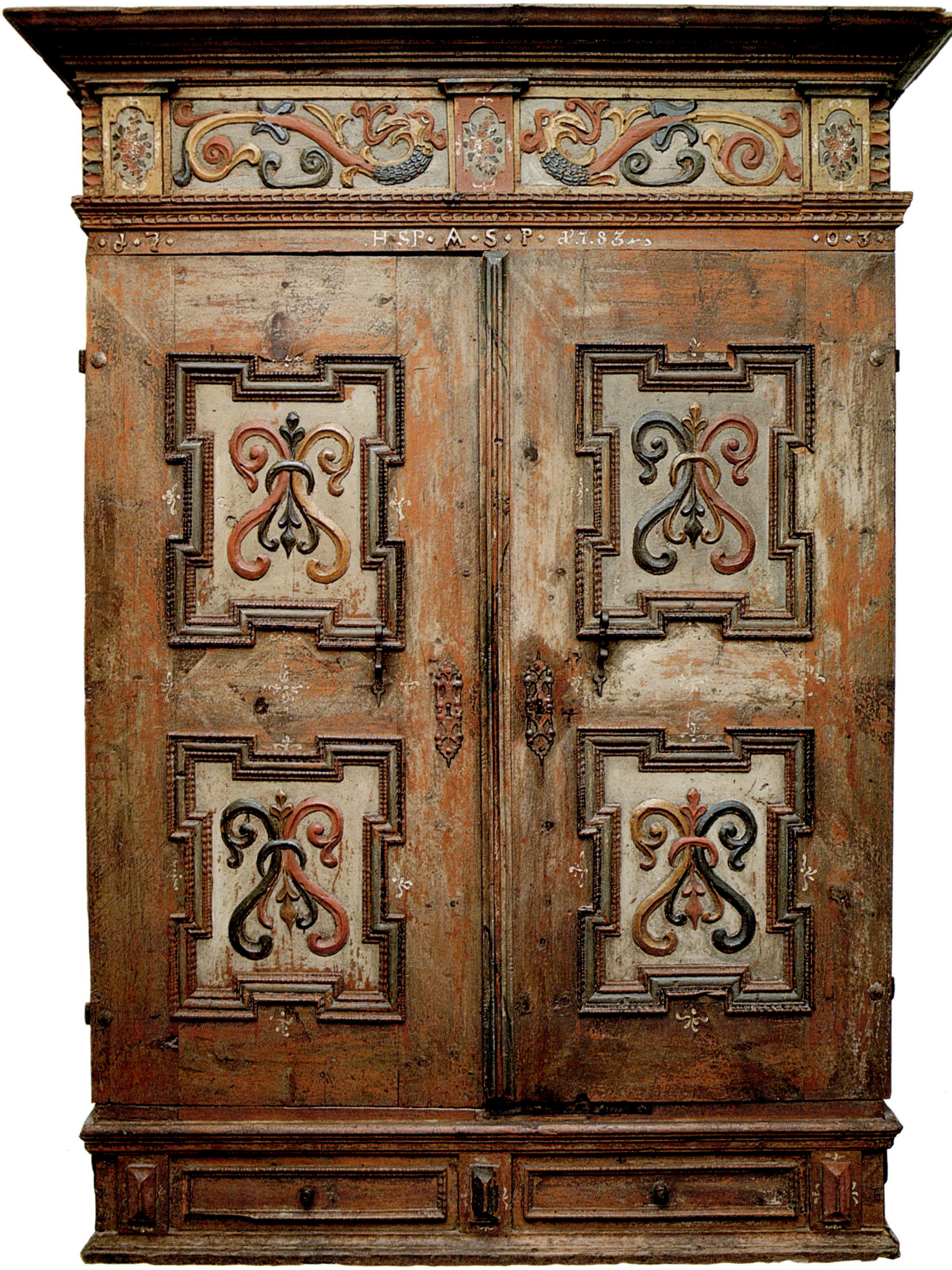
H.SP. A. S. P.

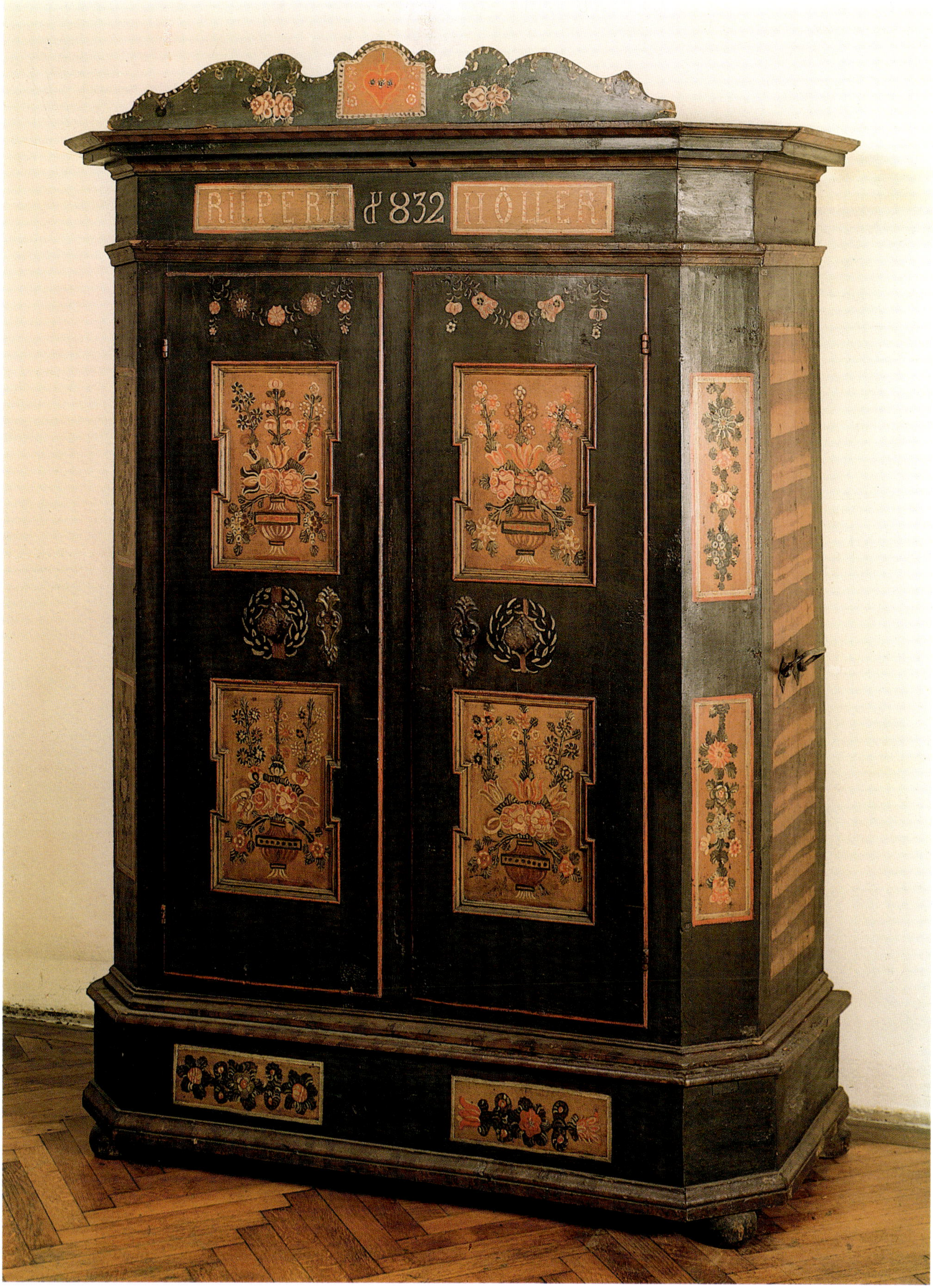
RUPERT
1832
HÖLLER

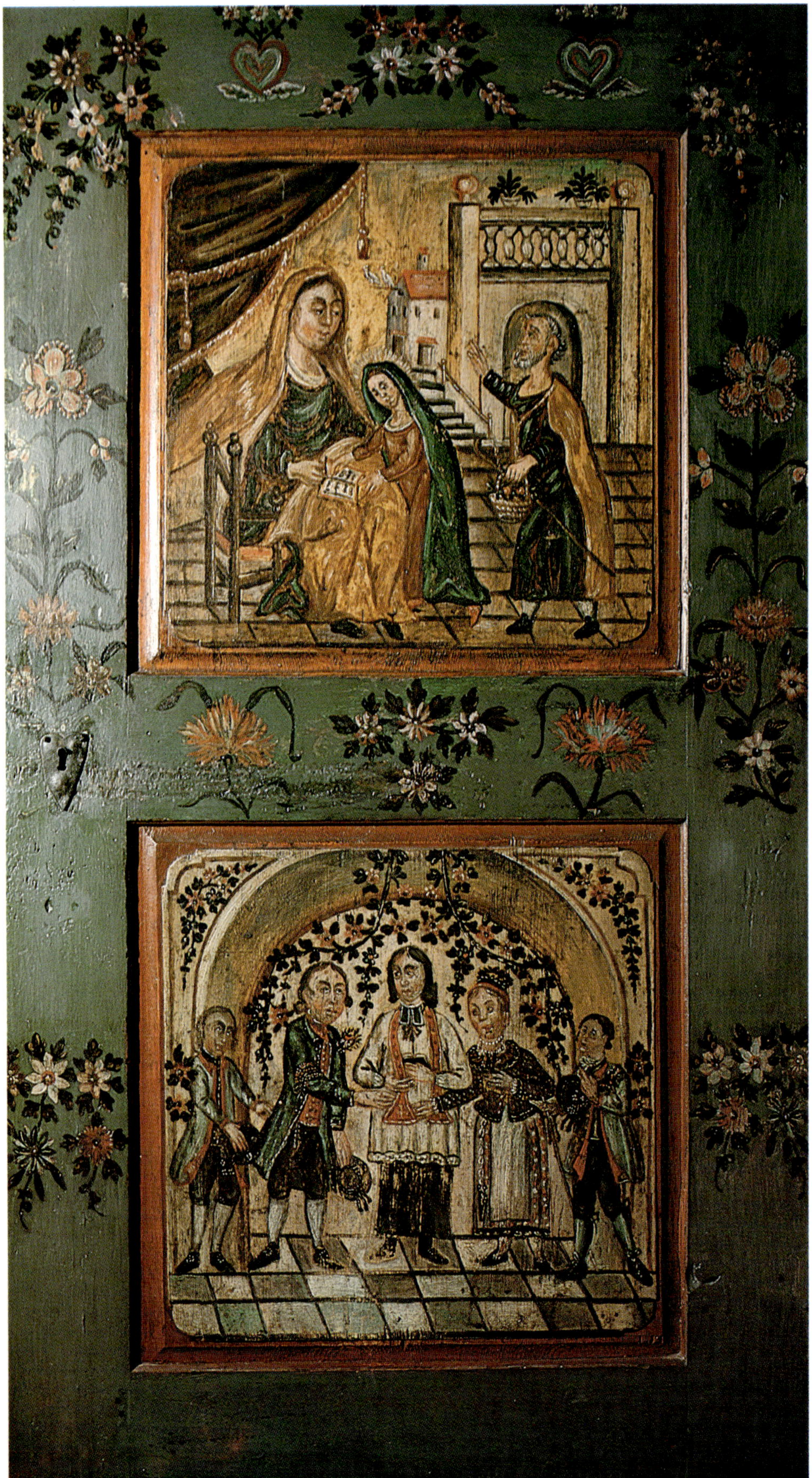

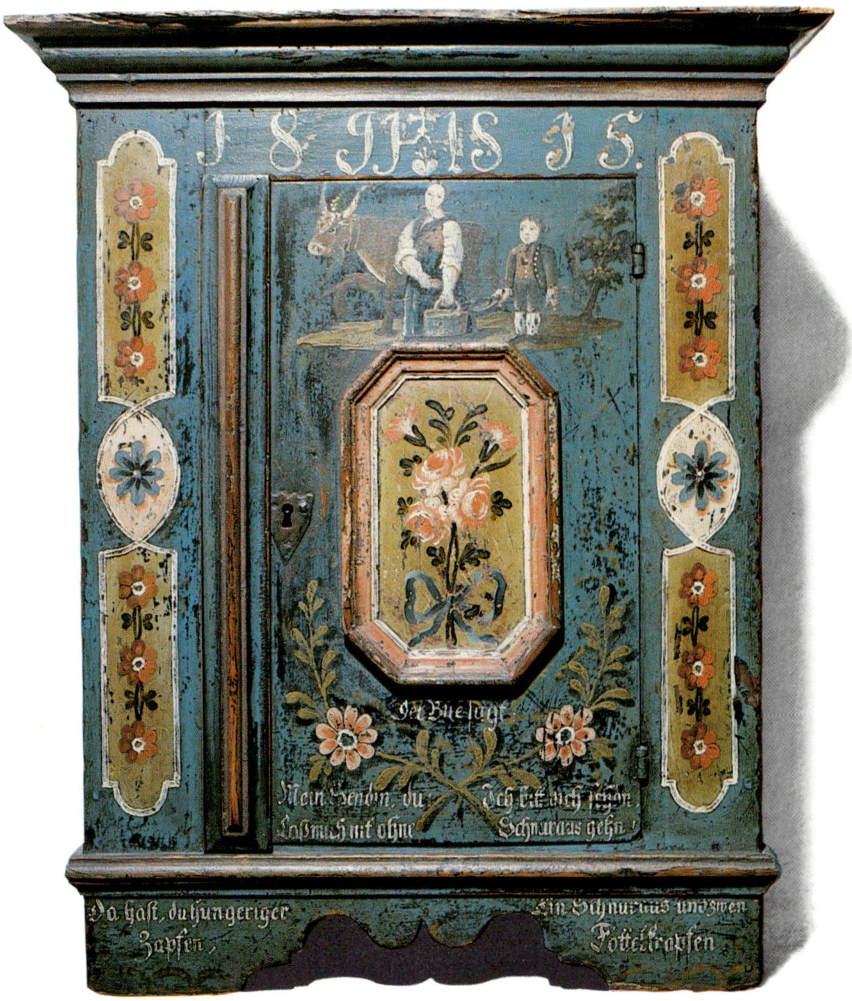
18 IHS 15.
Der Bue sagt
Mein Sendin, du
Laß mich nit ohne
Ich bitt dich schön
Schnuraas gehn!
Da hast, du hungeriger
Zapfen,

Kleines Kasterl aus der Steiermark, 1815
Volkskundemuseum, Graz

Seite 64: Eintüriger Brautkasten aus dem Sausal
bei Leibnitz, 1805
Volkskundemuseum, Graz

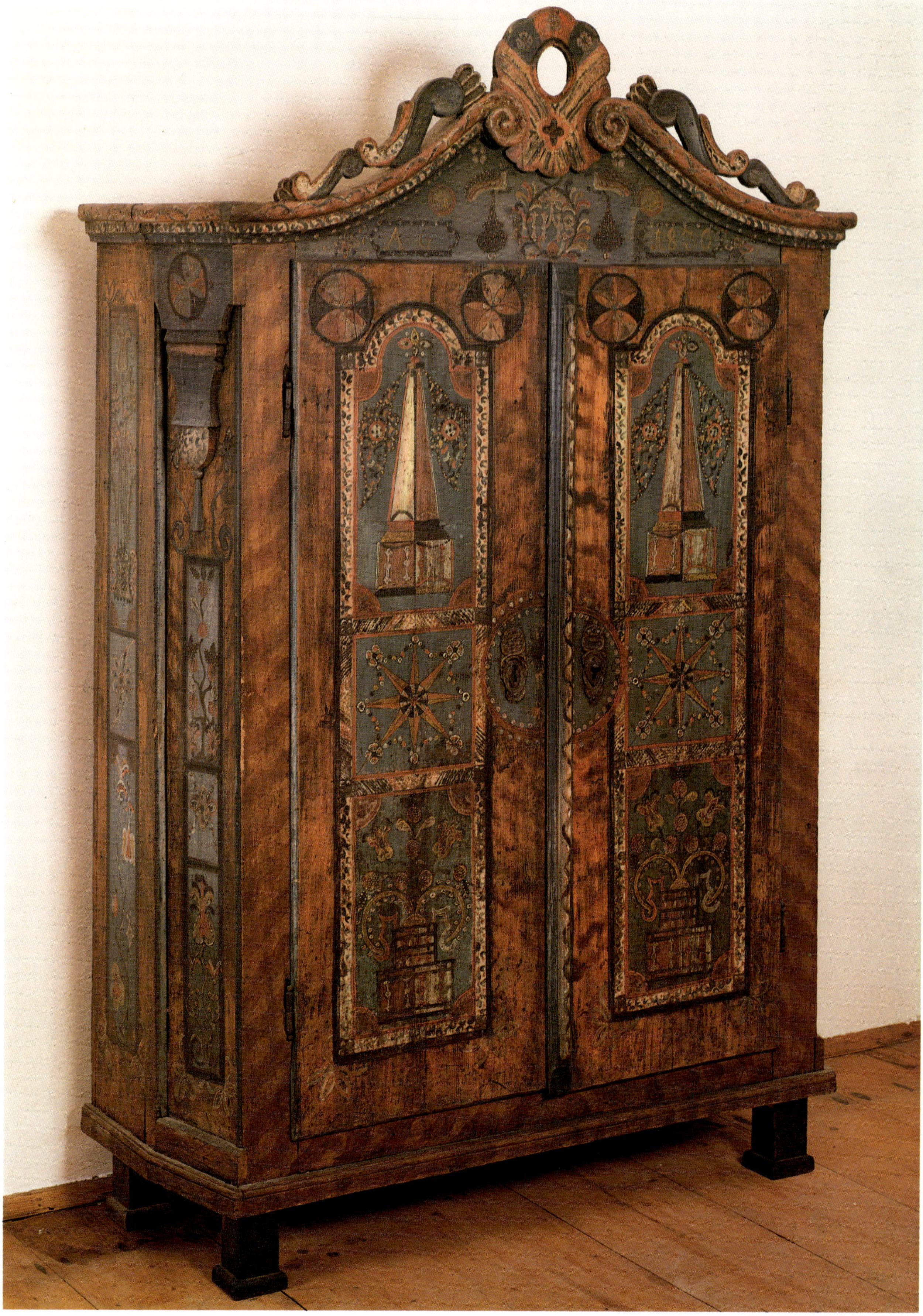

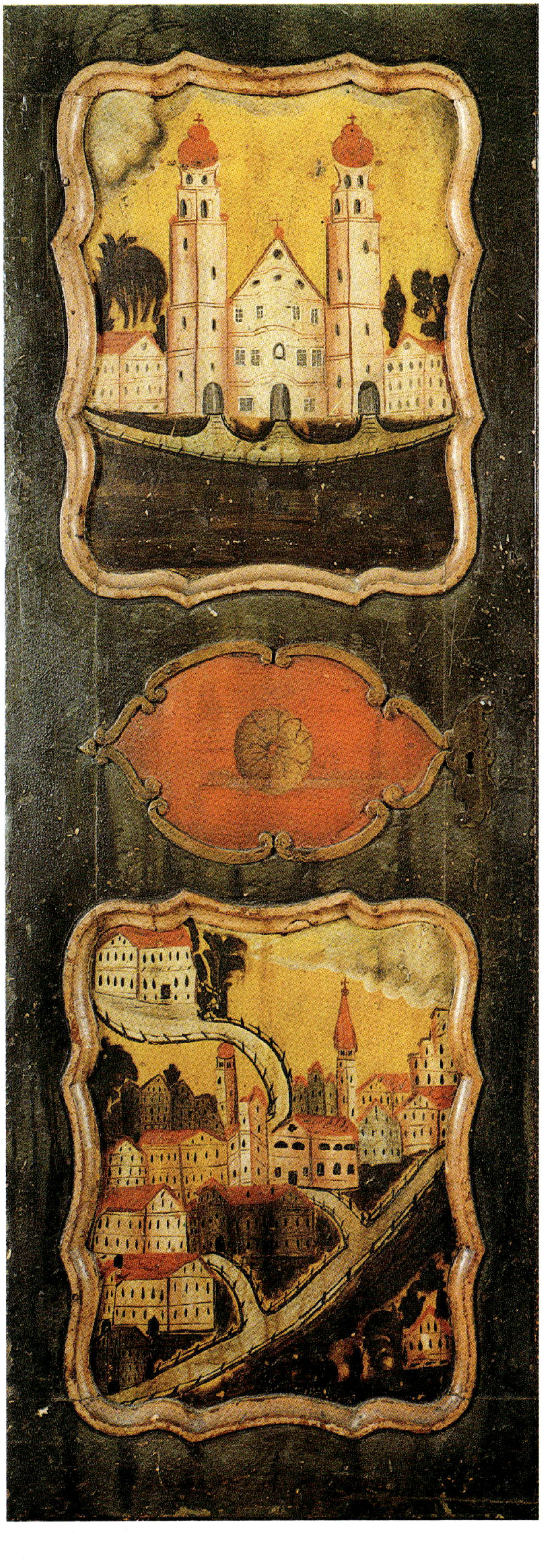

Seite 66: Kleiderkasten aus dem Marchfeld, Niederösterreich, dat. 1830
Österreichisches Volkskundemuseum, Wien

Seite 67: Türe eines zweitürigen Kastens aus dem Obervintschgau, Südtirol, 1844
Schloßmuseum Gobelsburg

Seite 68: Zweitüriger Ybbstaler Hochzeitskasten, um 1800
Österreichisches Museum für Volkskunde, Wien

Seite 69: Linzer „Reiterkasten", Raum Linz, um 1780
Oberösterreichisches Landesmuseum, Linz

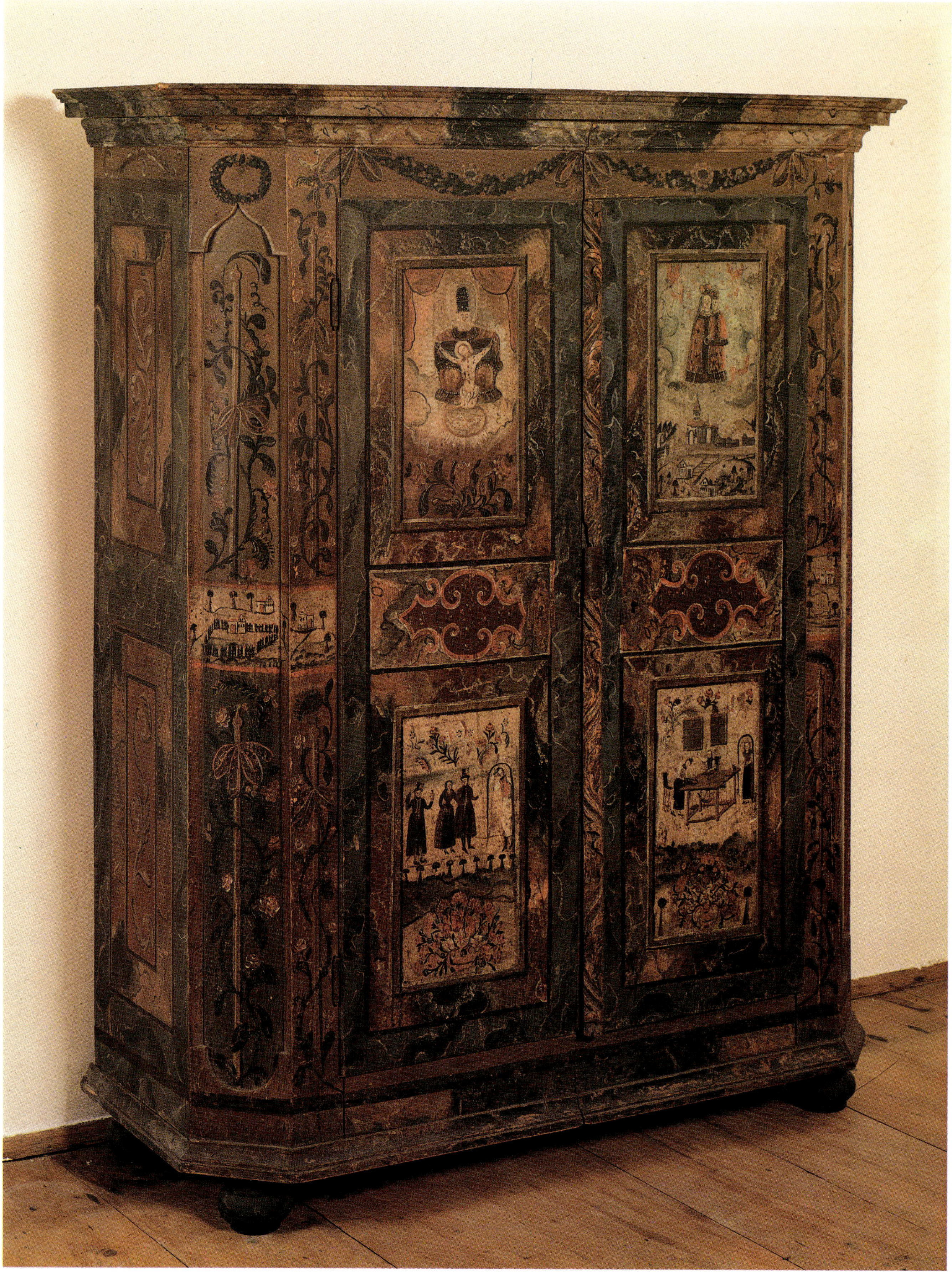

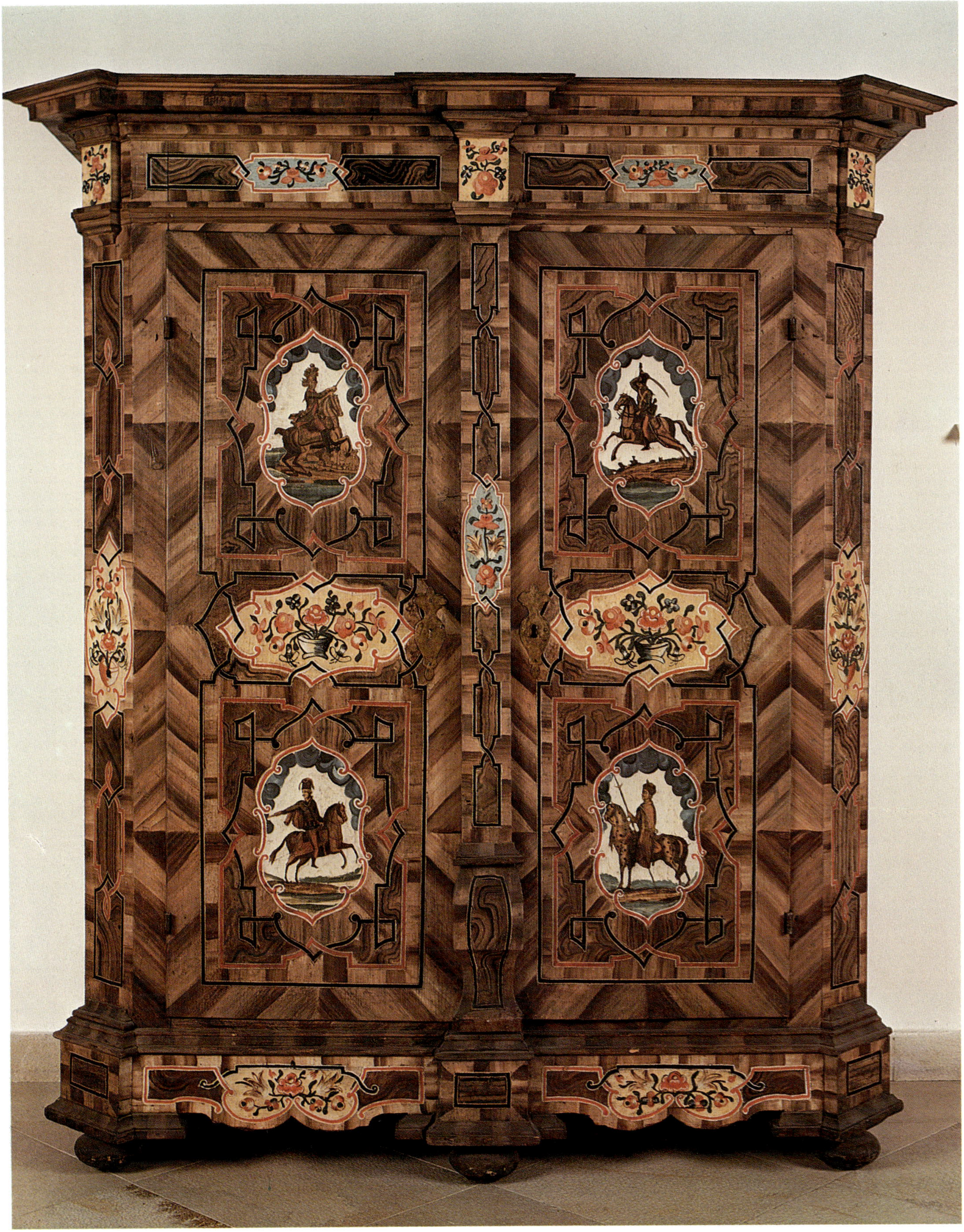

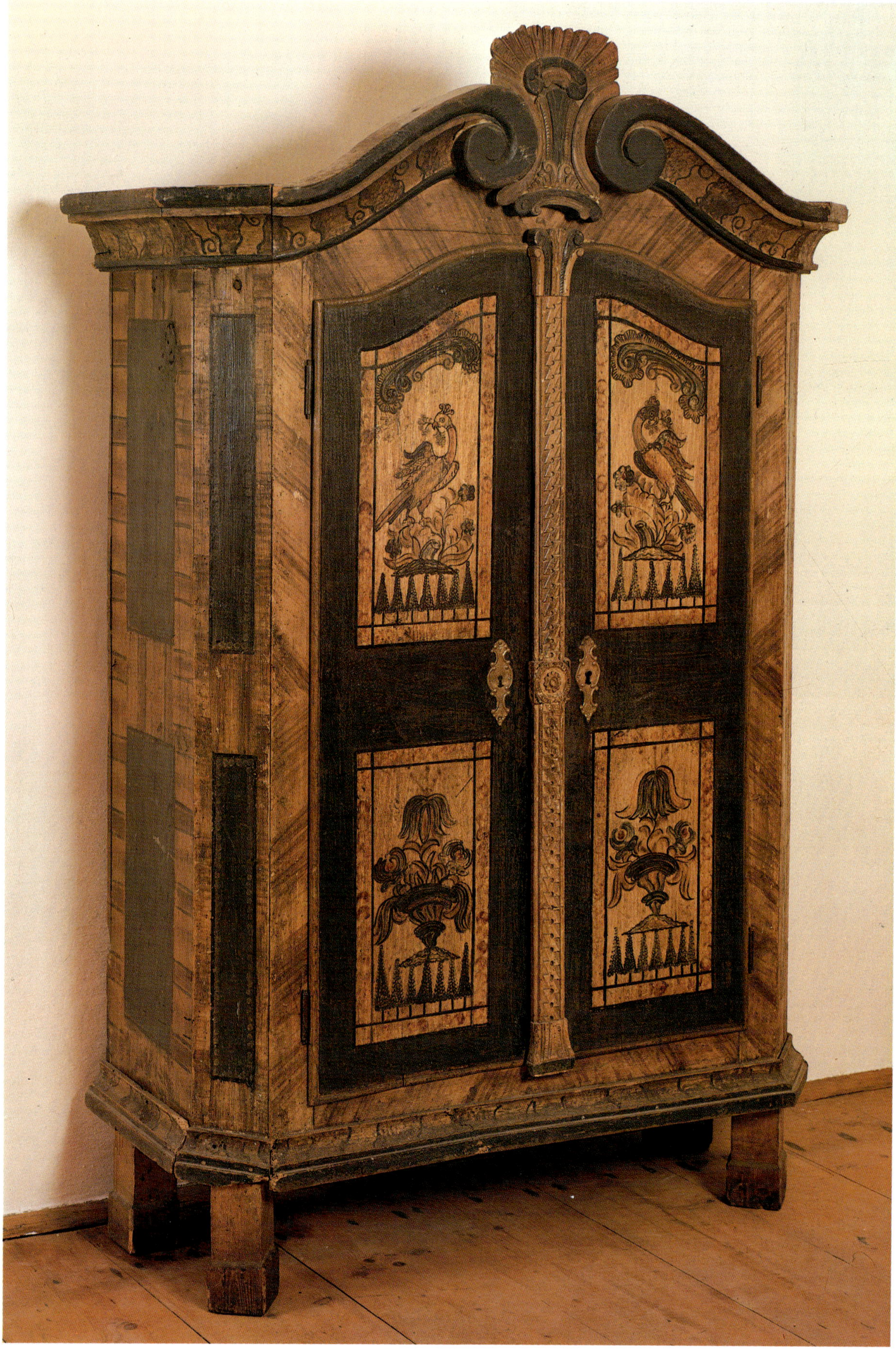

Seite 70: Zweitüriger „Wiesener Vogelkasten“,
Marz, Burgenland, um 1780
Österreichisches Museum für Volkskunde, Wien

Unten: Querschwingerwiege mit Wiegenbogen,
Dornbirn, Vorarlberg, dat. 1808
Österreichisches Museum für Volkskunde, Wien

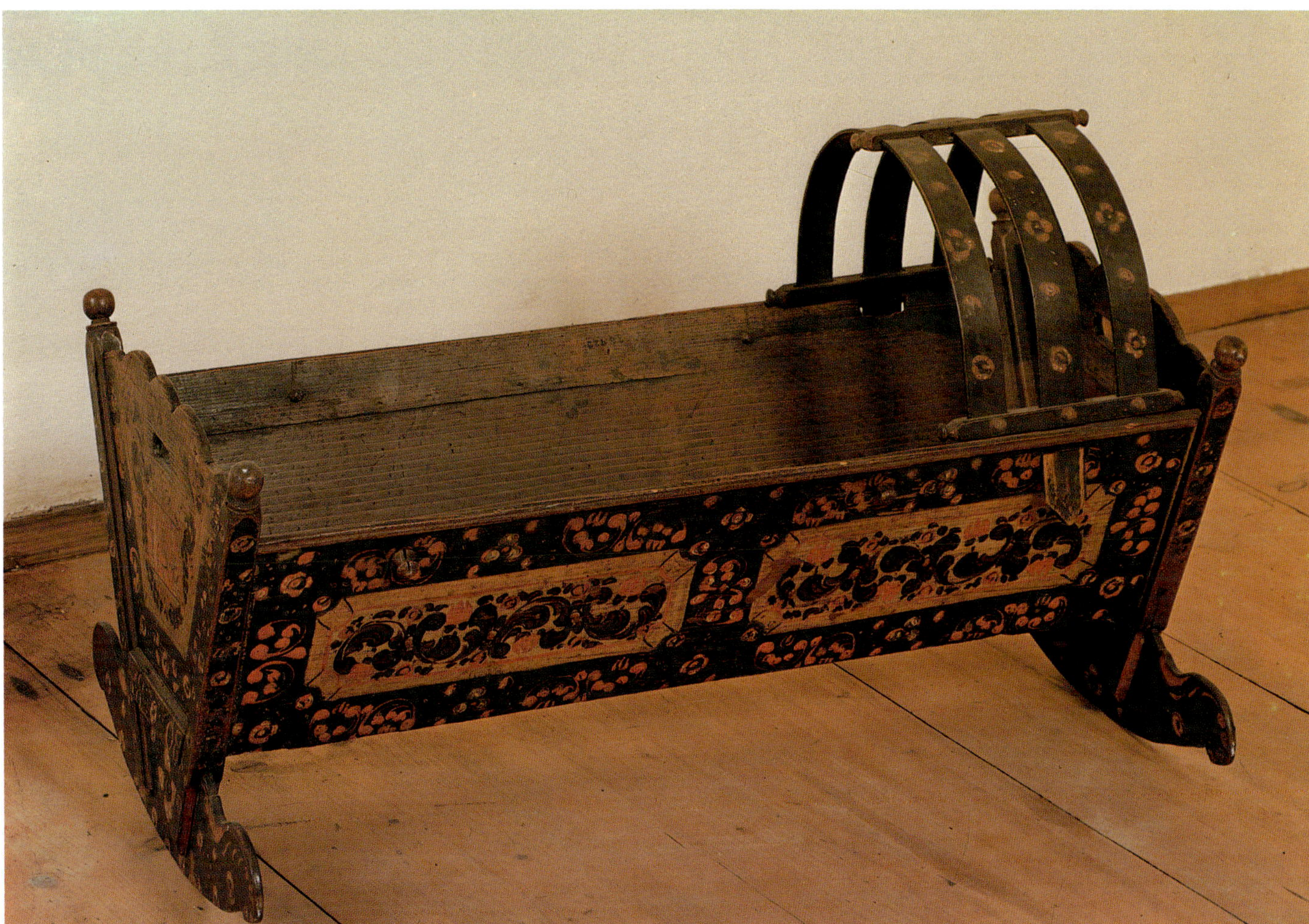

Bemaltes Kinderbett mit zwei Waschladen,
Tirol, um 1800
Schloßmuseum Gobelsburg

Seite 73: Betthimmel mit Schablonenmalerei,
dat. 1692
Österreichisches Museum für Volkskunde, Wien

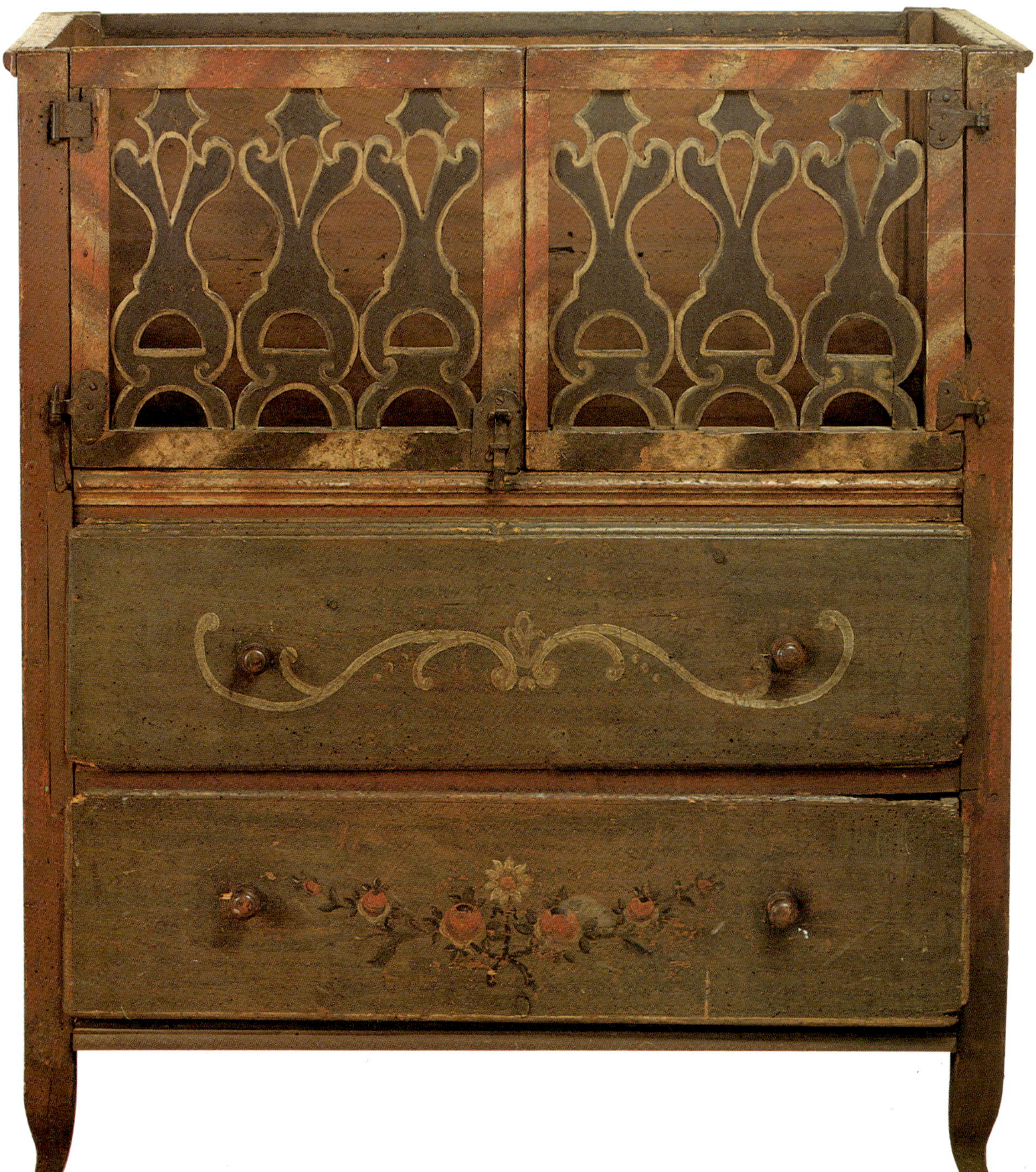

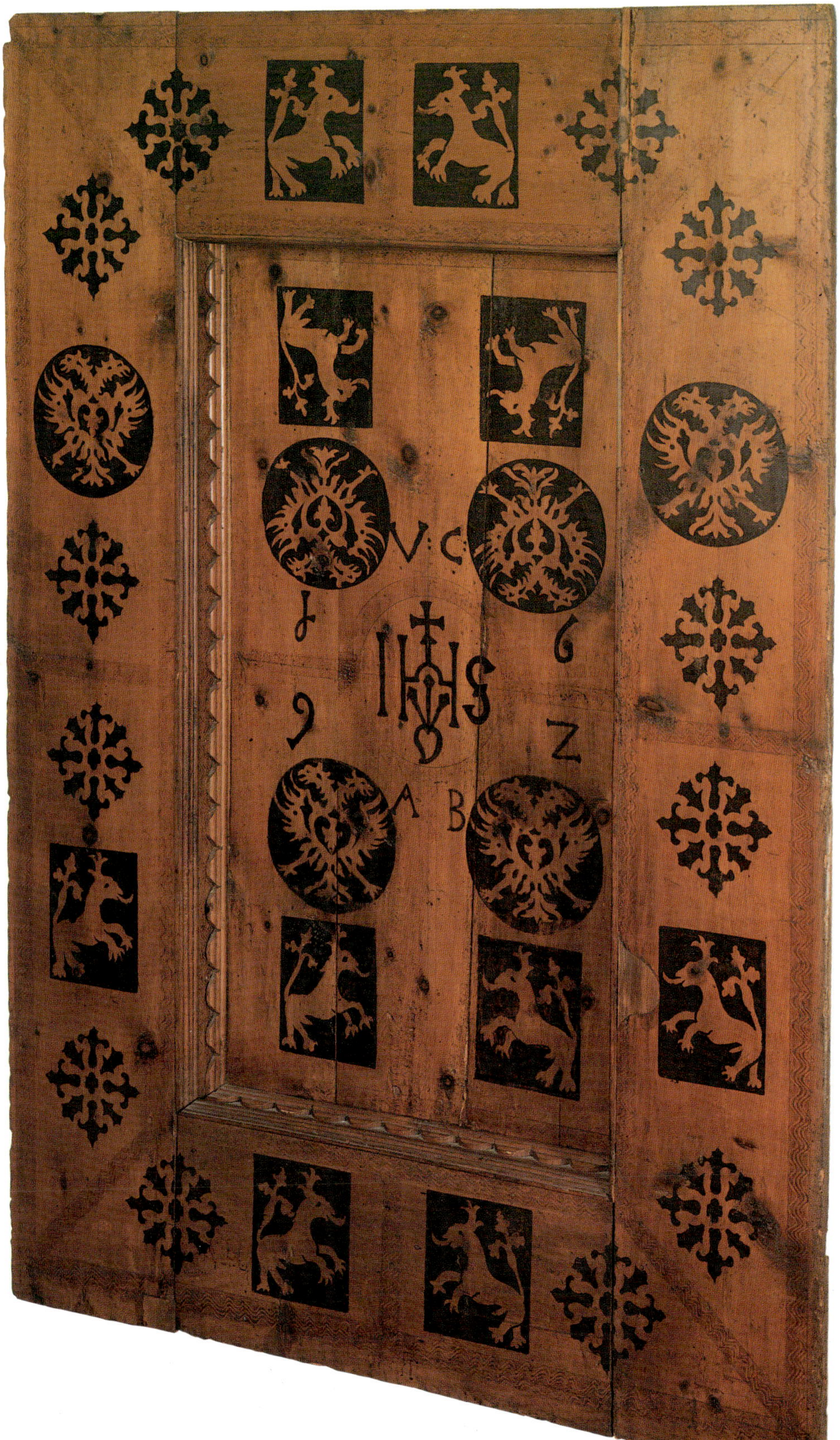
VC
IHS
AB

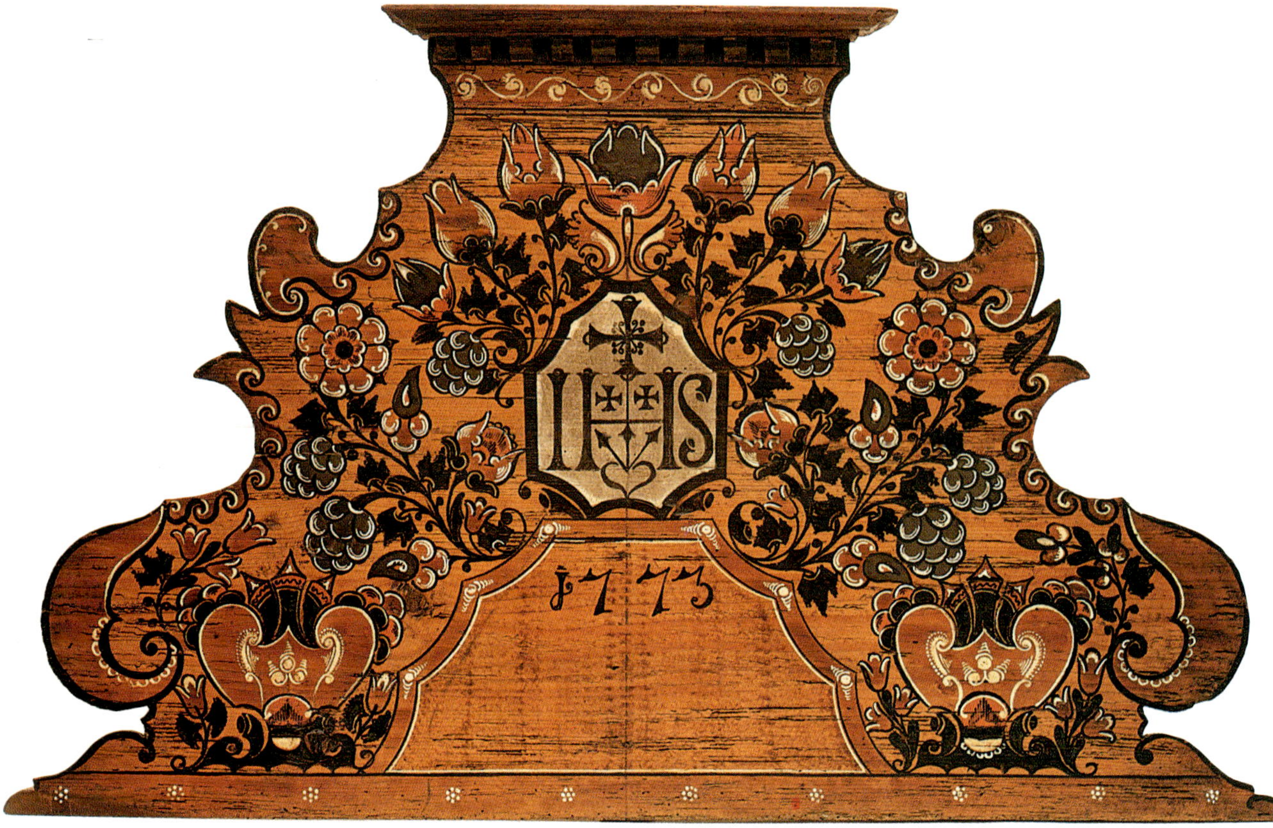

Kopfteil eines Alpbacher Bettes,
dat. 1773
Tiroler Volkskunstmuseum, Innsbruck

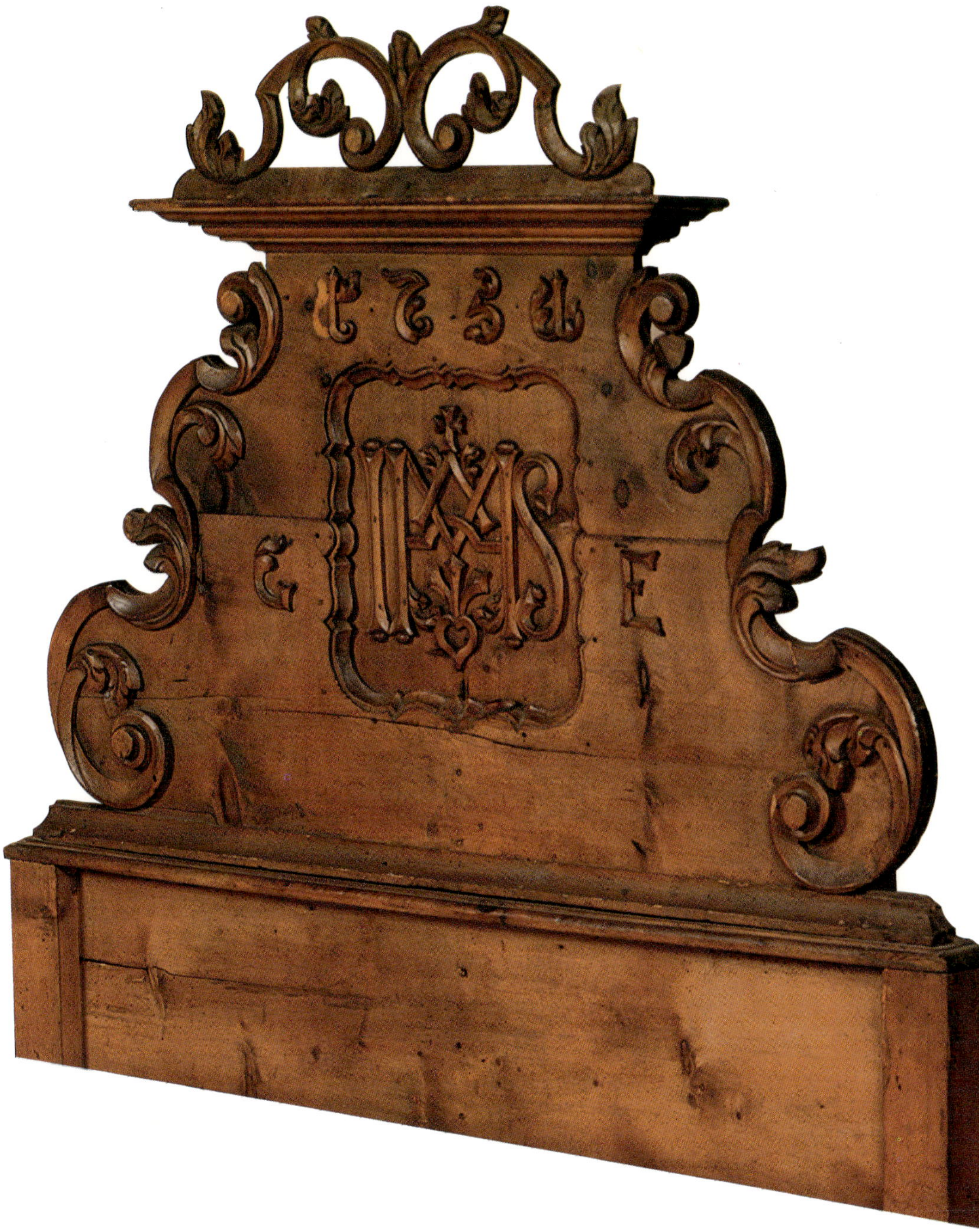

Aufsatz von einem geschnitzten Bett
aus Zirbenholz, Pinzgau, dat. 1751
Schloßmuseum Gobelsburg

Bemaltes Bett aus Pichl an der Enns, Steiermark, 1835
Landschaftsmuseum Schloß Trautenfels

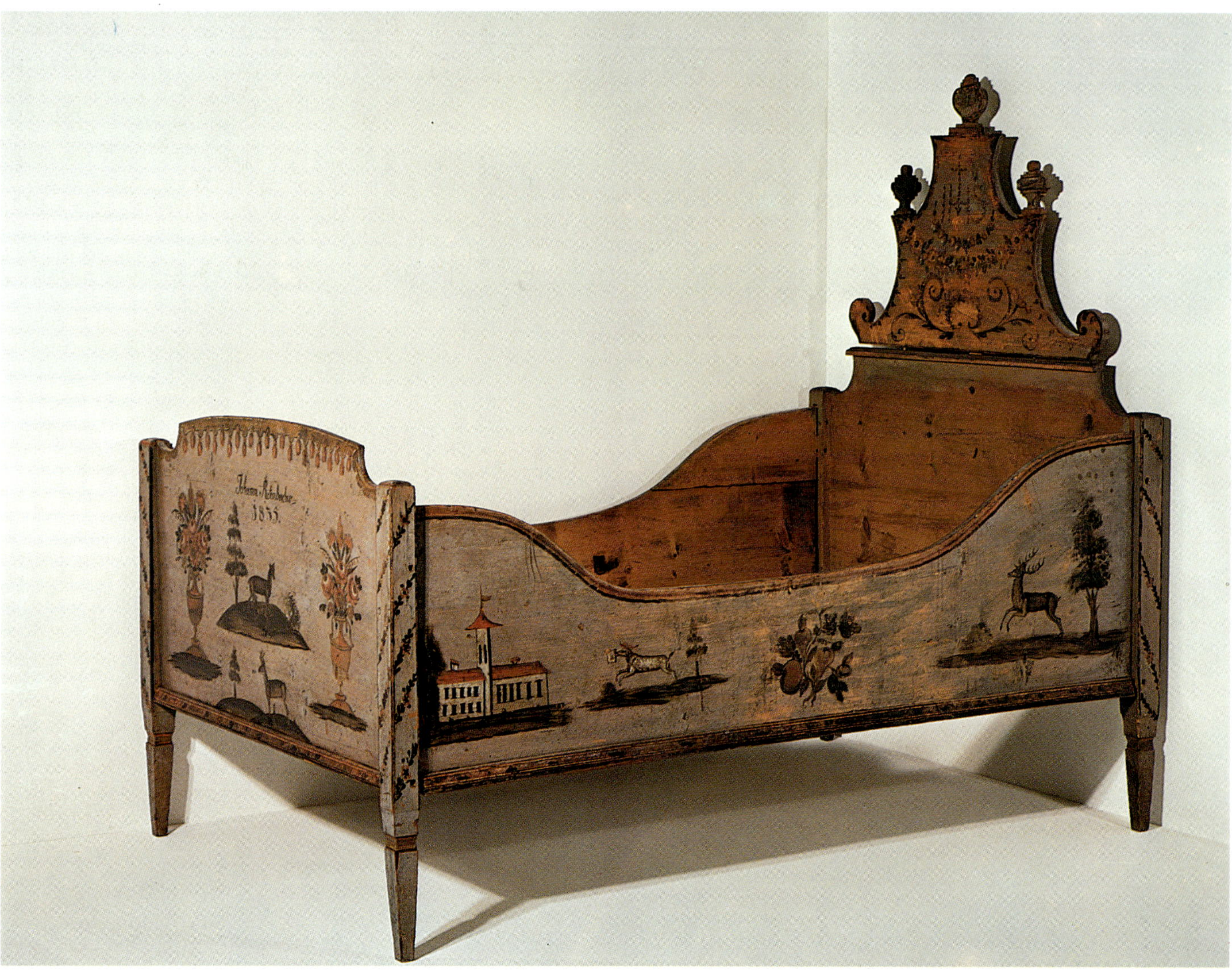

Oberbayern

Von Sammlung und Forschung her gesehen ist Oberbayern das gelobte Land des alten Bauernmöbels. Eine bedeutende Fülle der erhaltenen Stücke, eine bemerkenswerte Ausstattung in Schnitzerei und Bemalung, eine verhältnismäßig deutlich hervortretende Gruppierung kennzeichnen die Möbel in den stattlichen Höfen vor den Alpen. Das ist schon früh aufgefallen, so manche Reisende haben sich bereits im Biedermeier daran erfreut. So schreibt Johann Georg Kohl, der vor der Mitte des 19. Jahrhunderts viel und weit herumgekommen war, mit einer wahren Begeisterung von den „großartigen baier'schen Bauernwirtschaften" in der Gegend von Inzell und freut sich über seine Unterbringung: „Die Schlafzimmer (im Obergeschoß) hatten prachtvoll bemalte, mächtige Federbetten, altmodische Schränke, Spiegel und Kommoden, die voll sind mit der Wirthin Vorräthen." Und weiter freut er sich darüber, wie ihm die gleiche Wirtin ihren Braut-, Haus- und Familienschatz zeigt, der in den „Kästen" aufbewahrt wurde. Kohl war auch so vergleichend eingestellt, daß er diese „Kästen" der bayerischen Bauern mit den „schönen Zimmern" in den Augsburger Bürgerhäusern in Zusammenhang bringen konnte.
Das war für eine noch unhistorische und selbstverständlich auch noch unvolkskundliche erste Anteilnahme doch schon sehr viel. Freilich ahnten solche Durchreisende in den ersten Jahrzehnten des neugeschaffenen Königreiches Bayern doch nicht, daß diese „Schätze" in den großen „Einödhöfen" auf einer ganz anderen Grundlage entstanden waren als der des nunmehr so stark hervortretenden, des aufgeklärten, zentralistischen Staates, wie ihn König Max Joseph und sein Kanzler Montgelas geschaffen hatte.
Den Hintergrund für diese stattliche ländliche Kultur knapp nördlich vor den Alpen bildete doch seit Jahrhunderten der hier fast geschlossen auftretende geistliche Besitz. Vom Allgäu bis zur Salzburger Grenze waren es ja durchwegs Stifts- und Klosterherrschaften, die nicht nur geistlich, sondern auch weltlich seit dem frühen Hochmittelalter das Leben hier bestimmten. Man kann mit dem großen alten Füssen im Westen beginnen, kommt dann nach dem durch seine Kunsthandwerker so berühmt gewordenen Wessobrunn, blickt hinüber nach Dießen am Ammersee und findet sich vor dem Werdenfelser Ländchen, das überhaupt nicht dem Staat, sondern die längste Zeit dem Bistum Freising direkt unterstand. Hier vom volkstümlich so benannten „Pfaffenwinkel" kommt man weiter nach Schlehdorf am Kochelsee, dann zu dem großen, berühmten Kloster Benediktbeuern und findet sich sehr bald am Tegernsee vor dem gleichnamigen Kloster, das sich nach der Säkularisation die Wittelsbacher als Sommersitz erkoren. Dann weiter an die Salzburger Grenze heran noch die alten Stifte Reichenhall und Berchtesgaden, und man sieht die Kette dieser geistlichen Voralpen- und Inneralpenbesitze geschlossen vor sich: Das war das Ergebnis der einstmals im Hochmittelalter durchgeführten Besiedlungsplanung dieses Weidelandes, von dem aus man bis auf den nordalpinen Höhen mit Schwaigen und Almen noch vordringen konnte.
Die Einödhöfe wie die Schwaigen und Almen wurden schon im Hochmittelalter mit den geläufigsten Möbeln ausgestattet: wenigen Bänken und Tischen, wenigen Behältermöbeln und was sonst noch in den Umkreis des frühen Möbels gehörte. Also für die Frühzeit und in Spuren noch bis in unsere Jahrzehnte herein erhalten Möbel „aus dem Vollen",

zimmermannsmäßig gehauene Einbäume im Chiemsee, Brunnentröge vor jedem Hof, Multer in den Geschirrkammern und Backstuben. In der Art der Zimmerleute weiterhin
Abb. S. 85 gearbeitet die kleinen Behältermöbel, vor allem die schmaltürigen Wandkasteln, von denen mancher museal erhaltene vielleicht noch aus dem 15. Jahrhundert stammen mag. In besonderen Fällen weist wohl auch noch gotisches Beschlagwerk darauf hin. Zu den Kleinformen der „Almer" und den „Wandkasteln" passen die schweren Formen der Tische und der Bänke, auch die der frühen Stühle. Schragentische mit Ahornplatten, aber auch solche mit Steinplatten haben sich erhalten. Die Platten mögen manchmal einer Mode entsprechend auch ausgewechselt worden sein, so daß man Tische mit Steinplatten oder doch mit Steineinlagen finden kann. Ein Tisch, der mit 1635 datiert ist und die Scagliola-Einlage mit dem IHS über dem Dreinagelherzen aufweist, gehört in diese Gruppe. Von den Einzelsitzen sind wohl die Pfostenstühle, bald auch Lehnstühle und Stühle mit halbrunden Sitzbrettern und Armlehnen hier altheimisch. Die Brettstühle mit der ausgeschnittenen Lehne sind wie überall erst im späten 17. Jahrhundert dazugekommen. Ob von den Pfostenstühlen mit den Lehnen sich mancher zunächst in Klosterbesitz befunden haben mag, ist kaum zu entscheiden. Wenn etwa ein solcher Stuhl in die Querbretter der Rückenlehne das doppelbalkige pestabwehrende Kreuz von Scheyern aufweist, so kann er vielleicht aus einem Kloster stammen, muß es aber doch nicht, denn Abwehrzeichen waren besonders im Umkreis einer so bedeutenden Reliquie wie des Scheyerer Kreuzes doch sicherlich allgemein beliebt.

Das Mittelalter hat vielleicht nicht sehr viel an Möbeln in dieser Landschaft hinterlassen. Hie und da einen „Almer", hier auch „G'halter" oder „B'halter" genannt. Ein solcher Almer in Schliersee wird um 1500 datiert, doch ist sein Deckbrett schon fachmännisch in die Seitstollen eingezinkt, das könnte also doch eher erst später erfolgt sein. An sich ist die Form des schmaltürigen Seitstollen-Almers aber ganz offensichtlich auch hier als Behältermöbel lange noch üblich gewesen.

Altbayern hat keine Reformation mitgemacht, im Gegensatz etwa zur schwäbischen Nachbarschaft im Westen und zu den fränkischen Landen nördlich der Donau waren keine Herrschaften wie keine Städte da, welche die Reformation hätten begünstigen können, und das Klosterland entlang dem nördlichen Alpensaum war gewissermaßen immunisiert dagegen. Das fromme Haus Wittelsbach tat das seine dazu, daß sich die Reformation nicht ausbreitete. Es war jedoch, was für den Gegenstand „Möbel" sehr bemerkenswert erscheint, der Renaissance, und zwar in ihren oberitalienischen Ausprägungen, sehr geneigt. So wenig Mittelalterliches sich an den oberbayerischen Möbeln findet, die Renaissance hat ihre Spuren in ganz erstaunlichem Ausmaß hinterlassen. Die frühe Zeit des Tischlerhandwerks mit den verzinkten Möbeln brachte vor allem Truhen, Halbkasten und Himmelbetten, die deutlich Renaissancecharakter tragen, und zwar bis weit ins 17. Jahrhundert hinein. Die Tischlertechnik gestattet die Ausgestaltung der Schauseiten mit von Leisten gerahmten Feldern, es entstehen zwei- oder dreifeldrige Truhen, und deren Felder werden bald nicht ungern arkadiert. Bescheidene Portale erscheinen durch diese geschnitzten oder auch nur aufgemalten Leisten hervorgehoben. Die Felder dieser Möbel bleiben nicht lange leer; während die hochschmalen Zwischen- und Randfelder mit ornamentalem Zierat geschmückt werden, bekommen diese quadratischen Felder den charakteristischen Torturmdekor. Auf Hunderten und Aberhunderten dieser Möbel, die später von den Antiquitätenhändlern als „Türkenmöbel" bezeichnet werden sollten, finden sich Tortürme, manchmal einzelne, häufig zu dreien gruppierte, oft ein höherer Mittelturm über zwei Seitentürme emporragend. Sie alle tragen die „Welschen Hauben", wie sie in der baulichen Wirklichkeit seit 1524 die Türme der Münchner Frauenkirche abschlossen. Abb. S. 86

Die Tortürme auf den Truhen sind jedoch keine Kirchtürme, diese Möbel haben überhaupt keine religiöse Note. Torsten Gebhard hat nachgewiesen, wie diese Art des Dekors von der frühen Intarsia herüberkommt und inwiefern graphische Vorlagen, Holzschnitte vor allem, hier in Möbelmalerei umgesetzt wurden. Das Einladende, das Sichöffnende der Möbelarkadierung wird durch diese Tortürme noch unterstrichen, aber der Weg, das oft direkt angedeutete Pflaster, führt zu keiner Kirche. Man möchte deshalb diese Blankholzmöbel mit der schlichten Bemalung am ehesten mit einer bürgerlich-paritätischen Haltung in Verbindung bringen, wie sie etwa die Zeit nach dem Augsburger Religionsfrieden von 1530 kennzeichnen könnte. Rein der Datierung nach sind die meisten dieser Möbel freilich jünger, so etwa das mit 1655 datierte Himmelbett aus Bad Tölz und die Truhe von 1712. Abb. S. 86, 87

In dieser Zeit haben vermutlich auch Berührungen mit gleichgestimmten Tiroler Möbeln stattgefunden. Der Leitzachtaler Halbkasten von 1629 hat mit seinen vier Türfeldern, von denen die zwei unteren Arkadenfelder sind, doch eine beachtliche Ähnlichkeit mit den Alpbacher Möbeln der ersten Stufe. Da werden also Tischler die Grenze hinüber und herüber passiert haben. Vielleicht hat es damals auch andere Möbelbeziehungen zu Salzburg wie zu Österreich gegeben: Die gar nicht so seltenen Kasten etwa mit dem Doppeladler könnten dafür sprechen, so ein schönes Stück aus der Gegend von Teisendorf aus dem Jahr 1673. Abb. S. 89

Diese Doppeladler sind übrigens auf das Blankholz der Felder schabloniert, was zur nächsten Gruppe hinüberführt. Im vollen Gegensatz zu den „Türkenmöbeln" beginnen nämlich im 17. Jahrhundert Blankholzmöbel mit Schablonenmalerei in den Vordergrund zu treten, die nicht mehr unkonfessionell sind, sondern die durch das mehrfach deutlich dargebotene Jesus-Monogramm, das IHS, womöglich im Strahlenkranz, deutlich katholisch betont erscheinen. Obwohl Oberbayern also keine Reformation erlebt hatte, müssen die nunmehr angesiedelten Jesuiten doch auf diese Aufnahme des katholischen Hauptsymboles auch auf den Möbeln gedrungen haben. Eine vermutlich aus Tölz stammende gute, mit Schablonenmalerei verzierte Truhe zeigt auf ihren zwei großen Feldern der Schauseite je ein großes IHS und wird der Mitte des 17. Jahrhunderts zugewiesen. Die Frühformen kennen anscheinend nur den von Torsten Gebhard so betonten Hell-Dunkel-Kontrast. Dann werden die Zeichen und Figuren allmählich auch in gedämpften Farben gemalt. Grundierte Möbel gibt es freilich anscheinend erst ab dem Ende des 17. Jahrhunderts. Vorerst triumphiert die katholische Symbolik: Ein Kasten in Tölz weist das IHS gleich nicht weniger als siebenmal auf. In der Wasserburger Möbelsammlung findet sich ab und zu ein

Stück wie jenes von 1655 mit dem IHS neben dem Marien-Monogramm. Wenn aber auf diesen schweren Möbeln des 17. Jahrhunderts Bilder, Heiligenbilder, vorkommen, wie etwa auf einem in Tölz befindlichen Kasten von 1690, dann sind die vier Halbfiguren wohl erst nachträglich angebracht worden. Stücke, die weniger verändert wurden, wie beispielsweise die allmählich unmodern gewordenen Betthimmel, weisen auch weiterhin nur das IHS auf, wenn auch von kräftigen Blüten umrahmt und zwischen vier Cherubsköpfen schwebend, wie ein um 1720 angesetztes schönes Stück in Schliersee zeigt. Ähnliche Stücke sind, vermutlich in den gleichen Werkstätten, noch bis in die zweite Hälfte des 18. Jahrhunderts so bemalt worden.

Inzwischen hatte sich freilich die oberbayerische Möbelmalerei an anderen Orten schon längst vom Blankholz entfernt und war zur grundierten Bemalung übergegangen, die ja zur Blüte des ländlichen Rokokomöbels dieser Landschaft führen sollte. Franz Zell hat 1899, noch unberührt von historischer Möbelforschung, seinen Eindruck der von ihm gewissermaßen neu entdeckten Möbel wiedergegeben: „Die bildliche Malerei erstreckt sich auf
Abb. S. 96 Blumen und Früchte der Heimat, welche in kräftigen Farben aufgetragen sind. Religiöse Bilder, Jesus und Maria, Heilige als Namenspatrone, Embleme der Religion, der Liebe und Treue, Anfangsbuchstaben von Namen, Jahreszahlen und Spruchbänder finden sich in der Regel. Ab und zu finden sich auch Landschaften, Gebäude, Kirchen, auch Städtebilder, oder es werden Szenen aus dem Alten und Neuen Testament dargestellt." Eine Nachprüfung ergibt, daß die religiösen Bilder, die Kastenfüllungen vor allem mit den Brustbildern von Jesus und Maria, auch von beiden mit den dargebotenen flammenden Herzen, bei weitem alle anderen Motive überwiegen. Der ganze geistliche Bilderschatz der Spätbarock- und Rokokozeit, wie er sonst vor allem im Hinterglasbild dokumentiert erscheint, wird hier dargeboten: Jesus- und Johannesknabe einander gegenübergestellt, Guter Hirt und Maria als Schäferin desgleichen und immer wieder Darstellungen von verehrten Marien-
Abb. S. 88 gnadenbildern, etwa von Wessobrunn, vom Herzogspital in München. Nicht wenige dieser Darstellungen verweisen in ihrer Paarigkeit darauf, daß diese Möbel als Hochzeitsmöbel gedacht waren. Selbst die eigentlich unpersönlichen Tölzer Möbel, die von den dortigen „Kistlern" in den Handel isarabwärts gebracht wurden, nahmen durch ihre stereotypen
Abb. S. 97 Herzdarstellungen darauf noch Rücksicht.

Wenn besonders begabte Tischler, die meist auch als Klostertischler gearbeitet hatten, sich der Möbel annahmen, kamen dabei selbstverständlich oft wahre Prunkstücke heraus.
Abb. S. 93 Beispiele dafür sind die Möbel des Anton Perthaler aus Degerndorf bei Rosenheim, der direkt in der Übergangszeit vom Rokoko zum Empire arbeitete. Wenn bei Perthaler das Jesuskind auf einem Bettaufzug liegend dargestellt ist, dann nicht auf dem Kreuze schlafend, wie sonst so oft, sondern in einem Blütenkorb liegend. Ein etwas jüngeres Gegenstück zu Perthaler ist der Obstädter Kistler Balthasar Gaßner, auch zuerst Klosterkistler und daher mit dem Spätrokoko vertraut. Er und sein Nachfolger und Schwiegersohn Balthasar Wimmer haben besonders kostbare Möbel hergestellt, zum Teil beschnitzt,
Abb. S. 98 nicht selten in Teilen vergoldet und mit reicher figuraler Malerei der Türfelder ausgestattet. Dieser offenbar sehr tätige Tischler-Maler-Betrieb in Obstädt hat noch nach

der Mitte des 19. Jahrhunderts Möbel in diesem an sich längst abgeklungenen Stil hergestellt. Abb. S. 99

Freilich war die Blüte der Möbelmalerei damals doch schon vorüber. Ähnlich wie in anderen Möbellandschaften war man teilweise dazu übergegangen, die Türfelder nicht mehr zu bemalen, sondern mit kolorierten Lithographien zu bekleben. Die eigentlichen Zeitstile, die Neugotik also und der Historismus, beide in München sehr gepflegt, haben dagegen diese Tischler wohl nicht mehr berührt. Zu spät war es ja auch für die Aufnahme von weltlichen Motiven geworden. Die oberbayerische Möbelmalerei war zwei Jahrhunderte hindurch so intensiv religiös in den Motiven geprägt gewesen, daß ein spätes Aufnehmen weltlicher Motive kaum stattfand. Während doch beispielsweise die Linzer Möbel „Reiterkasten" mit den Bildern von Joseph II. und Friedrich II. von Preußen brachten, griff die oberbayerische Möbelmalerei, wenn schon Reiterbilder verlangt wurden, doch immer wieder auf die Heiligen Georg und Martin zurück. Nur zögernd wurden wenigstens ab und zu Jahreszeitenmöbel geschaffen, so etwa noch in Tölz 1845. Die graphischen Vorlagen sind nicht zu verkennen. Und bei manchem Möbel, das beispielsweise einen Jäger oder direkt einen „Tyroler" als Bildschmuck aufweist, mag es doch zweifelhaft sein, ob es eigentlich in der Landschaft entstanden ist oder nicht vielleicht doch auf dem Wasserweg von Kufstein her ins Land gebracht worden war. Abb. S. 95 Abb. S. 100

Trotz des schweren Einschnittes der Säkularisation waren also die noch aus der Klosterzeit stammenden Traditionen weitgehend maßgebend geblieben. Die von der Klostertischlerüberlieferung kommenden Tischlermaler dieser Möbel waren oft generationenlang in die Form- und Farbtraditionen eingebunden, da machte sich der zunächst ja sehr kräftige Einschnitt der Montgelas-Zeit wohl nicht so bemerkbar wie etwa ein halbes Jahrhundert später der Beginn des Industriezeitalters mit ihren neuen Idealen der furnierten bürgerlichen Möbel. Die im Rokoko erreichten Möbelformen wurden noch jahrzehntelang weiter hergestellt und auch in traditionellen Farben bemalt, wenn sich hier möglicherweise auch ein gewisser Wandel eingestellt haben mag. Es ist doch nicht zu übersehen, daß der starke Anteil an der Farbe Blau als dem Grundkolorit vieler Möbel eigentlich erst seit dem Wandel vom kurfürstlichen zum königlichen Bayern so deutlich wird, wie ihn die am Jahrhundertende einsetzende Möbelsammlung feststellen konnte. Der Anteil der Wappenfarbe hat sich also auch hier wie in anderen Möbellandschaften bemerkbar gemacht, freilich im wesentlichen wohl nur in Altbayern, während die erst in Napoleonischer Zeit dazu erworbenen Landschaften hier nur sehr zögernd mitgingen. Bei einer etwas allgemeineren Betrachtung konnte dieses Element durchaus noch dem weiterlebenden Bauernrokoko zugeschrieben werden. So ist vielleicht die Bemerkung von Herbert Schindler zur Farbhaltung der bayerischen Möbel zu verstehen: „Etwas reicher – nämlich als bei den Votivbildern – ist das Farb- und Ornamentrepertoire der bäuerlichen Möbelmaler, obgleich auch hier die entschiedenen Farben vorherrschen und jede Darstellung vereinfacht und wirkungsvoll stilisiert wird. Dabei zeichnen sich in der Farbhaltung nicht zu übersehende regionale Unterschiede ab. Ein Tölzer Bauernschrank des 18. Jahrhunderts in helle optimistische Farben gefaßt, wirkt anders als der verhaltene Farbklang eines Bauernmöbels aus dem Bayerischen Wald oder ein fränkisches Möbel, das meist eine bürgerliche Farbzurückhaltung an den Tag legt." Man mag solche kunstpsychologischen Erwägungen den eher volkskunsthistorischen Erkenntnissen gegenüberstellen: Eine gewisse Berechtigung wird doch jeweils die eine Betrachtungsweise der anderen zubilligen müssen, schon um auch auf diese Weise der farbigen Vielfalt des bayerischen Bauernmöbels gerecht zu werden.

Literatur

Deneke, Bernward: Franz Zell als Sammler ländlicher Altertümer (Bayerisches Jahrbuch für Volkskunde, Bd. 1972/75, Volkach 1975)

Fuger, Walter: Volkstümliche Möbel aus Altbayern. Katalog der gleichnamigen Ausstellung des Bayerischen Nationalmuseums. München 1975

Fuger, Walter: Volkstümliche Möbel in Altbayern. Eine ikonographisch-volkskundliche Untersuchung. München 1977

Gebhard, Torsten: Die volkstümliche Möbelmalerei in Altbayern, mit besonderer Berücksichtigung des Tölzer Kistlerhandwerks. München 1937

Gebhard, Torsten: Die volkstümliche religiöse Graphik des 17. Jahrhunderts, ihre Quellen und ihr Einfluß auf die süddeutsche Volkskunst (Zeitschrift für Volkskunde, Bd. 62, Stuttgart 1968, S. 52–66)

Gebhard, Torsten: Sachkulturforschung. Bibliographie Torsten Gebhard. Zusammengestellt von Helmut Sperber (= Veröffentlichungen zur Volkskunde und Kulturgeschichte, Bd. 4). München und Würzburg 1979

Karlinger, Hans: Bayern (= Deutsche Volkskunst, Bd. IV). München o. J. (1925). – 2. Auflage 1942

Kastner, Heinrich: Die Obstädter Kistler (Bayerisches Jahrbuch für Volkskunde, Bd. 1975, S. 15–21)

Kohl, Johann Georg: Reise in Steiermark und im baierischen Hochlande. Dresden und Leipzig 1842

Moser, Hans: Chronik von Kiefersfelden (= Quellen und Darstellungen zur Geschichte der Stadt und des Landkreises Rosenheim, Bd. III). Rosenheim 1959

Ritz, Josef M.: Das Tölzer Heimatmuseum (Bayerischer Heimatschutz, Bd. 28, München 1932, S. 57–72)

Ritz, Josef M.: Altbayerische Kasten- und Truhenbetten (Volkswerk; Jahrbuch für deutsche Volkskunst, Bd. III; Jena 1943, S. 193–198)

Ritz, Josef M., und Ritz, Gislind M.: Alte bemalte Bauernmöbel. 5. Auflage. München 1968

Schindler, Herbert: Große Bayerische Kunstgeschichte. 2 Bände. Studienausgabe. München 1976

Stockbauer, Josef: Bemalte Möbel aus dem Bayerischen Hochgebirge (Bayerische Gewerbe-Zeitung, 1892, S. 97–107)

Stulberger, Franz P.: Bemalte Möbel aus dem Inntal (Bayerischer Heimatschutz, Bd. 8, München 1913, S. 28 f.)

Stutzer, Dietmar: Die Säkularisation 1803. Der Sturm auf Bayerns Kirchen und Klöster. Rosenheim 1978

Wolf, Alois: Aus alten Stuben und Kammern. München 1977

Zell, Franz: Bauernmöbel aus dem Bayerischen Hochlande. Frankfurt am Main 1899

Wandkastl, bemalt, mit braunen Querstreifen, 15. Jh.; Heimatmuseum Schliersee

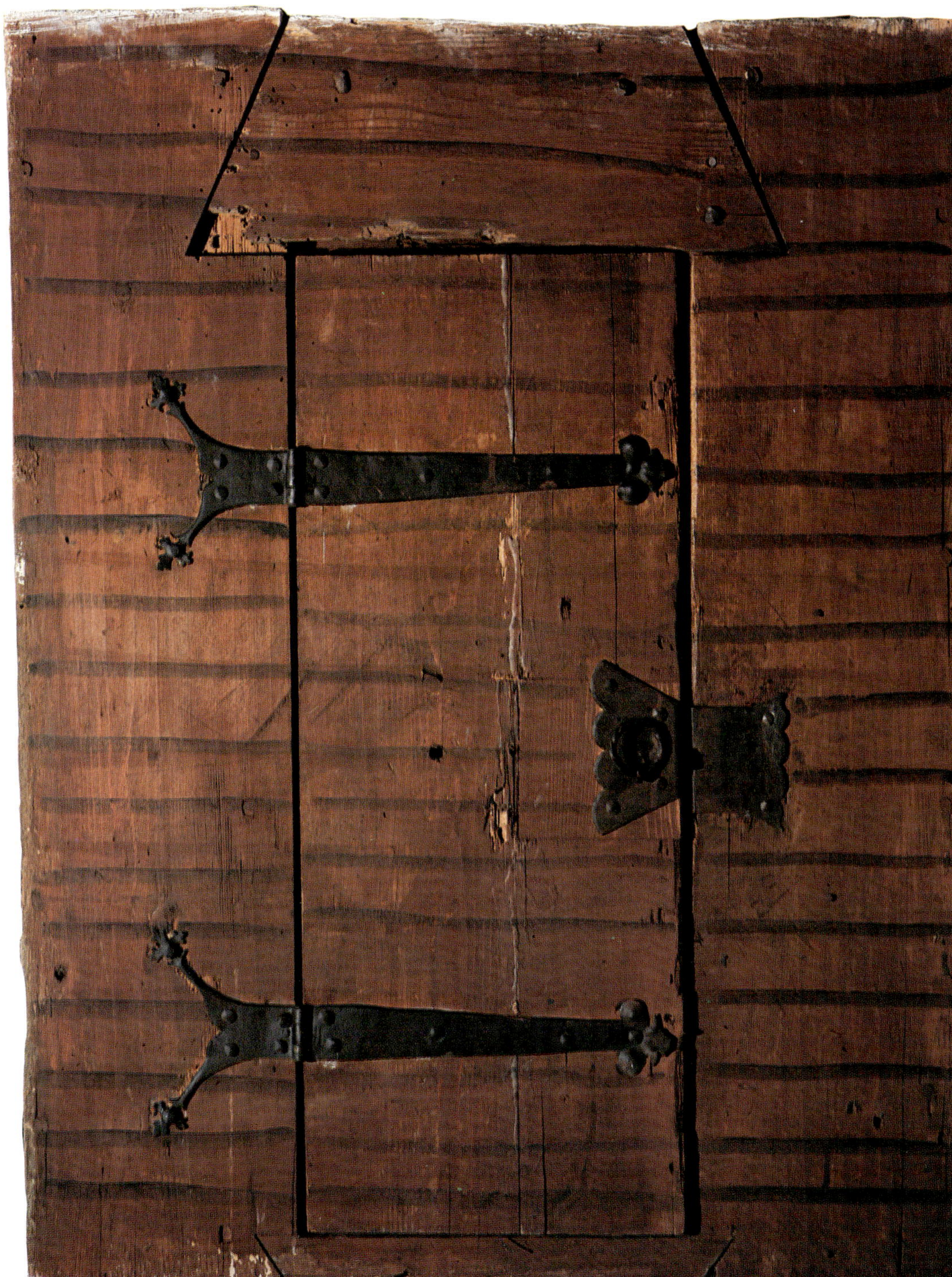

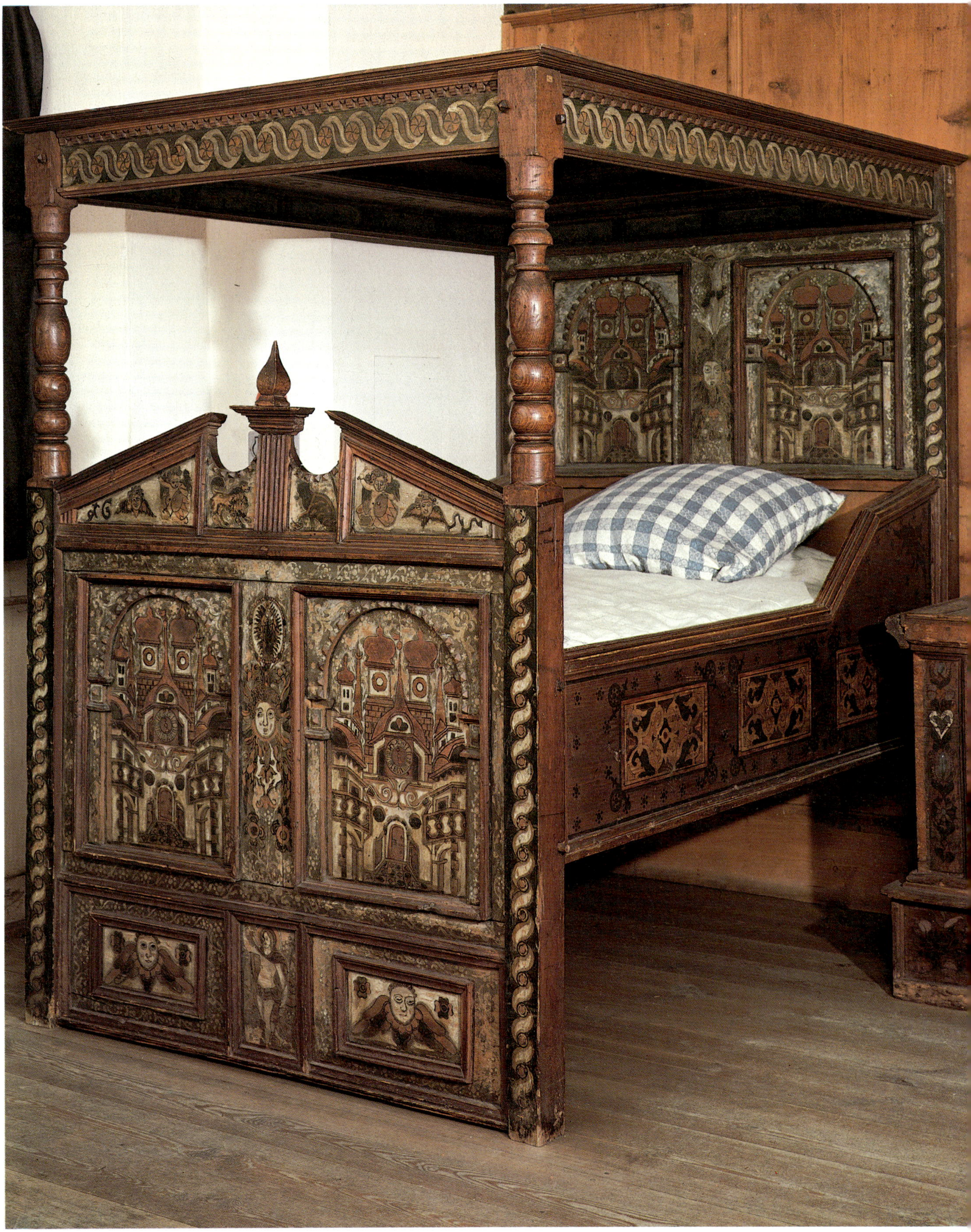

Seite 86: Himmelbett aus Bad Tölz, 1655
München, Bayerisches Nationalmuseum

Malerei einer Zweifeldertruhe aus Bad Tölz,
dat. 1712; Bad Tölz, Heimatmuseum

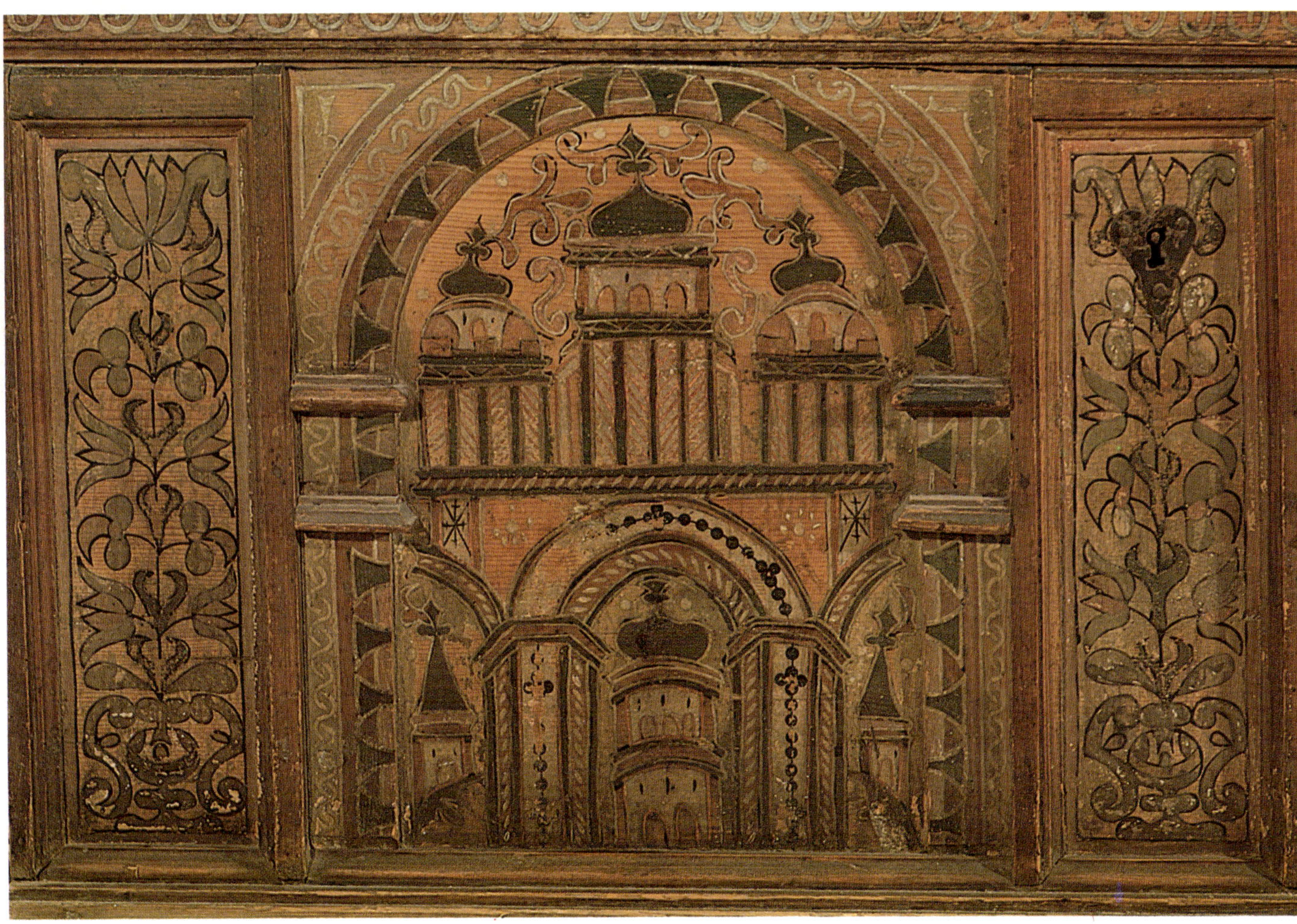

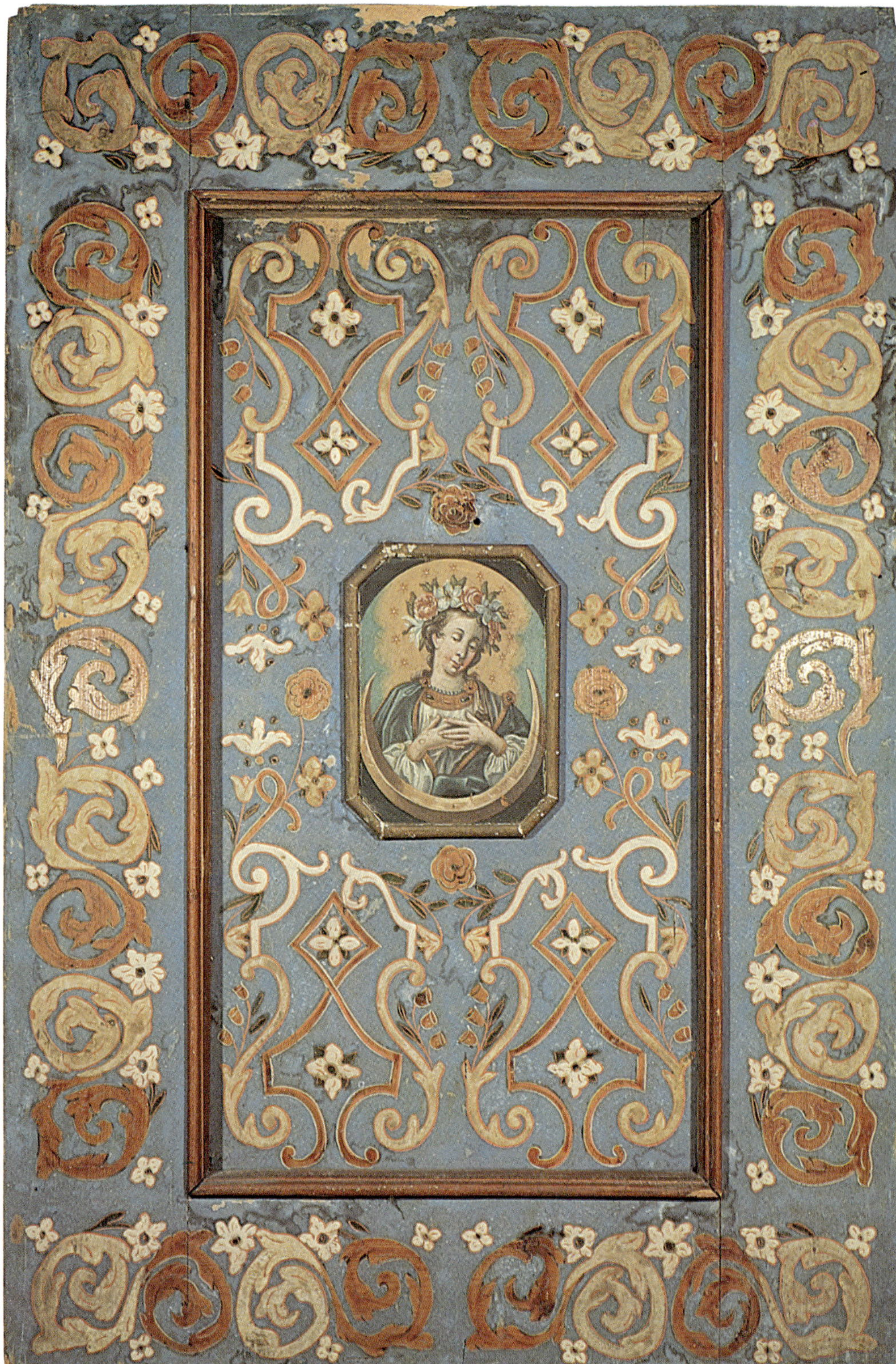

Betthimmel mit Wessobrunner Madonna, um 1770

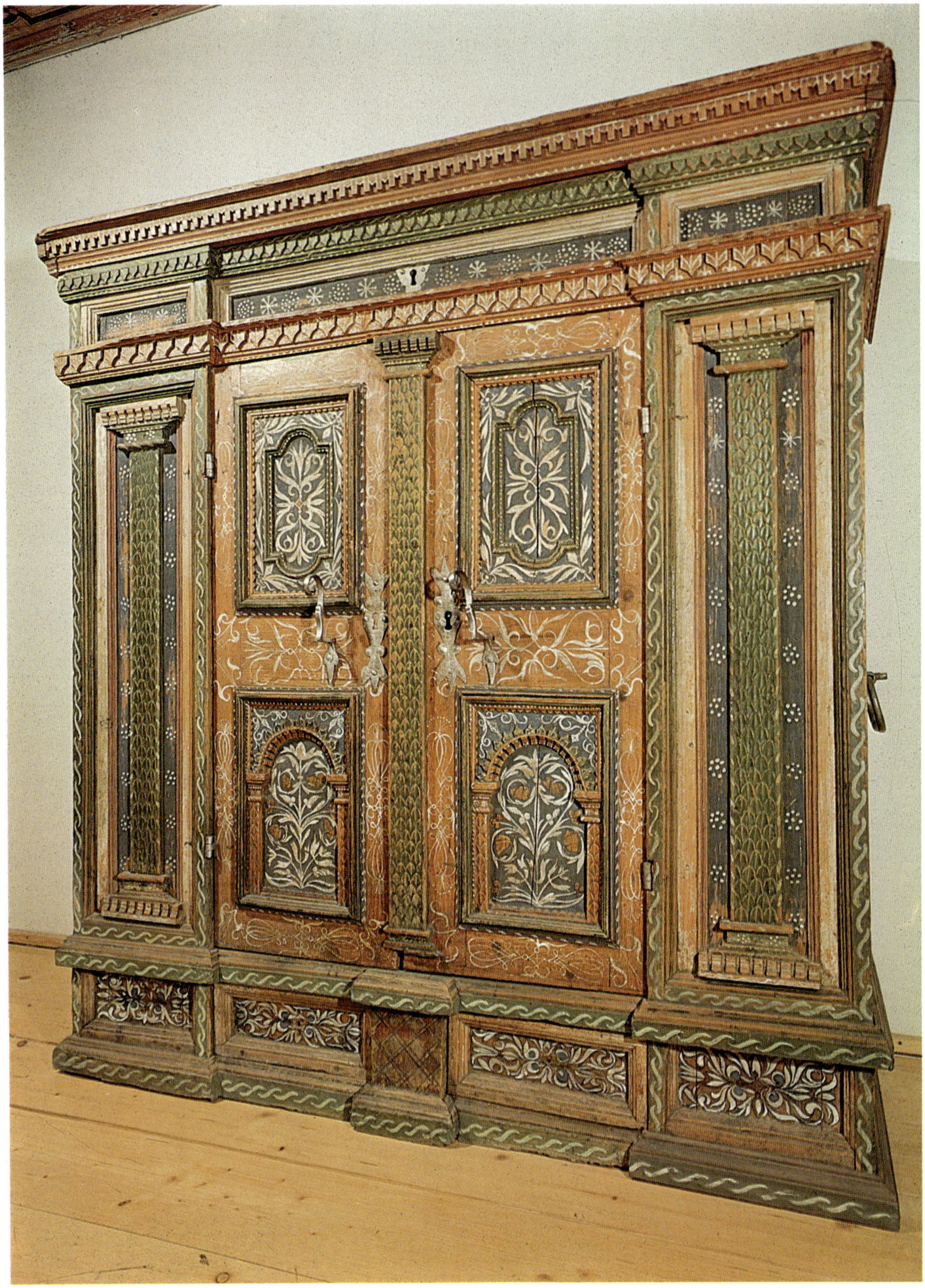

Leitzachtaler Halbkasten, 1629

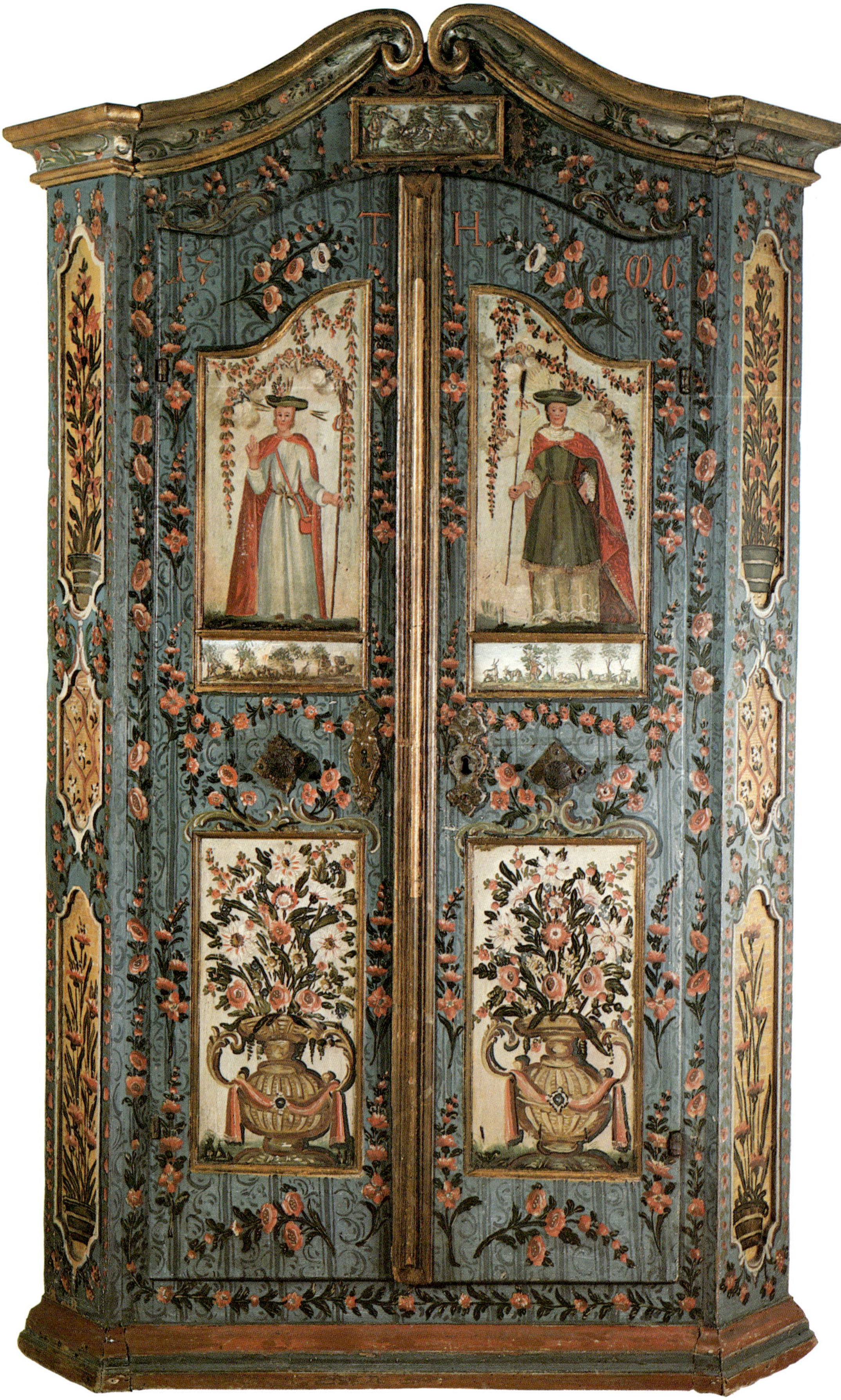
T. H.

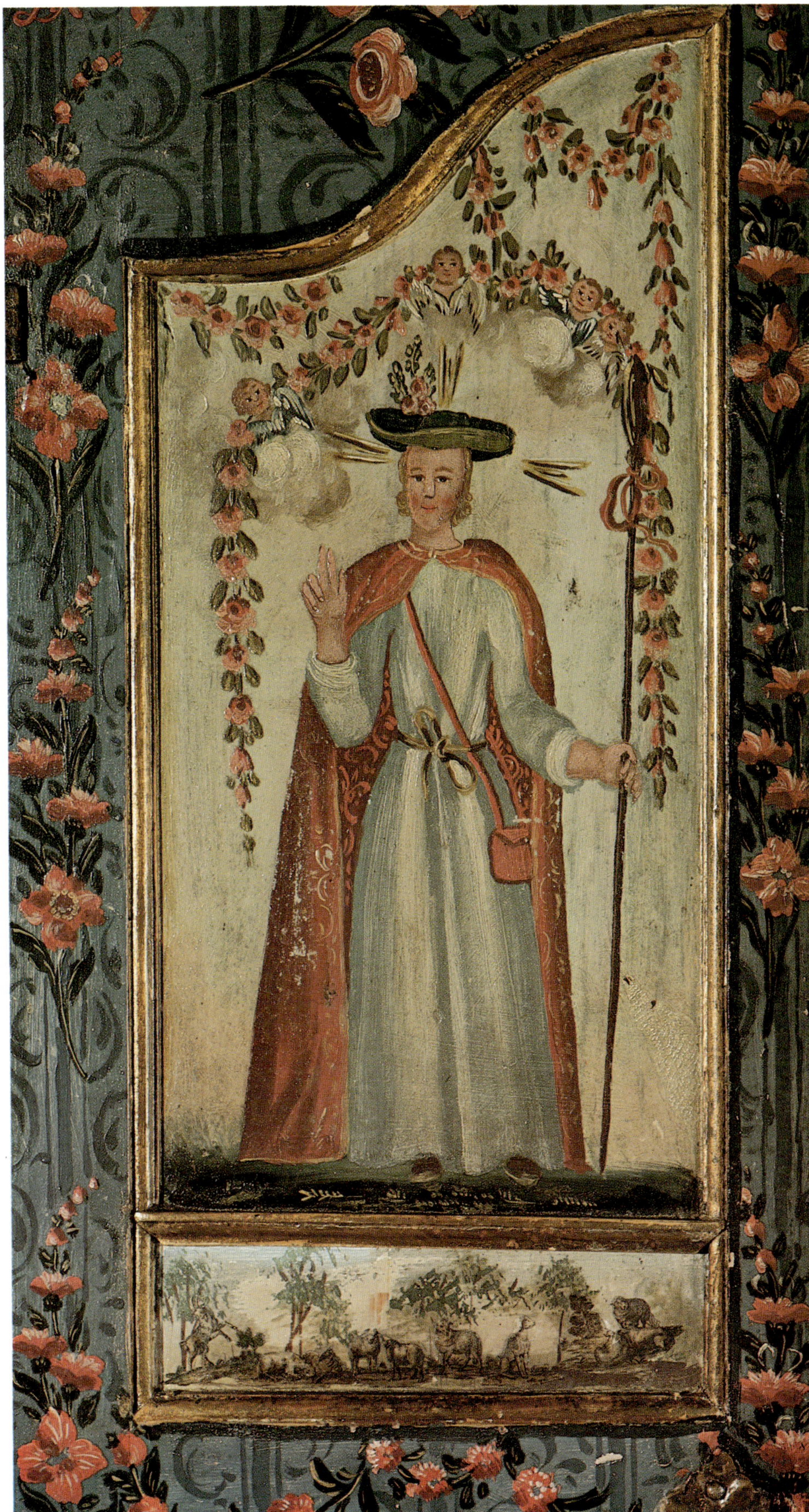

Seite 90: Schäferschrank, Schliersee, 1786.
Seite 91: Oberes linkes Türfeld mit dem „Guten Hirten" Schliersee, Heimatmuseum

Seite 92: „Bauernhochzeit", Malerei von Johann Nepomuk Pichler an einem Himmelbett aus Schliersee, 1778; München, Bayerisches Nationalmuseum

Seite 93: Inntaler Kasten, mit biblischen Szenen, von Anton Perthaler, dat. 1788 München, Bayerisches Nationalmuseum

Seite 94: Jahreszeitenkasten aus Ellbach, dat. 1778 München, Bayerisches Nationalmuseum

Seite 95: Schlierseer Kasten mit Darstellungen des hl. Georg und hl. Martin, dat. 1820

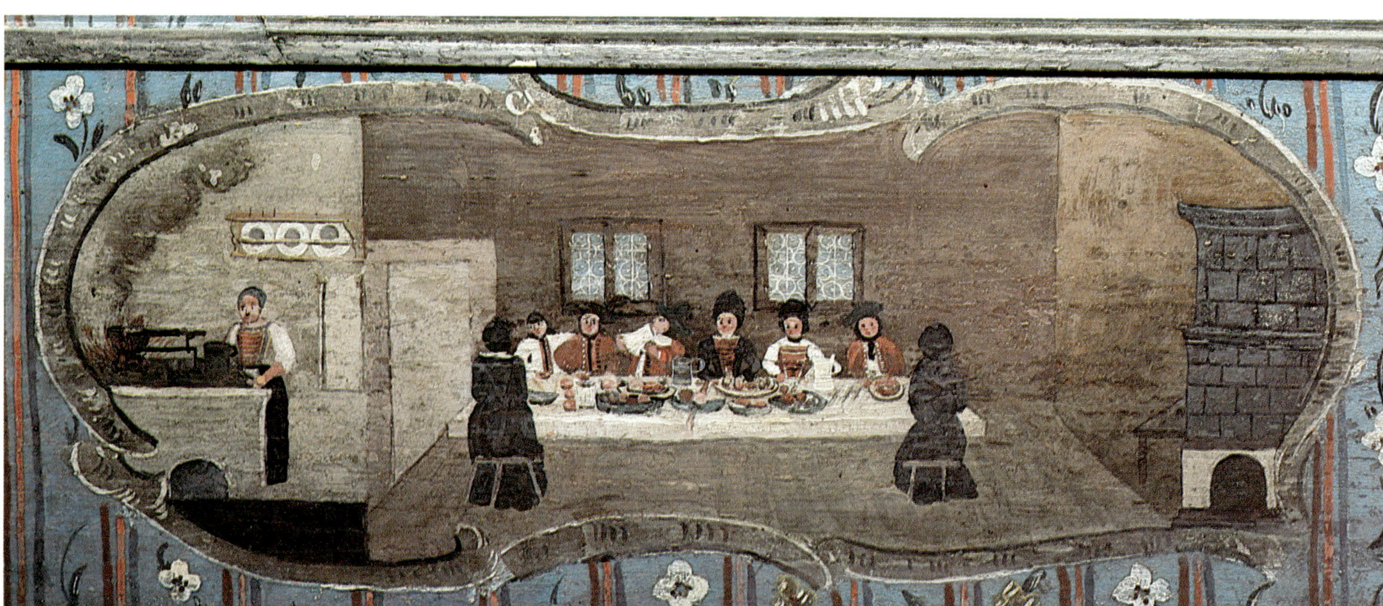

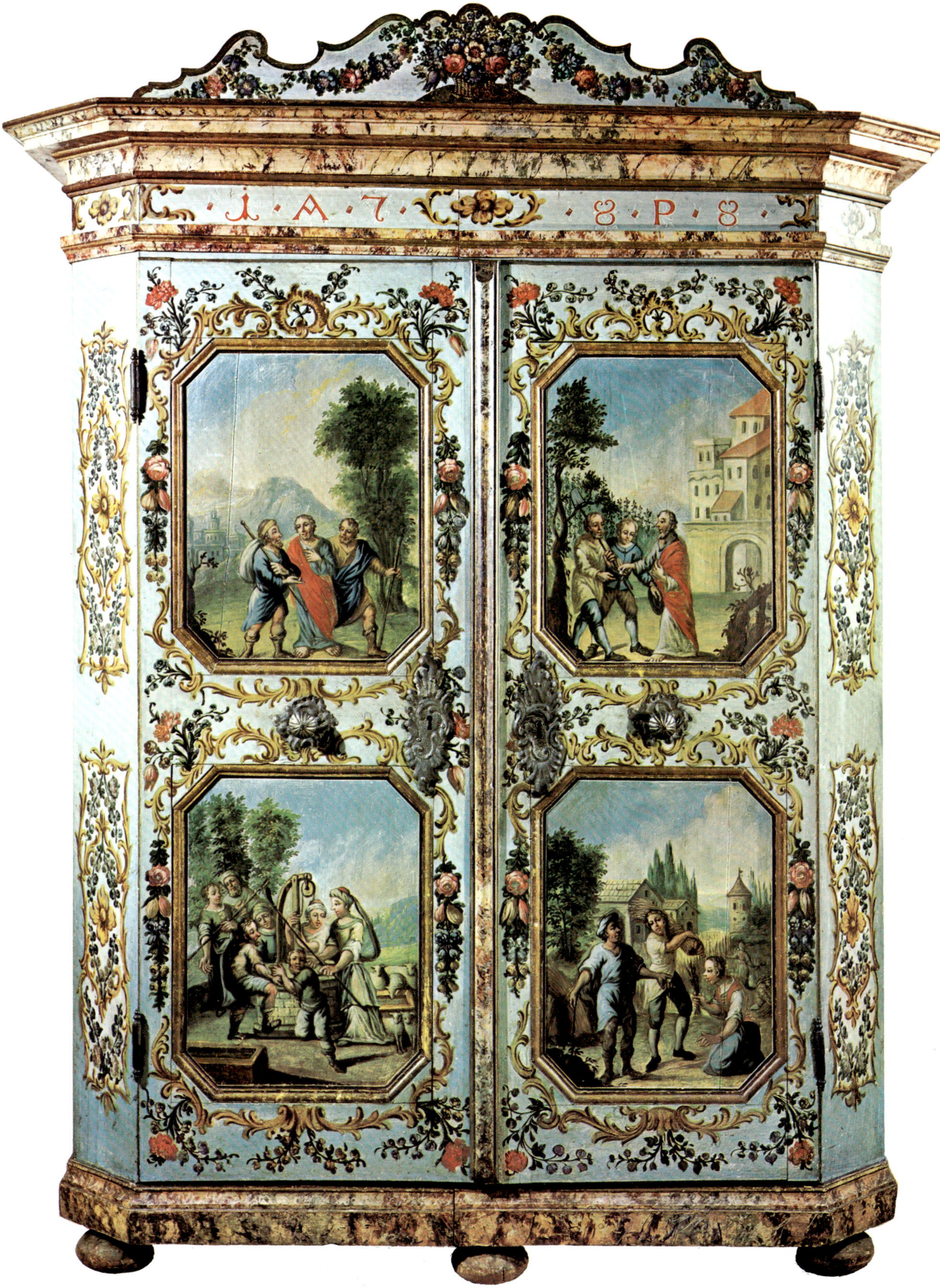
I · A · 7 · 8 · P · 8

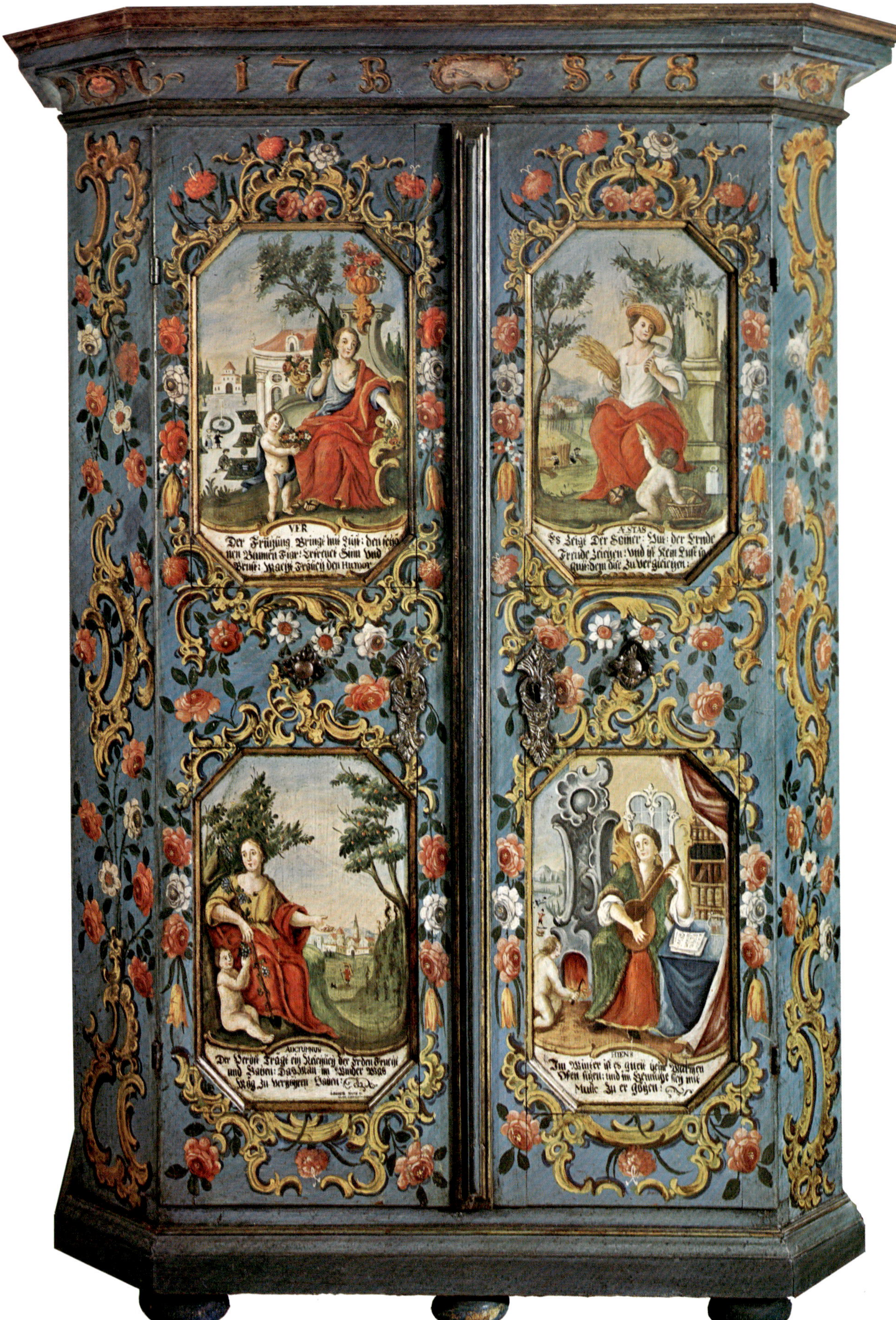
VER
ÆSTAS

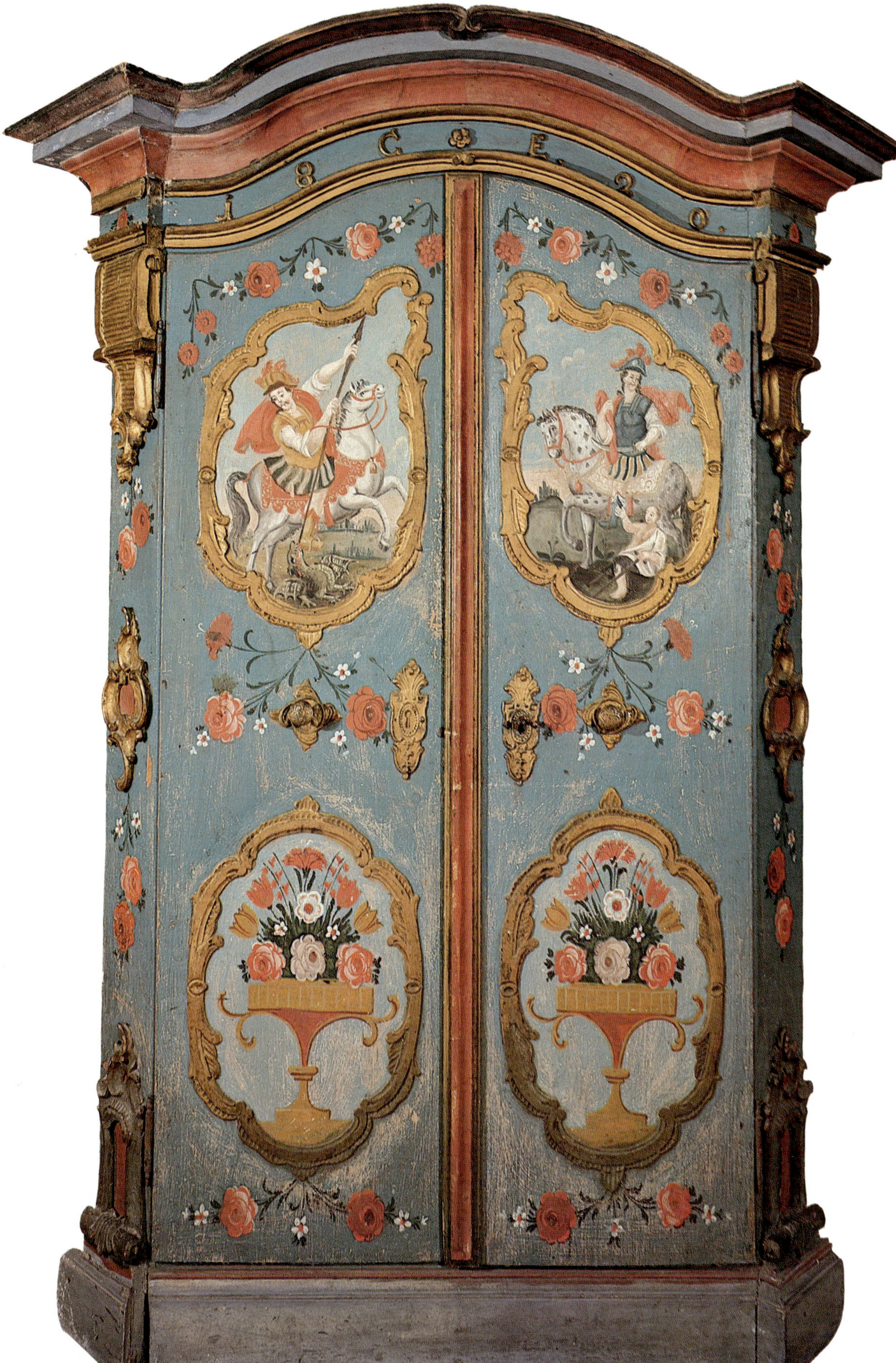
1 8 C E 2 0.

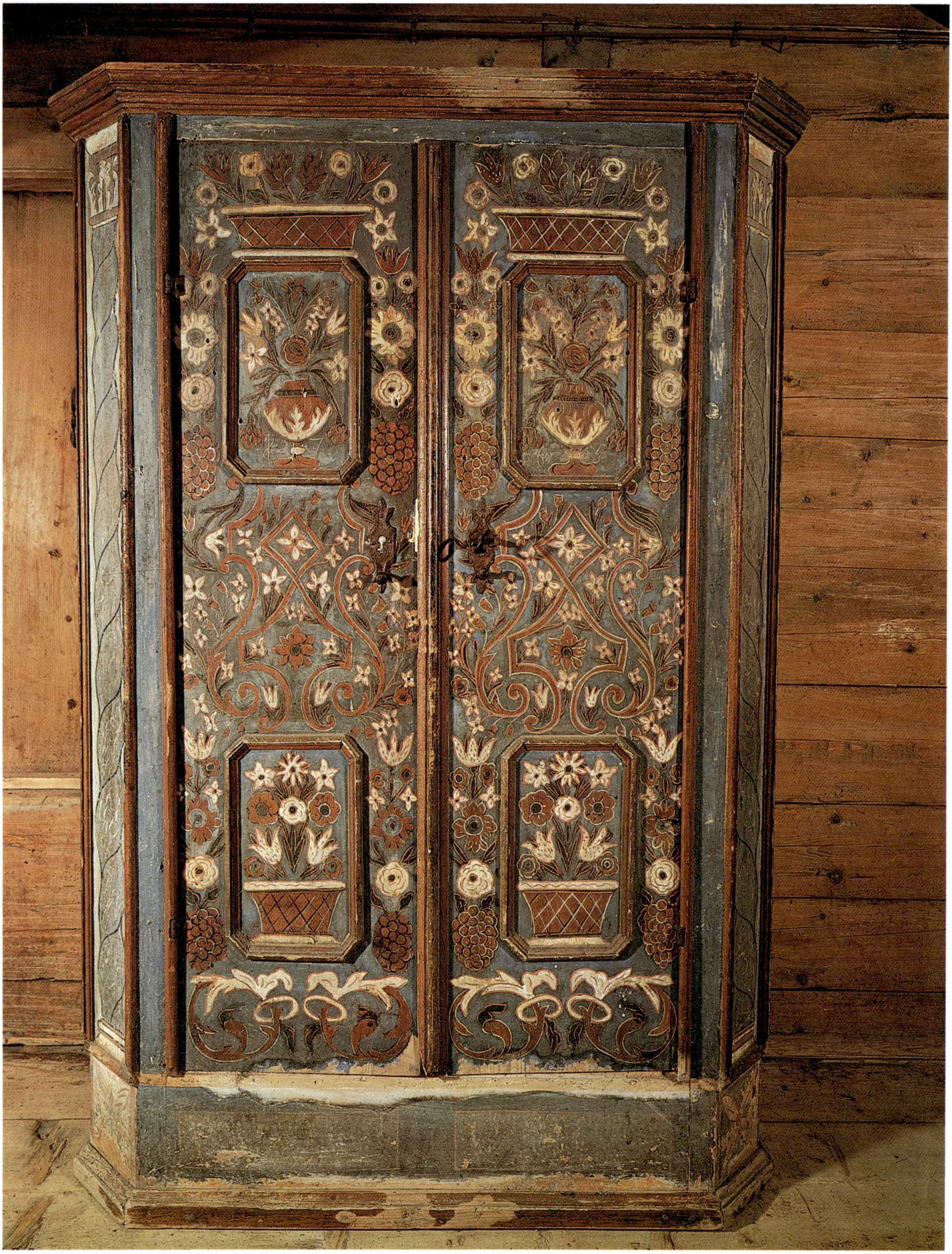

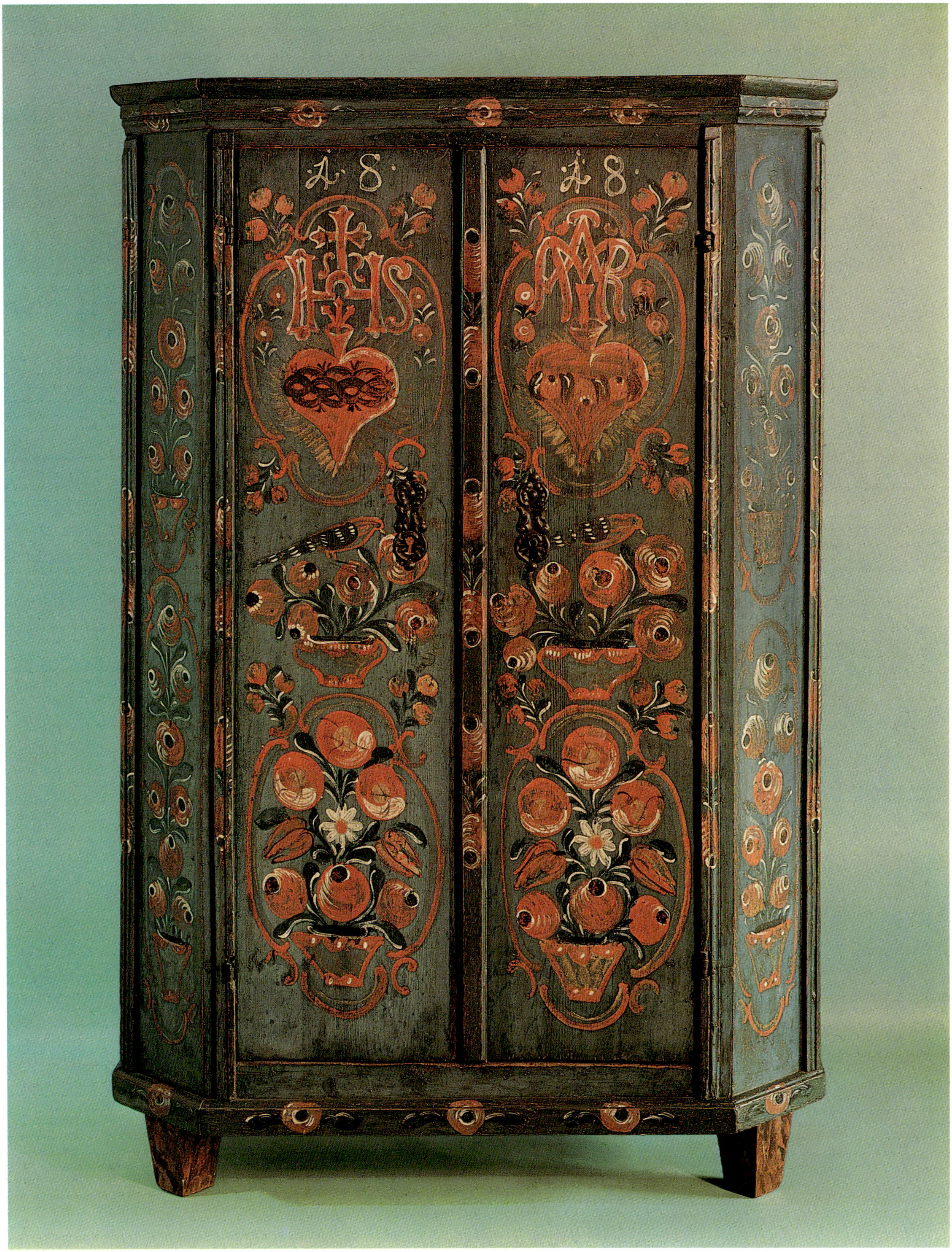

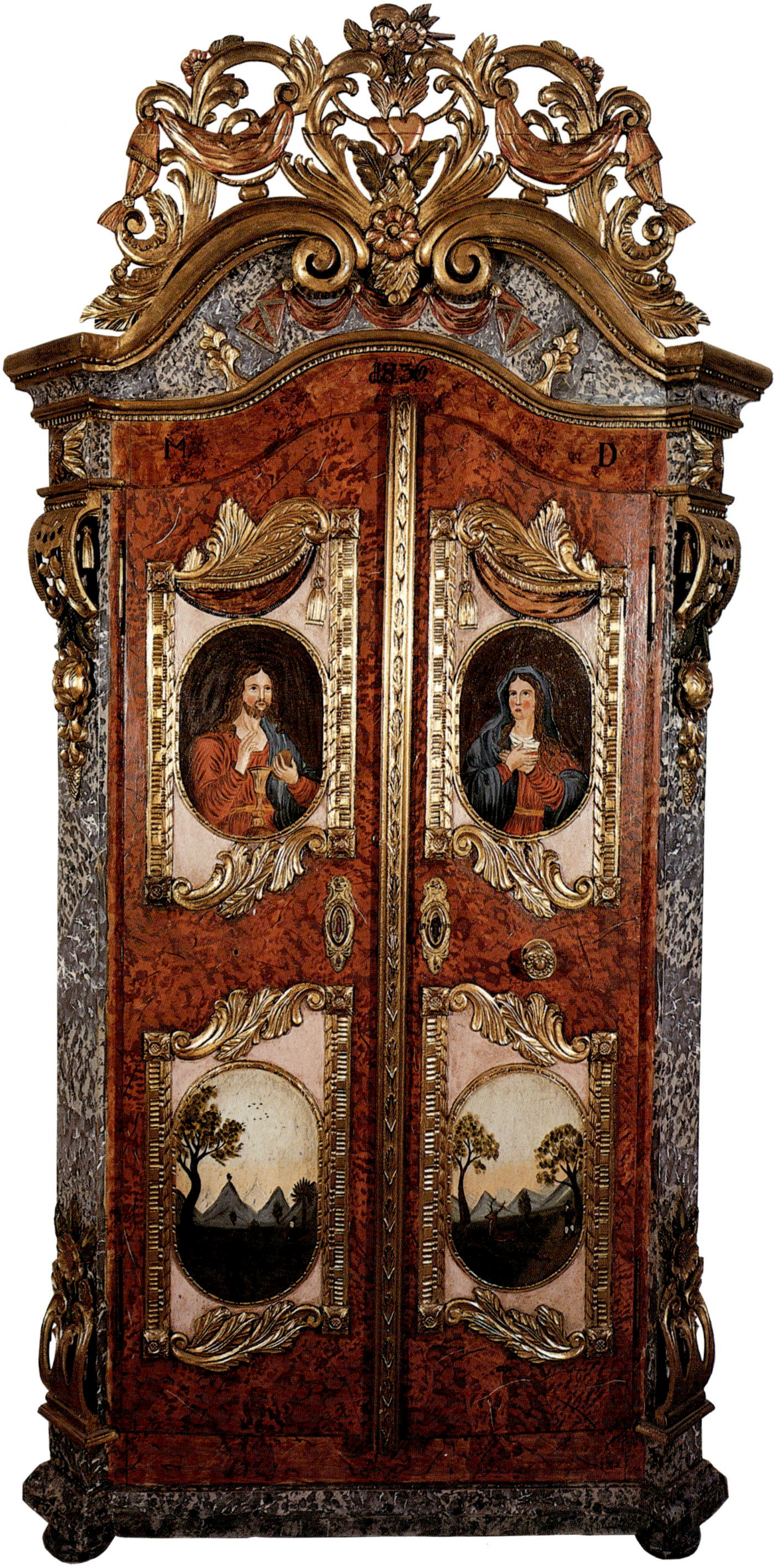

Seite 96:
Schlierseer Blumenschrank,
dat. 1765

Seite 97: Tölzer Kasten,
dat. 1818; Nürnberg,
Germanisches Nationalmuseum

Seite 98: Obstädter Kasten,
dat. 1836

Seite 99: Obstädter Kasten,
Mitte 19. Jh.; Nürnberg,
Germanisches Nationalmuseum

Seite 100: Jahreszeitenkasten
von 1845
Bad Tölz, Heimatmuseum

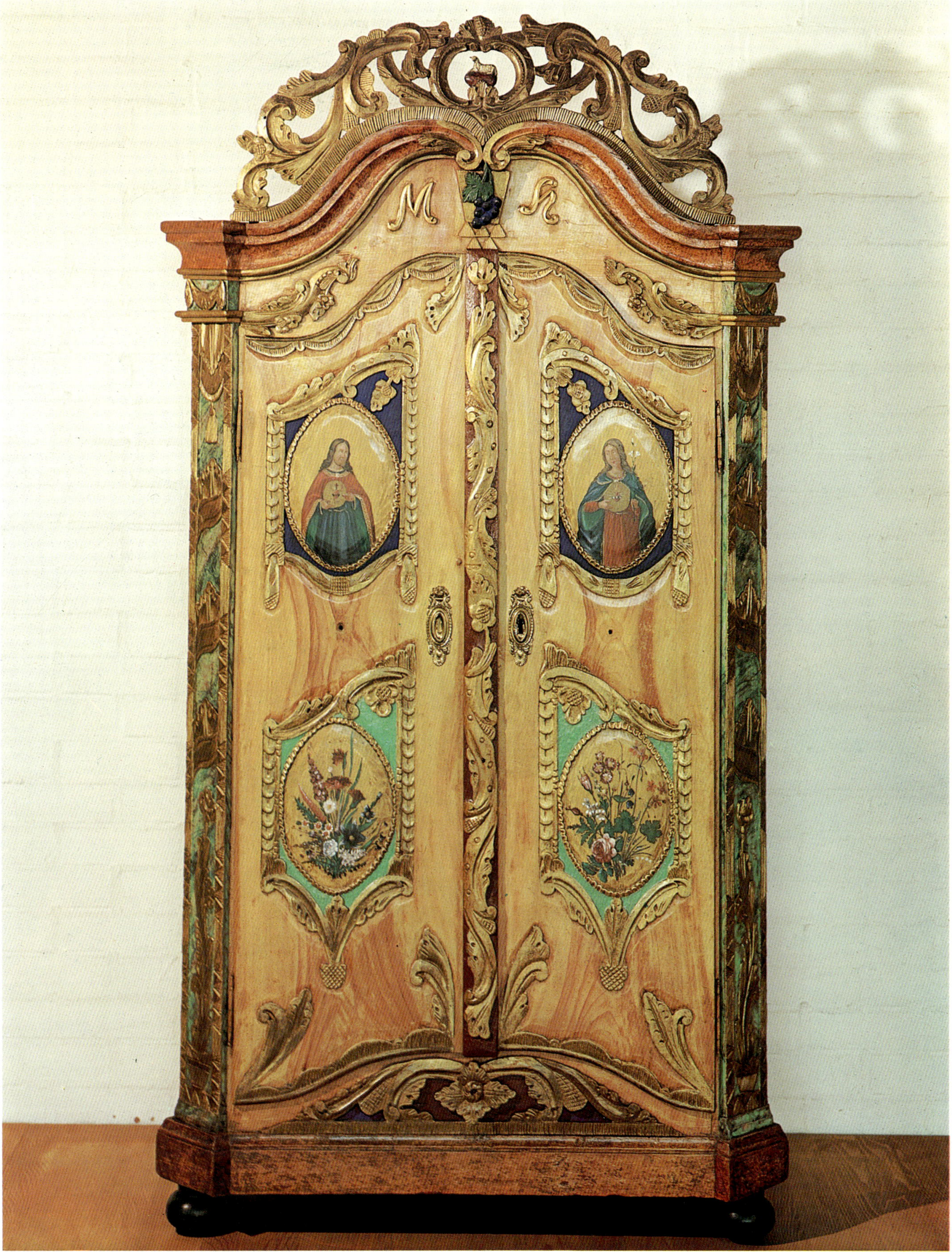

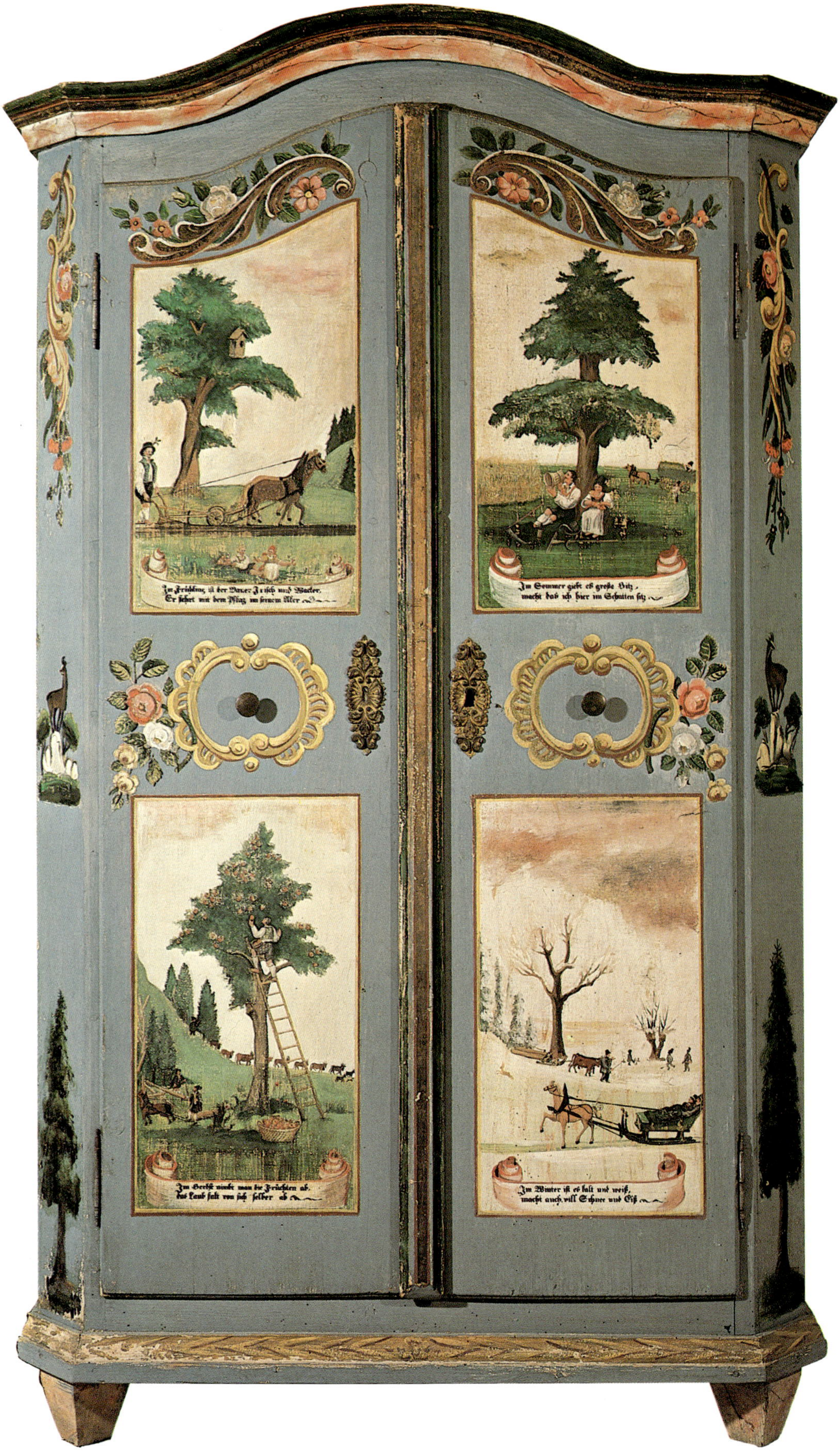
Im Sommer giebt es große Hitz,
macht das ich hier im Schatten sitz
Im Herbst nimbt man die Früchten ab,
das Laub felt von sich selber ab
Im Winter ist es kalt und weiß,
macht auch vill Schnee und Eiß

Schweiz

Wann, wo und wie in der Schweiz „Bauernmöbel" gemacht worden sind: dies in Kürze und noch lesbar darzustellen ist nicht ohne Abstriche möglich. Zu verzichten ist auf Gebiete, wo seltener oder eher unscheinbar dekoriert worden ist, zu verzichten auch auf das Stubenbuffet in Hartholz, das zwar oft reich und schön gegliedert ist, jedoch jene Schmuckformen entbehrt, die wir mit dem Begriff „Bauernmöbel" verbinden. Dies ist übrigens ein Behelfsbegriff: Er meint weder „Möbel, die der Bauer selber gemacht hat", noch „Möbel, die ausschließlich für den Bauern bestimmt sind", sondern lediglich ländliche Möbel eines umgrenzten Zeitabschnitts, meist mit typischen Schmuckformen einer bestimmten Region. Damals waren die ländlichen Menschen vorwiegend Bauern. Ihre Mehrheit gab den Anstoß für die heute gängige Benennung. – Ob die Möbel des heutigen Bauern „Bauernmöbel" seien ist eher eine Scherzfrage.

Zeitlich sind die hier zu betrachtenden Möbel einzugrenzen zwischen 1500 und 1850. Unser frühes Beispiel ist mit 1505 datiert. Die Stollentruhe in Arvenholz (Zirbelkiefer) stammt aus dem untersten Engadin, aus dem Weiler Sclamischot bei Tschlin. Ihr Schmuck in Flach- und Kerbschnitt zeigt den Besitzernamen, zwei Sternrosetten, ein Wirbelrad, die Monogramme für Jesus und Maria und ein schwer zu deutendes florales Gebilde. Vergleichbares wäre auch im Wallis oder im Tessin zu finden: Die innersten Alpentäler liefern uns die Archetypen, vor allem die aus dem Einbaumtrog abzuleitende gezimmerte Truhe aus beschnitztem Blankholz. (In manchen Tälern werden heute noch alle Truhen „Trog" genannt.) Das späte Beispiel stammt aus einer Gegend, die als letzte mit der bunten Malerei aufgehört hat. Das Bett aus dem katholischen Kanton Appenzell-Innerrhoden ist um 1850 geschreinert und bemalt worden. Die Gegenüberstellung der beiden Möbel mag eine Vorstellung von der Spannweite der Formenwelt im Verlauf von 350 Jahren geben.

Abb. S. 118

Abb. S. 119

Landschaften

Wo, in welchen Landschaften finden sich heute noch ansehnliche Gruppen von Bauernmöbeln? Die Abbildungen S. 120 bis 123 geben einen ersten Überblick. Zwar gibt es kaum eine Gegend, in der keine Bauernmöbel zu finden wären. Doch haben die Glarner, die Thurgauer, die Luzerner usw. ihre bescheideneren Bestände in keiner Publikation eingehend gewürdigt. Mit Rücksicht auf die Bedeutung und die Zugänglichkeit in Museen beschränken wir uns auf die drei wichtigsten Regionen: Graubünden, Nordostschweiz (die beiden Appenzell und das Toggenburg) und den Kanton Bern; gelegentlich blicken wir über die Grenzen in benachbarte Gebiete. Die Kartenskizze auf Seite 116 ortet unsere Abbildungen.

Abb. S. 120, 121, 122, 123

Graubünden mit seinen hundert Tälern und der bewahrenden Haltung seiner Bevölkerung ist ausgezeichnet durch den Reichtum an beschnitzten und intarsierten Möbeln. Die einstigen Waldbestände haben die Vorliebe für Arvenholz begründet. Das Rätische Museum in Chur besitzt einen großen Bestand aus dem ganzen Kanton; nur ein kleiner Teil kann zur Zeit in den beengten räumlichen Verhältnissen gezeigt werden. Hingegen ist das Engadiner Museum in St. Moritz voller herrlicher Bauernmöbel (das Attribut „herr-lich" stimmt!).

Im unteren Teil des fast 100 Kilometer langen Tales wird die Nachbarschaft zu Tirol spür-
Abb. S. 118 bar. Die schon erwähnte Truhe aus Sclamischot verrät, daß zum wesentlichen Charakter der Bündner Möbel ihr Wurzeln in einer verhältnismäßig sehr alten Tradition gehört. Die schöpferische Kraft schwindet mit dem Ende des 18. Jahrhunderts.

Ganz anders verhält es sich in der **Nordostschweiz.** Hier fällt die große Dichte von bemalten Spätformen auf. Das Gebiet gliedert sich in drei unterscheidbare, wenn auch nahverwandte Zonen: Appenzell-Innerrhoden, besonders farbenfroh, in seinen Emblemen sichtbar katholisch; Appenzell-Außerrhoden, reformiert und daher ohne konfessionelle Zeichen; das St. Gallische Toggenburg, ein 50 Kilometer langes Tal, das im oberen Teil, wo sich die meisten Bauernmöbel finden, an Appenzell grenzt, woraus sich mannigfache Beziehungen ergeben. Ebenso wie in der berühmten Sennentracht sind es auch in den Möbeln eher Nuancen, welche über die Herkunft entscheiden lassen. In allen drei Zonen liegen die
Abb. S. 121 o. Anfänge spät, kaum vor 1650. Zunächst herrscht die Schablonenmalerei vor; Schnitzerei und Intarsie sind selten, erstere vorwiegend auf Stabellenlehnen. Der in der Spätrenaissance wurzelnde architektonische Aufbau der Truhen- und Schrankfronten wird fortgesetzt im Übergang zur bunten Bemalung, die man nach einem besonders beliebten Motiv als
Abb. S. 121 u. Traubenstil bezeichnet hat. In einem verspäteten Rokoko und im bilderfrohen Biedermeier nimmt die Produktion ihren größten Umfang an. Einflüsse aus Süddeutschland, Vorarlberg und Tirol ergaben sich aus den Handelsbeziehungen.

Das Bernbiet, in seinem Territorium vor 1798 von der Grimsel bis weit in den Aargau sich erstreckend, westwärts bis an den Genfer See von Einfluß, weist eine entsprechende Vielfalt der technischen und künstlerischen Fertigung auf. Ein im allgemeinen hervorstechender Zug – im Gegensatz zur Ostschweiz – ist die gedämpfte Farbenfreude und eine formalistische Gebundenheit an strenge Symmetrie. Nach den geometrischen Formen der frühen Schablonenmalerei wurden Blumen das beinahe aussschließliche Dekorationsmotiv. In unsere Zeit noch reicht als stehende Redensart „S bluemeti Trögli". Zur Zeit, als die Ostschweizer Bilderschränke entstanden, war die bernische Möbelmalerei am Erlöschen. Auf Eigenheiten einzelner Zonen kommen wir später zu sprechen. Zunächst mag
Abb. S. 120 als typisches Beispiel die um 1740 gemachte Truhe aus der Gegend von Aarberg stehen: Aus dem Zirkelschlag sind in flächenfüllender Anordnung Blumensträuße entwickelt. Das Beispiel stammt etwa aus der Mitte der rund 150 Jahre dauernden Periode der Berner Bauernmöbel.

Abb. S. 122 Die Abbildung S. 122 führt vor Augen, wie im Westen, jenseits der Sprachgrenze, die politische Machtstellung des alten Standes Bern sich auch im kulturellen Bereich ausgewirkt hat. Die kleine Truhe im Musée du Pays d'Enhaut, Château d'Oex, heute Kanton Waadt, steht in einem Hochtal, das vom Genfersee getrennt ist, westwärts an das bernische Simmental, nordwärts an den Kanton Freiburg grenzt. Im Vornamen der ursprünglichen Besitzerin – „Gritelet" – scheint wie in der Zierlichkeit des Blumenstraußes welsche Eleganz und bernische Anregung verschmolzen zu sein.

Das Tessin schließlich ist in seinen Möbelformen durch ähnliche archaische Traditionen wie das Wallis und die südlichen Täler Graubündens gekennzeichnet. Es versteht sich, daß auch italienische Einflüsse bedeutend waren. Die Wiege mit ihren radialen Kerbschnittmotiven wird bezeichnenderweise mit dem ungefähren „18. Jahrhundert" datiert: Gleiche Formen finden sich über mehrere Jahrhunderte hinweg im ganzen Hochalpenland. Abb. S. 123

Hausrat

Wir wenden uns der Frage zu, *an welchem Hausrat* die ländliche Schmuckfreudigkeit sich ausgelebt hat. Es ist offensichtlich, daß Truhe und Schrank nur die repräsentablen Stücke im Vordergrund sind. Aber es würde zu weit führen, wenn wir auch Schatullen, Hutschachteln, Uhrgehäuse, Hausorgeln, Schlitten, Ofenkacheln, Stiefelknechte, Spucknäpfe, Teller und Krüge, Kalenderrahmen einbeziehen wollten. Es gab ja kaum einen Hausrat, der in jener Zeit nicht Träger eines sehr verwandten Schmuckes hätte sein können. Auf diese ornamentale Formenwelt wollen wir später eingehen, nachdem ein Überblick über die wesentlichen Möbelformen gewonnen ist.

Die Truhe, allgemein verbreitet und die längste Zeit im Gebrauch, hat sich bereits in den Vordergrund gestellt. Die erwähnten Beispiele umfassen den ganzen Bogen von der gezimmerten Stollentruhe in Blankholz mit Schnitzerei über Wangentruhen mit Arkaden- oder Rechteckfeldern in unterschiedlicher Zahl, schabloniert oder bemalt, bis zur glattflächigen Koffertruhe mit gewölbtem Deckel. Abb. S. 118, 120–122

Der Schrank, meist „Kasten" genannt, erlaubt dank seiner senkrechten Höhe im Gegensatz zur liegenden Truhe ein Hängen von Kleidern. Sein Ursprung liegt denn auch in den mittelalterlichen Sakristeischränken. Die weiteste Verbreitung fand er im 18. und in der ersten Hälfte des 19. Jahrhunderts als Schlafkammermöbel, das die Braut in die Ehe brachte oder das Brautpaar sich anschaffte. Unser erstes Beispiel zeigt eine frühe, herrschaftlichreiche Ausgestaltung aus Clavadel/Davos. Der zweitürige Schrank steht auf einem Sockelgeschoß mit zwei Schubladen. Abb. S. 124 Der Körper aus Lärchenholz ist in der Front mit Nußbaum aufgedoppelt. Ungewöhnlich ist die harmonische Verbindung mehrerer Dekorationstechniken: Im gepunzten Grund des Sockels zeigt sich Flachschnitzerei; die Türfüllungen bestehen aus Ahornintarsien auf Nußbaum; die geohrten Felder sind mit Flammleisten eingefaßt und von drachenförmigen Applikationen in Furnier umgeben; auch die Bekrönung mit den dazwischengestellten Jahreszahlziffern ist appliziert. Im ganzen verbinden sich figürlicher und abstrakter Schmuck fließend. Vielen Ziermotiven dieses Schrankes werden wir in materiell und technisch abgewandelter Form wiederbegegnen.

Der Tisch: Kastentisch, Wangentisch, Schrägpfostentisch, Kreuzfuß- oder Schragentisch, Klapptisch – die früheste Form wird als die stattlichste auch am meisten bewundert, nämlich der Kastentisch, der an spätgotische Tische in Klöstern und Herrenhäusern anschließt. Gewiß konnte im 16. und 17. Jahrhundert nur ein wohlhabender Landmann sich ein solches Stück leisten. Die Schönheit dieses Bündner Tisches beruht auf der massiven Bauweise: Abb. S. 125 der Kasten, über den eine schwere Tischplatte klappt (er könnte auch mit Schubladen versehen sein), ruht auf gefugten Wangen mit weitausladender Standfläche. Verkeilte Längsbalken sichern die Festigkeit. Was an solchem Tisch verhandelt oder darin auf Pergament geschrieben versorgt wurde, stand unverrückbar fest. Zier ist neben der Kontur der Wangen und dem Profilrahmen einer Füllung die ornamentale Flachschnitzerei mit dunklem Grund auf den Zargen. Mit Rücksicht auf die Abnützung sind Tische nirgends bemalt worden. In der Ostschweiz sehr verbreitet waren Schrägpfostentische mit einer eingelegten Glarner Schieferplatte. Ritz- oder Kerbschnittzier findet sich etwa auf dem Frontbrett der Schubladen.

Stabellen: Diese Brett- oder Bauernstühle sind oft kaum einer bestimmten Landschaft zu-
Abb. S. 125 zuweisen. Unser Beispiel könnte selbst vom Kenner als „süddeutsch" oder „aus Tirol" eingeschätzt werden, weil er dort Ähnliches gesehen hat. Doch kommt die Stabelle von der Zürichseegegend. Auch „1670" könnte nur ungefähr erschlossen werden, wenn die Jahreszahl nicht eingekerbt wäre. Während das Bauprinzip überall das gleiche ist, waren der Phantasie in der Gestaltung der Lehne kaum Grenzen gesetzt, soweit Schweifsäge, Stechbeitel und Schnitzmesser eben hinreichten. Gemalt wurde sowenig wie bei den Tischen.

Bett und Bettchen. „Schlafgruben" und „Geliger" sind nur noch literarisch bekannt. Bettnischen, Alkoven oder „Kutschen" haben sich, weil fester Teil der Kammer, bei späteren Umbauten meistens verloren. Eine reizvolle Abwandlung des Alkovens besitzt das Historische Museum Bern: eine „Gasteren" (also ein Gastbett) aus Diemtigen, ein mobiles Gehäuse, durch zwei Türen verschließbar. Der Gastgeber ehrte sich und seinen Gast durch reiche Zier: seitliche Pilaster mit Kannelüren, Intarsien in den Türfüllungen, gedrechselte Stäbe an den beiden Fensterchen der Längsseite.

Aus älterer Zeit erhalten geblieben sind vorwiegend kostbare herrschaftliche Himmelbetten. Ihren späten Nachhall finden wir beim Landmann der Ostschweiz zwischen 1750 und 1850 in großer Zahl, ohne Intarsie oder Reliefschnitzerei, jedoch üppig bemalt. Im Bernbiet gab es zur gleichen Zeit nur wenige, unbedeutende Versuche, Bettladen und Wiegen zu bemalen. Auch in den anderen Tälern der Hochalpen wurden Schnitzereien und Intarsien vorgezogen.

Eine originelle Form platzsparender Kombination zeigt das hochgestellte Pfostenbett aus
Abb. S. 126 Maloja mit untergeschobenem Kinderbett auf Rollen, datiert 1624. Die Kopflade ist mit Zahnschnittgesims, Wellenband auf den Stollen und Flachschnittornament in den zwei Füllungen geschmückt. – Auch im Wallis sind zum gleichen Zweck hochgestellte Pfostenbetten gebaut worden, wie im Museum Valeria in Sitten zu sehen ist. Eine Abwandlung zeigen zwei übereinandergestellte Kinderbetten in Zuoz: das obere, kleinere für das Neu-
Abb. S. 123 geborene, das untere für das nächstältere Kind. Die Wiege war stets ein Querschwinger. Die seitlichen Holzknöpfe dienten zum Festzurren des Säuglings. Sein Köpfchen konnte durch ein über den Bogen gelegtes Tuch geschützt werden.

Wandkästchen wirken wie Ableitungen vom Oberteil des Schmalkastens, des „Lavabos" am Buffet – und sind es wohl auch. Verwandt sind sie auch mit dem „Gänterli" (nach dem Schweizerdeutschen Wörterbuch abzuleiten von canterius, Sparrwerk, Abzusperrendes – italienisch „canterale", heute = Kommode). Wie dieses als Schatzgänterli, Spîsgänterli, Stubegänterli gebraucht wurde, konnten auch die Wandkästlein verschiedenen Zwecken dienen. Die reichsten und frühesten Formen treffen wir im Engadin an. Dort zeigt sich auch eine nahe Verwandtschaft mit den Wandkästen im österreichischen Inntal. Unsere zwei Beispiele aus dem Engadiner Museum in St. Moritz verraten auf den ersten Blick, daß das eine mit der Stützgabel für die Tischklappe als Sekretär diente, das andere mit der durchbrochenen Rosette ein Speisekästlein der Küche war. Die Vorliebe für Gesichter und Fratzen, auffallend besonders im ersten, älteren Beispiel, ist wohl als Nachklang der Renaissance zu verstehen. Die späteren, nicht häufigen Wandkästchen aus dem Bernbiet und der Ostschweiz zeigen gemaltes Blumendekor auf glatter Fläche. Abb. S. 126, 127

Das Lesepult diente als Unterlage für die große, schwere Bibel, die im 18. Jahrhundert in keinem ordentlichen reformierten Hause fehlen durfte. Es gibt schlichte Stützen mit geschweiften Konturen und Kerbzier, Intarsienpültchen mit Schublädchen unter dem erhöhten Teil; unser reich bemaltes Beispiel aus dem historischen Museum Bern verrät durch seine geschnitzte Rosette, daß es kaum zum Schreiben benützt wurde. Abb. S. 127

Formen und Farben

Nach dem eher summarischen Überblick wenden wir uns einer eingehenderen Betrachtung beispielhafter Einzelstücke zu. Dabei halten wir uns an eine chronologische Leitlinie. Vergleichsweise wird auf schon besprochene oder leicht zugängliche Stücke verwiesen.

Die Sockeltruhe aus Mellingen im Kanton Aargau kann kaum als Bauernmöbel angesprochen werden. Zu sehr ist sie einer handwerklich zünftigen und länderweiten Tradition verhaftet. Doch verrät sie uns die Quellen, aus denen auch ein weniger anspruchsvolles Handwerk geschöpft hat. Die in der zweiten Hälfte des 16. Jahrhunderts gemachte Truhe ist vorwiegend dem nordwesteuropäischen Stil der Gotik nahe. Die Front besteht aus einem einzigen, nicht unterteilten Füllungsbrett, von Rahmen mit Rankenmotiven gefaßt, auf leicht vorspringendem Sockel mit korrespondierendem Flachschnittdekor. Das gleiche Bauprinzip finden wir in der Zentralschweiz und im Bündnerland. Das Füllungsbrett mag auch etwa mit einer geritzten Figur oder in Bünden mit einem schwarz gemalten, steigenden Steinbock verziert sein. Auf noch älterer Tradition fußt die Stollentruhe aus Sclamischot: Ihre Frontgestaltung weist auf romanische Anregungen zurück, was augenfällig wird, wenn man etwa die fünf berühmten Truhen im Valeria-Museum zu Sitten betrachtet. Es sind Sakristeitruhen aus dem 12. Jahrhundert. Ihre romanischen Arkaden sind unter dem Einfluß der Renaissance wieder aufgegriffen und in zahllosen Abwandlungen bis ins 18. Jahrhundert verwendet worden. Wenn in der Literatur etwa an das Vorbild römischer Triumphbogen gedacht worden ist, liegt doch das romanische Kirchenportal weit eher im Bereich augenfälliger Anregung. Abb. S. 128 / Abb. 118

Doch zurück zur gotischen Truhe, die keine Arkaden hat. Das Dekor der Truhe von Mellingen gibt uns Anlaß zu einigen Bemerkungen über das Schnitzwerk im allgemeinen. Mit einem spitzen Eisen ließ sich das Holz ritzen. Mit einer scharfen Messerklinge kann man durch V-förmige Schnitte kerben. Mit dem Geißfuß (V-förmiges Eisen) sind Konturen zu ziehen und mit dem Meißel dazwischenliegende Flächen auszuheben. Diese drei Techniken: Ritzen, Kerben, Flachschnitt, lagen im Bereich autodidaktischer Geschicklichkeit.

Hingegen war die Gestaltung eines plastischen Reliefs mit Hilfe von Ball-, Flach- und Hohleisen Sache des ausgebildeten Berufsmannes. Der Flachschnitt ist in den spätgotischen Möbeln eine bevorzugte Ziertechnik; er konnte vom „Kistler", „Troger" oder Tischler selber ausgeführt werden. Zur Erhöhung der blanken stehengebliebenen Teile wurde der ausgehobene Grund oft dunkel getönt, gelegentlich auch punziert (mit einem Stempeleisen gehämmert), oder es wurden die Hochflächen bemalt. Gleiche Techniken sind an Türrahmen, Tischzargen, Schränken und Kopfladen von Betten gebraucht worden. Als Ersatz der Flachschnitzerei ist die Applikation zu betrachten, das Aufdoppeln von aus Furnier-
Abb. 124, 127 holz ausgesägten Dekorationsstücken. Die Mellinger Truhe weist polychrom bemalte figürliche Darstellungen von symbolischem Gehalt auf: Käfigszene mit gefährlichen Tieren und bewaffnetem Wächter. In den Vasenrankenmotiven und in der Andeutung perspektivischer Darstellung zeigen sich Einflüsse der Renaissance.

Abb. S. 129 Ein reiches Beispiel professioneller Schnitzerei bietet die Kopflade von 1727 aus dem Engadiner Museum St. Moritz. Ein pflanzliches, ein krautiges Motiv ist aus dem Zentrum des Halbkreises heraus zu einem beinahe abstrakten, überschäumend wogenden Ornament entwickelt worden. Zugrunde liegt wohl die beliebte und weitverbreitete Vorstellung vom Lebensbaum. Ein solches Spitzenwerk kunsthandwerklichen Könnens ist nur in einer Landschaft mit langer Tradition des Schnitzens möglich gewesen. In dieser Hinsicht nimmt das Engadin unter allen schweizerischen Möbelprovinzen den ersten Platz ein – ähnlich übrigens wie im Intarsienwerk, das im 17. Jahrhundert zur Blüte kam. Wenngleich dort der Bauer den Handwerkerstand nicht schätzte (wie Bettina Campell in ihrem trefflichen Buch „Die Engadinerstube" ausführt, S. 33), finden sich doch wie in keiner anderen Gegend Meister, die ihr Werk gelegentlich stolz signierten, so Schimun Baratta aus Samaden im 16. Jahrhundert, die Intarsienmeister Antoni Zanet und die beiden Johannes Silvester im zweiten Drittel des 17. Jahrhunderts, der Kunsttischler Conradin Colani, 1751–1816, und der Furnier- und Intarsienmeister Peider Tschat um 1787. Eine Stube im Engadiner Museum St. Moritz (Raum IV) aus Brail, mit beschnitzten Deckenbalken, stammt von Schimun Baratta aus dem Jahre 1580, und darin ist auch ein Buffet von 1725 aus Lavin ausgestellt, das wie obiger Bettaufsatz die gleiche Vorliebe für ein alle Flächen überwucherndes vegetabiles Schnitzwerk aufweist. Auf Beziehungen zum späteren, nicht mehr geometrischen Sgraffitoschmuck an Häusern und die Motive der Stickerei sei wenigstens hingewiesen. Über die regionalen Unterschiede innerhalb des Engadins urteilt Bettina Campell: „Während der Schmuck an Möbeln im Oberengadin in dem wohlabgewogenen Verhältnis von Rahmen und Füllung eine vornehm wirkende Dekoration bleibt, die die tektonischen Elemente in ihrer Wirkung unterstützt, entfalten sich die eher volkskunsthaft anmutenden Ornamentmotive im Unterengadin, je näher dem Tirol, um so ungebundener."

Abb. S. 130 Ein Meisterstück ist der zweitürige Schrank in Arve, datiert 1754, aus dem unteren Engadin im Landesmuseum Zürich. Das dem Sgraffito verwandte Flachschnitzwerk überzieht die gesamte Schauseite wie ein Spinnennetz: Ranken mit gerollten Blättern, Tulpen, Nelken; in den kräftig gliedernden Profilleisten sind die rankenden Bandornamente auf blauschwarzen Grund gesetzt, ebenso die zwei und zwei rechteckigen Ornamente, welche die breiten Beistöße und die Türen in längliche Felder teilen. Diese Felder haben zinnoberroten Grund. Die Seitenflächen sind mit linear gemalten Blütenranken geziert. Ungewöhnlich ist der geschweifte Ausschnitt im Sockelbrett; Ähnliches gibt es sonst bei Truhen. – Ein vergleichbarer Schrank, ebenfalls mit der Schublade unter den Türen, ist in Guarda beheimatet.

Als bescheidener Vetter gibt sich eine Kleintruhe in Arve aus Ardez. Konstruktion, Schnitzerei und Bemalung deuten auf einen Gelegenheitsschreiner im Halbberuf. Ein gekerbtes Schuppenmuster zieht die Horizontalen: dreifach in der Deckelleiste, zweifach im Fuß, einfach in oberen Felderrand. Drei Lisenen und die dazwischenliegenden, von Profilstäben gefaßten Rechteckfelder sind mit einem wulstigen Krautmuster in bemalter Flachschnitzerei gefüllt. Die vier Besitzerinitialen und die Jahreszahl 1765 verteilen sich in die acht Ecken. Abb. S. 131

Die ornamentalen Motive sind auf nicht mehr auszumachenden Wegen aus Stilzentren eingeflossen und unbekümmert abgewandelt worden. Die eben besprochenen drei Stücke erinnern an Akanthusranken des Stils Louis XIV. Bei der Engadiner Stabellenlehne scheint das Bandelwerk des Régencestils durch. Daß der konstruktiv so einfache Brettstuhl doch auch ein reines Repräsentationsstück sein konnte, ist hier aus der nicht häufigen Bemalung der erhabenen Teile ersichtlich. In der Regel begnügte man sich mit zierlichen Konturen, Durchbrüchen und blankbleibender Schnitzerei. Abb. S. 131

Als eine ausgefallene Kuriosität erscheint der Appenzeller Kinder-Armlehnstuhl, datiert 1763. Zu dieser Zeit und in dieser Gegend ist die Anleihe aus dem Rokoko-Formenschatz in der Stabellenlehne ungewöhnlich, verblüffend auch die Schlange als bekrönendes Zierelement. Dann die seltene Bemalung gleich in einer außerordentlich frühen Konkretheit: vorn eine Kinderspeiseszene, auf der Rückseite ein sitzendes Äffchen. Die Einmaligkeit des Stühlchens könnte vermuten lassen, der Zufall habe einen der vielzitierten wandernden Handwerker kurz vor dem Geburtstag des „G. D." ins Haus eines vermögenden, zu skurrilen Späßen aufgelegten Vaters geführt. Abb. S. 132

Mit diesem Beispiel sind wir vorgeprellt in den bunten Bereich der Bilder auf Möbeln. Wir gehen nochmals zurück, um den Entwicklungsgang abzuschreiten. Der Schrägpfostentisch aus St. Antönien im Prätigau, datiert 1733, erinnert im seitlichen Zargenausschnitt an den Oberteil einer Stabellenlehne. In die Tischplatte aus Nußbaumholz ist rund um die Schieferplatte ein Dekor in Ahorn eingelegt: Die Intarsie ist – wie schon Abbildung S. 124 gezeigt hat und besonders zahlreiche Truhen des 16. und 17. Jahrhunderts aller Landesteile ausweisen – die handwerklich aufwendige, vornehme Zier eines herrschaftlichen Mobiliars. Wer um 1600 mit geringeren Mitteln sich ein repräsentatives Möbelstück leisten wollte, wählte als imitierende Technik die Schablonenmalerei. Wie augenfällig ihr Effekt sein konnte, hat schon die Truhe von 1684 gezeigt. Abb. S. 133 Abb. S. 124 Abb. S. 121 o.

Wenige Jahre später, 1690, ist der zweitürige Schrank vornehmen Gepräges entstanden. Das im Kranz und im Fuß je zweimal angebrachte Zeichen IHS deutet auf Appenzell-Innerrhoden, während auf der Truhe von 1684 im selben Museum religiöse Zeichen fehlen, was außerrhodische Herkunft vermuten läßt. Beiden Möbeln gemeinsam ist der aus der Abb. S. 134 Abb. S. 121 o.

Architektur der Spätrenaissance entlehnte plastische Aufbau der Schauseite und die feingliedrige Ornamentik, die an Mauresken erinnern. Die vollrunden, gedrechselten, schwarz gefärbten Säulen, auf weitvorspringenden Sockeln stehend, sind großbürgerlichen Prunkmöbeln nachgeahmt. Sie werden in den verwandten nachfolgenden Schränken halbiert und zurückgenommen und verschwinden nach 1780 unter der aufkommenden Orientierung am Rokoko. Sowohl das heraldische Lilienmotiv im Fuß der Truhe (eine positive Schablone) als auch der Doppeladler auf dem Schrank (eine negative Schablone) haben rein dekorative Bedeutung. Das nichtschablonierte Blankholz wurde bräunlich eingetönt, die Profilrahmen, Zahnschnittfriese, Kapitälchen der Truhenarkaden und die gesprengten Giebel der Schranktüren wurden rötlich betont.

Abb. S. 135 Bescheidener, wohl als Werk eines „naiven Bastlers", gibt sich die kleine Sockeltruhe von 1707. Das ungelenk gemalte Tulpenvasenmotiv ist durch den in der Schablonenmalerei üblichen Faltschnitt entstanden. Die segmentierten, gedrechselten Säulchen mit ihren bunten Kugeln erinnern an einen kindlichen Zählrahmen. Dazu passen die beiden „Mondgesichter" eines Pärchens in den Sockelecken. Wie ein solches liebenswürdig schlichtes Werk entstanden sein könnte, erfahren wir in einem Text aus der diametral entgegengesetzten Ecke der Schweiz: Ulrich Bräker, „der Arme Mann im Tockenburg" (wie er sich selber in seiner berühmt gewordenen Lebensgeschichte genannt hat), baute 1760 ohne eigenes Geld ein Haus, um seiner Braut zu gefallen. „Ich dachte, in ein Haus würde auch Hausrath gehören. Nebst meinem kleinen (Garn-)Handel pfuscht ich, zumal im Winter, allerley Mobilien, Werkgeschirr und dergleichen." Von der Hand dieses Ulrich Bräker hat sich erfreulicherweise eine kleine Truhe aus dem Jahr 1761 erhalten (abgebildet im 2. Band der Werkausgabe Bräkers von S. Voellmy): Sie wirkt wie eine um weniges geringere Schwester der Truhe aus dem fernen Pays d'Enhaut. Beide Hersteller haben ohne stilistische Skrupel sich „irgendwo" anregen lassen, wobei sie freilich nicht aus ihrer Zeit herausfielen. Im übrigen ist bezeichnend, wie man in der Nachbarschaft des Bernbiets peinlich auf Symmetrie achtete – im Gegensatz zur Ostschweiz. Jene strenge Gesinnung geometrischer Abb. S. 136 zu vergleichen mit Abb. S. 120 Ordnung waltet auch in der Truhe der Barbara Tschannen von 1756 aus der Gegend zwischen Bern und Thun. Von der ehemals architektonischen Fassade ist noch ein falscher Hauch geblieben: Aus den gedrechselten Säulen sind halbierte Zierstäbe geworden; die Arkaden haben sich zu einem linearen Ornament verfremdet. Der Zirkel, der einstmals den Kerbschnitzer leitete, hat hier dem Pinsel vorgearbeitet. Der sich gleichförmig wiederholende Schwenk eines Bausches formte in der nassen Kleisterfarbe ornamentale Hell-Dunkel-Effekte und in den Bogenfeldern Anklänge an das alte Lebensbaum-Motiv.

Abb. S. 137 Der farbenprächtige Schrank von 1757 ist nach seiner ursprünglichen Herkunft nicht mehr genau zu lokalisieren. Er kommt aus einem Toggenburger Haus, doch ist sehr Ähnliches in Appenzell-Außerrhoden zu finden. Ein Vergleich mit Abbildung S. 134 drängt sich auf. Nach 67 Jahren finden wir noch dieselbe Gliederung und die gleichen Proportionen, wenngleich die vorspringenden Architekturmotive auf die Hälfte zurückgenommen sind. Aber nun ist eine überbordende, bunte Schmuckfreudigkeit aufgekommen. Sie wird durch den gängigen Ausdruck „Traubenstil" recht kümmerlich bezeichnet. Auch Birnen, Granat-

äpfel, Rosen, Tulpen, Nelken, Vögel, Vasen, abstrakte Ranken gehören dazu: Der volle Umfang dekorativer Möglichkeiten wird ausgeschöpft und noch erweitert durch kalligraphische Spruchweisheit. Gleichartiges wird unablässig variiert, z. B. steigen aus den vier verschieden gestalteten Vasen der Türfüllungen vier je einmalige Blumen- und Fruchtbouquets. Diese erfindungsreiche Dekorationslust wird durch einige große Linien im Zaum gehalten: die durchlaufenden marmorierten Horizontalen im Sockel und im Kranz, die drei schwarzen Halbsäulen mit ihren blumigen Sockeln und marmoriert aufgemalten Kapitellen. Ob die ersten Besitzer dieses Schrankes den obersten Spruch auch auf diese Möbelpracht zu übertragen vermocht haben: „Mensch Betracht Wie Gott Veracht den Kleiderbracht / Den Eine Nacht Zu Nichten Macht.“? – Jedenfalls gehört das Stück in eine wenigstens 60 Jahre umfassende sowohl appenzellische wie toggenburgische Tradition. Man vergleiche mit der Truhe der Abbildung S. 121 oben oder mit dem oft abgebildeten Schrank von 1745 im Schweizerischen Landesmuseum, der aus dem appenzellischen Dorf Stein kommt. Das Historische Museum St. Gallen besitzt eine nahverwandte Toggenburger Truhe aus dem Jahre 1700.
Wenn die Nordostschweiz und das Bernbiet für bemalte Möbel die wichtigsten Regionen sind, läßt sich der typische Unterschied am nächsten Beispiel klar erkennen: der Schrank der Barbara Flückiger aus der Gegend von Langenthal ist fast gleichzeitig entstanden, „um 1760“. Beim vorhin beschriebenen Schrank ist betont worden, wie sehr der Maler größte Abb. S. 138 Sorgfalt darauf verwendet hat, in Formen und Farben sich nicht zu wiederholen. Der Berner hingegen empfindet geringe Variationen als kühne Belebung. Seine Farbigkeit ist auf dezente Zurückhaltung gestimmt. In den Formen wird betonte Symmetrie als Harmonie empfunden. Eine bernische Eigenheit ist auch der Aufbau in anderthalb Geschoßen. So etwas findet sich auch im Simmental. Von dort besitzt das Schweizerische Landesmuseum einen zweitürigen Schrank aus dem Jahre 1743, der wie unser Beispiel aus dem Emmental im Obergeschoß kleine Schränkchen aufweist. Auf beiden Schränken sind die breiten Beistöße spitzwinklig abgegrenzt und in der Mitte mit stark profilierten hochstehenden Rhomben geschmückt. Ein Schrank aus Wohlen, im Historischen Museum in Bern, ebenfalls mit Obergeschoß, jedoch mit buffetartiger Nische zwischen den Kästchen, trägt im Kranz den schönen Sinnspruch: „Wer in sein eigen Herze sieht der Redt von keinem bösen nicht Dann an ihm selbst findt jederman Gebrächs genug Wers merken kann.“ 1787.
Im letzten Viertel des 18. Jahrhunderts beginnen die Nordostschweizer nach eigentlichen Bildern auf ihren Möbeln zu verlangen. Sie entwickeln diese Vorliebe zu einer Breite und Höhe, die in keiner anderen schweizerischen Möbellandschaft anzutreffen ist. Man kann vermuten, daß neben der Sinnenfreude, die ja schon in der vorangehenden Epoche deutlich zutage getreten ist, neben einem bis dahin nicht gekannten Wohlstand aufgrund der neuen Baumwoll-Hausindustrie auch Einflüsse der östlichen und nördlichen Nachbarn wirksam wurden. Diese Bilderwelle, zunächst eingebettet in die dekorativen Formen des Rokoko, setzt sich fort bis zum Erlöschen der Möbelmalerei im späten Biedermeier.
Die im mittleren Toggenburg beheimatete Jfr. Rosina Losserin hat ihrem Bräutigam „Herr Pfleger Johanness Abderhalden“ um 1780 ein prachtvolles Himmelbett in die Ehe ge- Abb. S. 139

bracht, ausgestattet mit einem Bettfußkasten und ziervollem Lambrequin in Holz. Auf den Beistößen des Kästchens steigen aus kugeligen Vasen die üblichen Blumengebinde empor. Neu treten Rocaillen und Kartuschen auf; in den reich profilierten, gekröpften Bilderrahmen galoppiert ein bezopfter Kavalier Tuba blasend, gleichsam in Lüften schwebend, seiner auf einem Zelter sitzenden Dame entgegen. Mit Phantasiearchitektur und Wölkchen wird landschaftliche Tiefe versucht. In gleicher naiver Perspektive ist auf der Kopflade zweimal eine Flußlandschaft mit gedeckter Holzbrücke und turmbewehrten Brückenkopfstädtchen dargestellt. Pärchen und Paläste oder Lusthäuschen in Landschaften mit Gewässer werden in den folgenden siebzig Jahren in unendlichen Variationen abgewandelt.

Abb. S. 140 zu vergleichen mit Abb. S. 134 u. 137
Wer die Jahreszahl „1797" im zweitürigen Kasten der Toggenburgerin „Jungfer Susanna Barbara Bohlin" mit der stilistischen Gestaltung vergleicht, wird zweifelnd fragen: Spätrenaissance um 1797? Das Beispiel lehrt, daß spätere, erbende Generationen mitunter den Besitzernamen und die Datierung geändert, manchmal auch die Bemalung verändert oder völlig neu gestaltet haben.

Abb. S. 141
Eine Wiege zeigt die typische Bemalung des toggenburgischen Rokoko: auf milchigblauem Grund sind in großzügigen Rocaillekartuschen Rosen, Nelken und weiße, rote Sternblümchen gestreut, das Ganze oft von dünnen, roten, geraden Linien umrandet.

Abb. S. 142
Die Schatulle könnte von derselben Hand gemalt sein. In der Kartusche tritt gleichsam auf einer ländlichen Theaterbühne ein Ehepaar auf: er, stehend, mit Stock und langer Meerschaumpfeife für einen Ausgang gerüstet; sie, sitzend, bleibt mit ihrer Handarbeit zu Hause.

Sind bis dahin alle Möbel der Nordostschweiz von anonymen Handwerkern gefertigt worden, treten nun einige Appenzeller Maler ins Rampenlicht, als erster Karl Anton Eugster aus Oberegg, Appenzell-Innerrhoden, gestorben nach 1783. Er hat besonders in katholischen Kirchen gemalt. Doch ist von ihm und seinem 16jährigen Gehilfen Franz Xaver Sutter auch ein Himmelbett aus dem Jahre 1776 nachzuweisen. Von Conrad Starck, 1765 im innerrhodischen Gonten geboren, sind ein gutes Dutzend Möbel erhalten, besonders aus der außerrhodischen Gemeinde Urnäsch. Johannes Bartholomäus Thäler, 1806–1850, von Hundwil, hat im außerrhodischen Hauptort Herisau neben Möbeln auch auf glasierte Tonteller und auf Glas gemalt, als Andenken an Taufe, Freundschaft, Hochzeit usw. Viele Möbel sind seiner Malweise ähnlich, was zu dem dubiosen Ausdruck „aus dem Thälerkreis" geführt hat – wenngleich niemand einen solchen „Kreis" nachweisen kann. Schließlich stehen die Arbeiten des Herisauers Bartholomäus Lämmler, 1809–1865, ihrer urtümlich-kraftvollen Art wegen hoch im Kurs. Die drei letztgenannten Maler haben sich in ihren Motiven der ländlichen Wirklichkeit genähert, besonders Conrad Starck, der auch Sennen, Dachdecker, Schreiner, Metzger, Schuster ins Bild brachte.

Abb. S. 143
Ein Musterbeispiel ist sein Schrank von 1805 für Johann Ulrich Frenner (Frehner). Sein Konterfei reitet in der Tracht des außerrhodischen Landweibels zur Landsgemeinde. Die Porträtabsicht ist so deutlich, daß das Paar im oberen Bild als der Landweibel mit seiner Gattin Catharina Nefin (Nef, Näf) zu betrachten ist. In der Umrandung spenden Delphine und Füllhörner zierliche Bouquets. Neben den Rocaillen gibt es Louis-seize-Girlanden und

auf den geschrägten Ecken ein neues Stabmotiv mit locker aufgereihten Scheibchen. Ebenfalls von Conrad Starck bemalt wurde der eintürige Schrank für Jungfer Anna Barbara Erbar, 1819. Auf den Beistößen führen zwölf Bildchen mit Spruchlegenden „Die verkehrte Welt“ vor Augen. Während die obere Türfüllung ein königliches Paar auf dem Thron darstellt, bringt unser Ausschnitt von der unteren Türfüllung eine völlig realistische Szene aus einer appenzellischen Stube: zwei rauchende und schwatzende Bauern und ihre fleißigen Abb. S. 144
Hausfrauen; die eine plättet Wäsche, die andere näht. Ihre Kleidertracht, der runde Schiefertisch mit Schublade, die Stabellen, der Riemenboden und die Vertäfelung der Stube sind von dokumentarischem Wert.

Mehr als vierzig Jahre lang war das Thema „Jahreszeiten“ beliebt – kalendarisch oder menschlich aufgefaßt als „Lebensalter“ oder auch beides miteinander verwoben. Die Vierzahl eignete sich für die Füllungen eines zweitürigen Schrankes. Pflügen, Garbenbinden, Obsteinbringen, Schlittenfahrt – oder Kinderspiele, Liebeslaube, bürgerlicher Sonntagsspaziergang, Greisenpaar im Stübchen – oder sogar porträthafte Einzelpersonen mit Jahreszeitnamen. Unser spätes Beispiel von 1823 kommt aus Appenzell-Außerrhoden. Alther- Abb. S. 145
gebracht ist die Marmorierung im Kranz, neu das zarte Spiel der beiden bläulichen Grundfarben. Neben einem geringen Nachklang eines Rokokoschnörkels ist der dekorative Formenschatz dem Louis-seize-Stil entlehnt. Die Motive der Lebensalter werden in den Eckschrägen und zwischen den Türen in weiteren sieben Medaillons variiert. Die großen Bilder der Türfüllungen sind in gemalten Rahmen gleich gefaßt wie biedermeierliche Wandbilder. Seltener sind patriotische Bilder. Unter ihnen hat Tell einen Ehrenplatz, z. B. in der Illustration des beliebten Spruches: „Als Demuth weint und Hochmuth lacht (= Apfelschuß-Szene), war der Schweizer Bund gemacht“ (= Rütlischwur). Seltener auch sind biblische Themen dargestellt.

Im zweiten Viertel des 19. Jahrhunderts sind in der Nordostschweiz erstaunlich viele eintürige Schränke von biedermeierlichem Gepräge gemalt worden. Der ehemals beliebte Blauton wurde nun abgelöst von einer braunen und rotbraunen Musterung des ganzen Möbels, als Maserierung (auch faux-bois genannt) oder in getupften und gekämmten Kleisterfarben. Die nun obligaten Schrägecken, die Beistöße und Türrahmen wurden in geradlinig begrenzte Felder eingeteilt und unterschiedlich abgetönt und gemustert. Beliebt waren Rosen in den vier Ecken des Türrahmens, beliebt vor allem sonntäglich gekleidete Menschen und phantasievolle Häuser in den Medaillons der Türfüllungen, der Beistöße und Schrägecken. Der Volksmund nannte diese Schränke „Pärlichaschte“ und „Hüslichaschte“. Als Personen treten auf: Liebespaare, alleinstehende Herren mit Stock und Zylinder, trinkende Studenten, Soldaten in Parademontur, Klarinettenbläser und ganze Hausmusikgruppen, eher selten ein bäuerliches Paar mit Sense und Heugabel oder ein Senn. Auf dem Fußbrett unter der Türe wurde oft eine idyllische Seenlandschaft dargestellt.

Ganz diesem Typus entspricht der Schrank der Anna Barbara Nef, 1829. Die Malerei soll Abb. S. 146
eine frühe Arbeit des urwüchsigen Bartholomäus Lämmler sein und wird freimütig dem „Thäler-Kreis“ zugeteilt. Auch in der Volkskunst steigen die Preise mit Zuschreibungen.

Die Schmuckmotive der Endzeit finden sich versammelt im Bett der Toggenburgerin Jungfer Susanna Grob, 1828: immer noch Rocaillen, Nelken und Rosen, ein blumenstreuender Putto, ein Liebespaar, das aus dem Schlößchen schreitet, beblümte Zickzackbordüren und ein Flechtornament, das an Régence erinnert. Die schöpferischen Kräfte waren erlahmt. Doch wurde der überkommene Fundus im konservativen Innerrhoden noch bis in die fünfziger Jahre zu Ende gespielt, mit Übersteigerung scharfer Farbkontraste.

Abb. S. 147

Aus einer ganz anderen Gegend sei zum Schluß noch eine Zweifeldertruhe aus der Endzeit der Möbelmalerei gezeigt. Die Freiburgerin Maria Buntschu hat sich 1832 ein altes Erbstück mit naturalistisch gesehenen Blumensträußen in Rokokovasen übermalen lassen. Die eher kümmerlichen Schmalfelder und die Rahmungen verraten – etwa im Vergleich mit Abb. S. 120 – daß sich hier ein altehrwürdiger Korpus neu gewandet hat. Dank der nicht ungefälligen Überholung ist die Truhe nicht als Futtertrog im Stall oder als Brennholz im Ofen zugrunde gegangen.

Abb. S. 148

Unsere Zeit hat neue Wertschätzungen gefunden. Zu wünschen bleibt, daß zwischen Konservierung, Restaurierung, Kopie, Neugestaltung ein der Verantwortung bewußter Weg gefunden werde.

Literatur

Baud-Bovy, Daniel: Schweizer Bauernkunst. Zürich 1926 (Orell Füssli Verlag). Dasselbe englisch 1924. Dasselbe französisch 1924

Bischofberger, Bruno: Volkskunst aus Appenzell und dem Toggenburg. Zürich 1973 (Edition B-Press)

Boesch, Paul: Toggenburger Büffets des 17. Jahrhunderts. In: Toggenburger Heimat-Jahrbuch 1950 und zwei Nachträge 1951 und 1953, Bazenheid (Verlag Kalberer)

Burckhardt, Titus: Über die Ursprünge der Schweizer Volkskunst. Basel 1941 (Verlag Urs Graf, Reihe Schweizer Volkskunst)

Campell, Bettine: Die Engadinerstube. Von ihren Anfängen bis zum Ende des 19. Jahrhunderts. Bern 1968 (Verlag Paul Haupt)

Creux, René (Hg.): Volkskunst in der Schweiz. Paudex 1970 (darin: Trachsler, Walter: Die Möbel im Bauernhaus, und Hanhart, Rudolf: Bäuerliche Möbelmalerei)

Du (Zeitschrift), Juli 1977: darin: Sonderegger, Stefan: Appenzellertum – Volkskultur. Ferner: Sammlung B. Bischofberger (Auswahl) in farbigen Reproduktionen

Dubas, Jean: Art populaire fribourgeois. Deux cultures, un art de vivre. Fribourg 1976 (Edition Fragnière)

Guggenbühl, Paul: Kunst und Handwerk. Von den Anfängen bis zur Romanik. Dietikon-Zürich 1968 (Verlag Stocker-Schmid)

Gut, Werner, und Dünnenberger, Hermann: Ostschweizer Bauernmalerei. Bern 1972 (Verlag Paul Haupt)

Gut, Werner (Hg.): Bemalte Bauernmöbel. Bern 1978 (Verlag Paul Haupt). Darin wesentlicher Textbeitrag von Steinmann, Eugen

Hanhart, Rudolf: Appenzeller Bauernmalerei. Teufen 1959 und 1970 (Verlag Niggli)

Kugler, Anton: Bauernmöbel (Battenberg Antiquitäten-Kataloge), München, 2. Aufl. 1979

Kunstmuseum St. Gallen: Appenzellische und Toggenburgische Bauernmalerei. Ausstellungskatalog (vorwiegend naive Bildmalerei in der Nachfolge der Möbelmalerei). St. Gallen 1956

Lehmann, Hans: The painted peasant furniture of Switzerland. In: Zeitschrift „Antiques“, April and June 1928

Lehmann, Hans: Aus der Kulturgeschichte der Heimat. Eine Sammlung von Einzelbeiträgen aus dem Appenzeller Kalender. Trogen 1949 (Verlag Fritz Meili)

Meili, David: Zürcher Oberländer Volkskunst. Wetzikon 1980 (Buchverlag Wetzikon)

Ott, Margrith: Das Ornament im bäuerlichen Kunsthandwerk des Kantons Appenzell. Zürich 1945 (Verlag Rascher)

Rubi, Christian: Bauernmalerei. Bern 1944–48 (Verlag Paul Haupt)

Rubi, Christian: Peinture paysanne. Mobilier peint du pays bernois. Neuchâtel 1949 (Editions du Griffon)

Rubi, Christian: Holzbemalen und andere Ziertechniken. Ein Lehrbuch. Bern 1968 (Verlag Hans Huber)

Schatzkammer der Schweiz: Kostbarkeiten des Schweizerischen Landesmuseums. Zürich 1980

Schmidt, Leopold: Bauernmöbel aus Süddeutschland, Österreich und der Schweiz. Wien 1967 (Forum Verlag)

Trachsler Walter: Bündner Möbel. In: „Das Rätische Museum“ in Chur. Ein Spiegel von Bündens Kultur und Geschichte. Chur 1979

Wick, Kurt, und Wick, Ch.: Praktischer Lehrgang für das Bauernmalen und Einführung in die Symbolik. Ein Lehrbuch. Zürich 1972 (Selbstverlag)

Skizze über die Herkunftsgebiete
der abgebildeten Möbel aus der Schweiz
(Die Nummern entsprechen der Pagina)

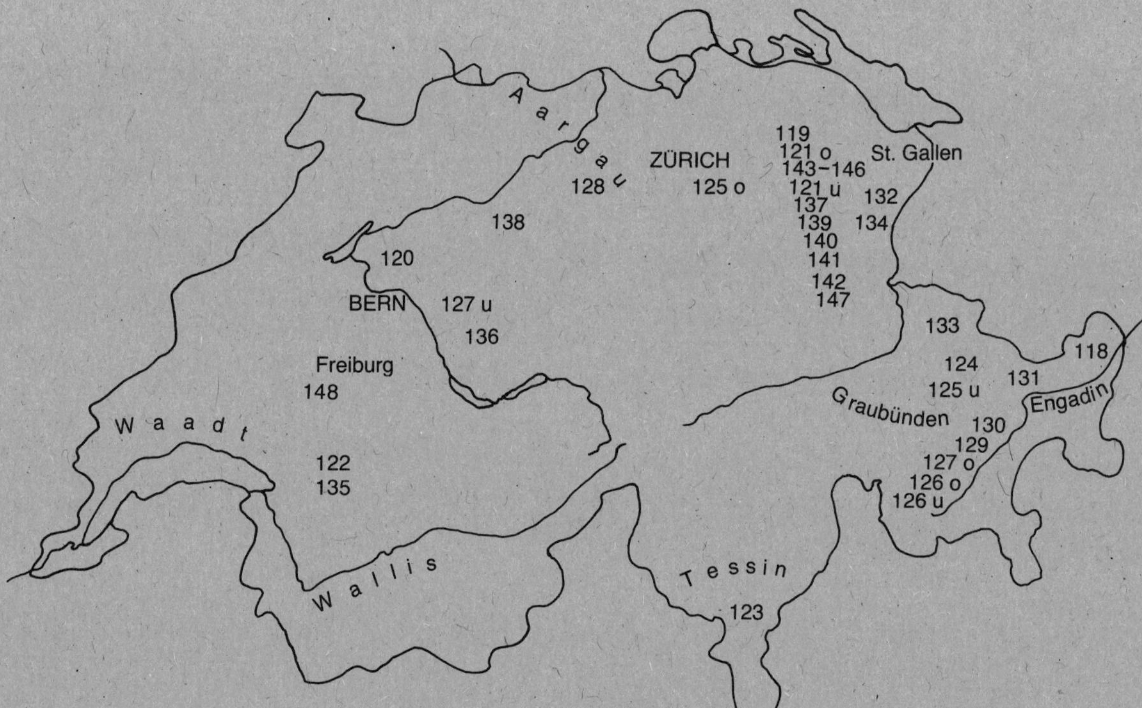

Beispiele
zur zeitlichen Dimension:
Seiten 118–119

Die geographischen
Dimensionen:
Seiten 120–123

Möbelformen:
Seiten 124–127

Dekor: Seiten 128–148

Stollentruhe aus Sclamischot bei Tschlin,
Kt. Graubünden, 1505

Seite 119: Pfostenbett, Kt. Appenzell-Innerrhoden,
um 1850; Sammlung Bruno Bischofberger

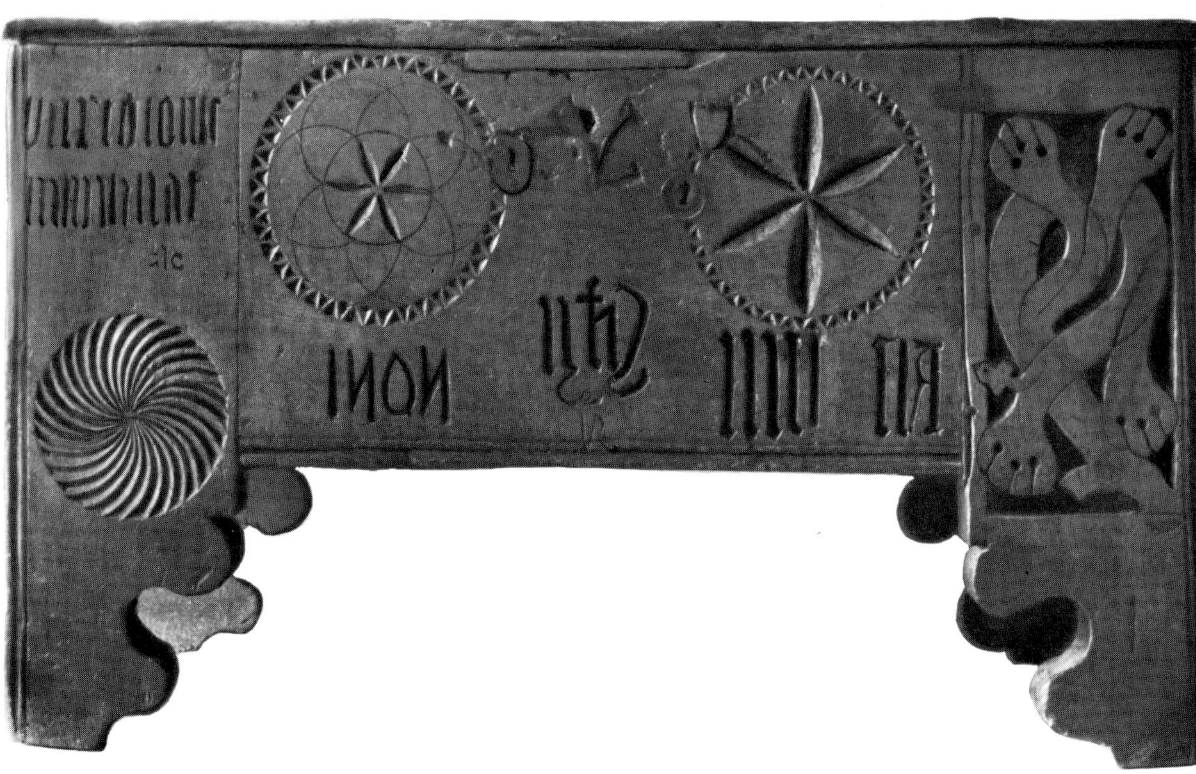

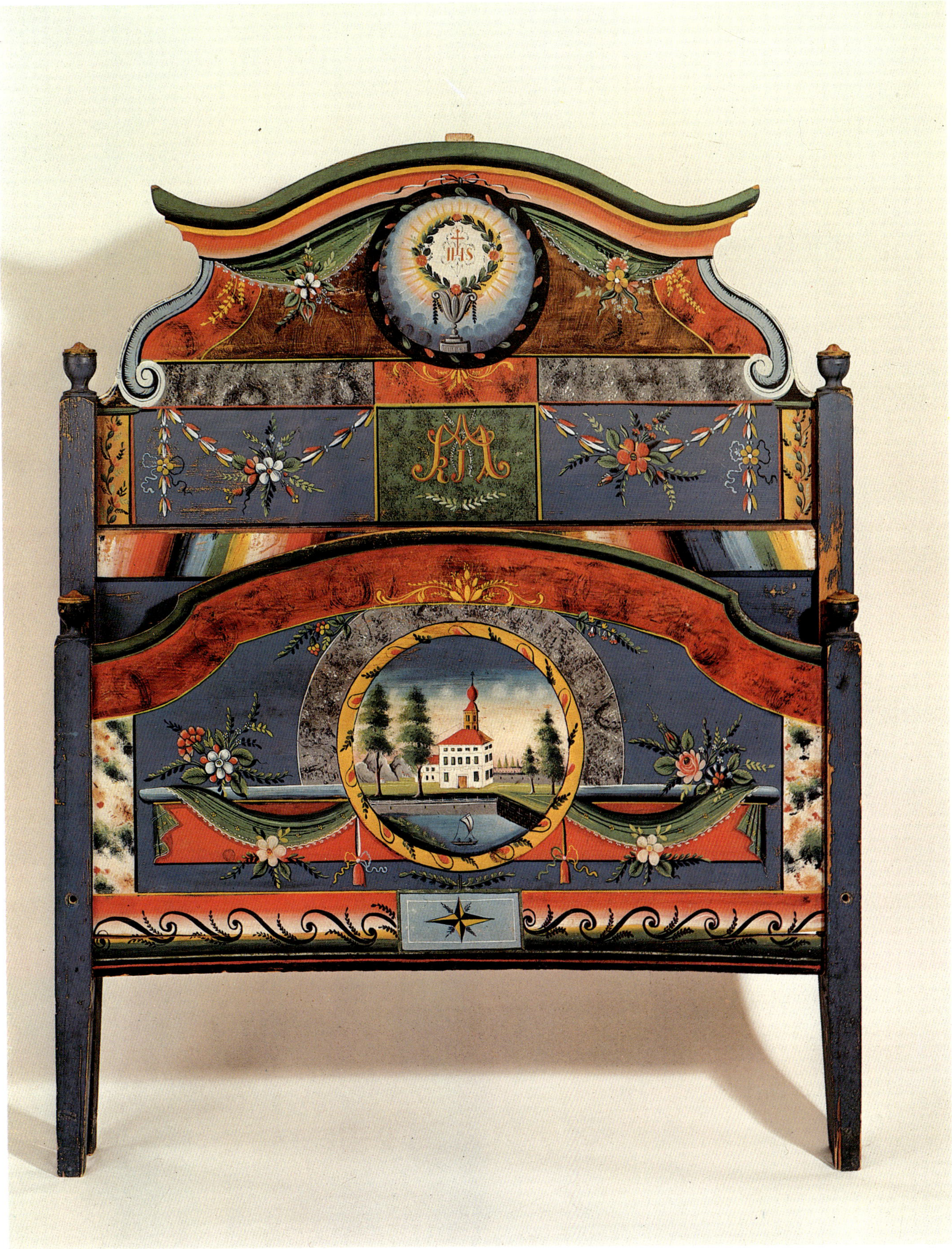
IHS

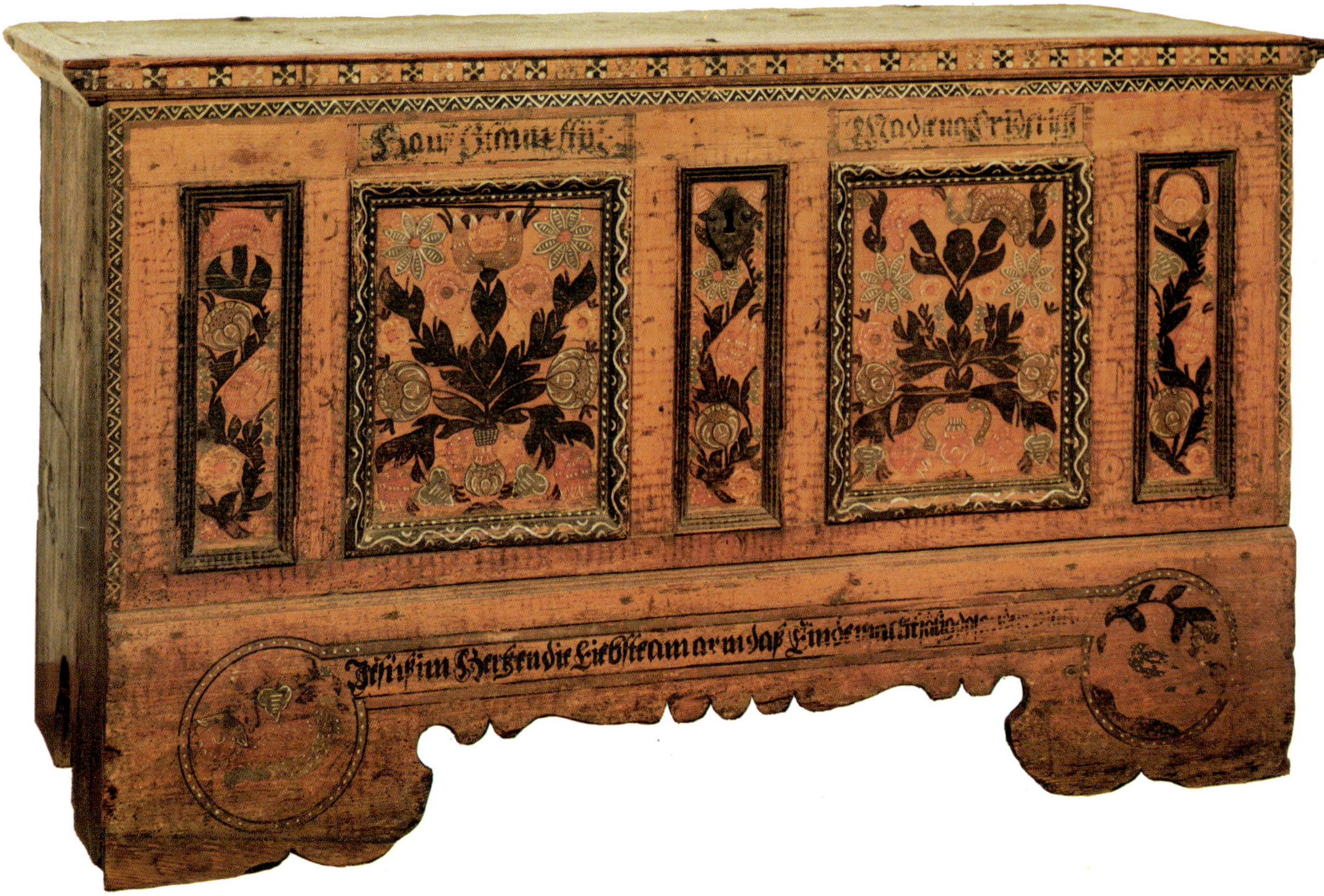

Truhe aus der Gegend Aarberg, Kt. Bern, um 1740
Zürich, Schweiz. Landesmuseum

Seite 121 oben: Truhe mit Schablonenmalerei,
Kt. Appenzell-Außerrhoden, 1684

Seite 121 unten: Truhe im Traubenstil bemalt,
Toggenburg, Kt. St. Gallen, 1760/70
Zürich, Schweiz. Landesmuseum

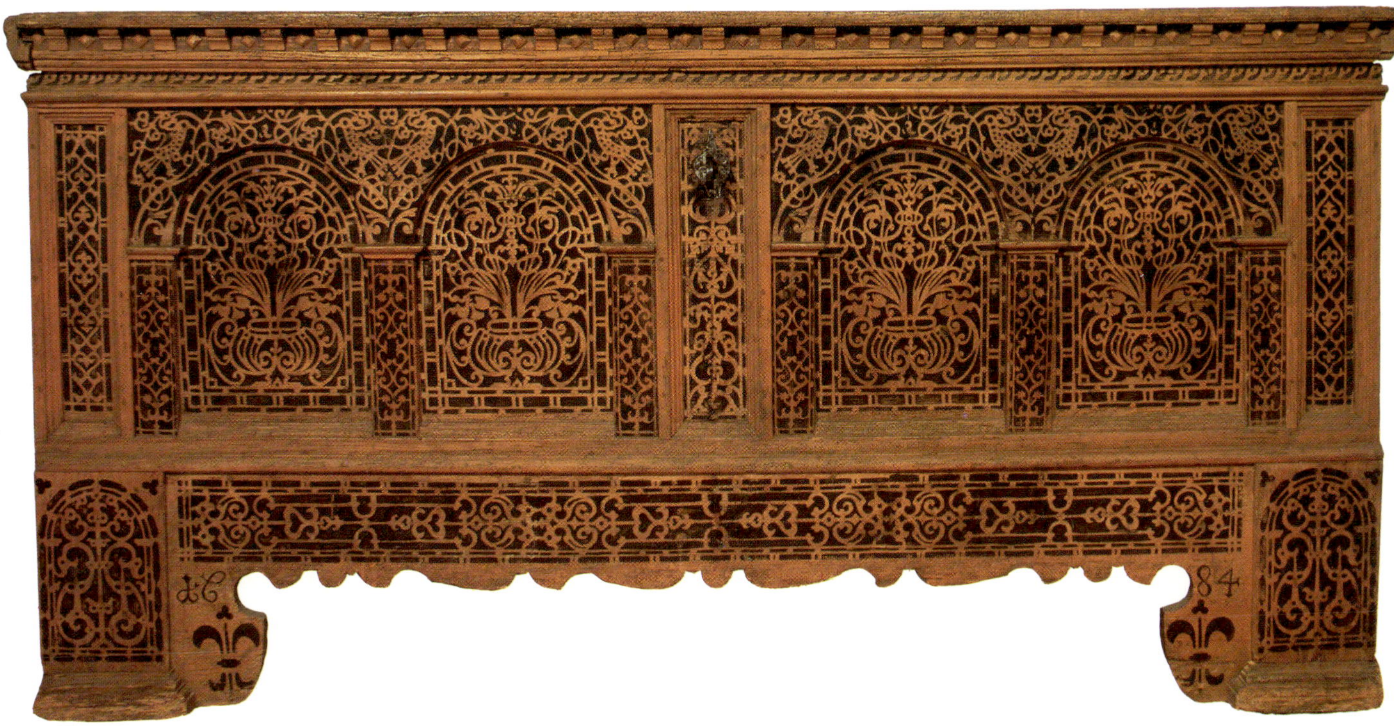
84

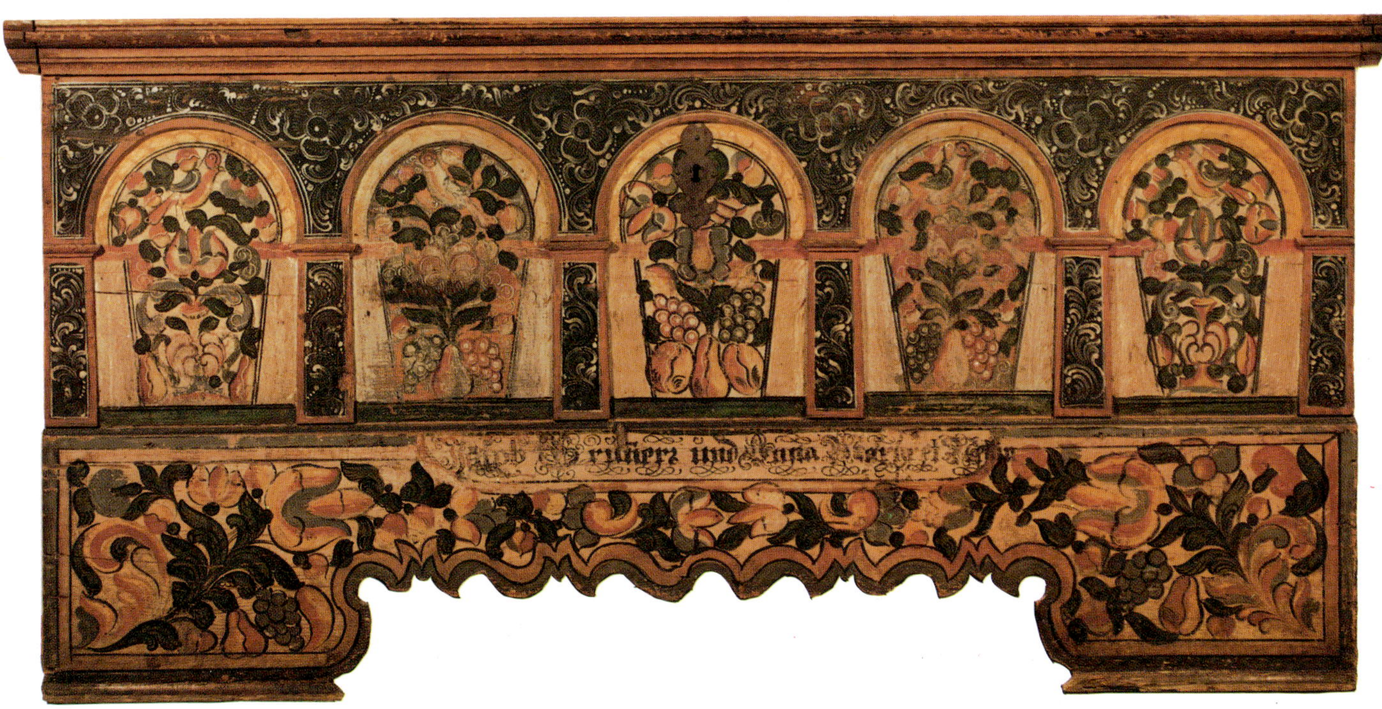

Malerei auf einer Kleintruhe, 1811, Château d'Oex,
Musée du Pays d'Enhaut, Kt. Waadt

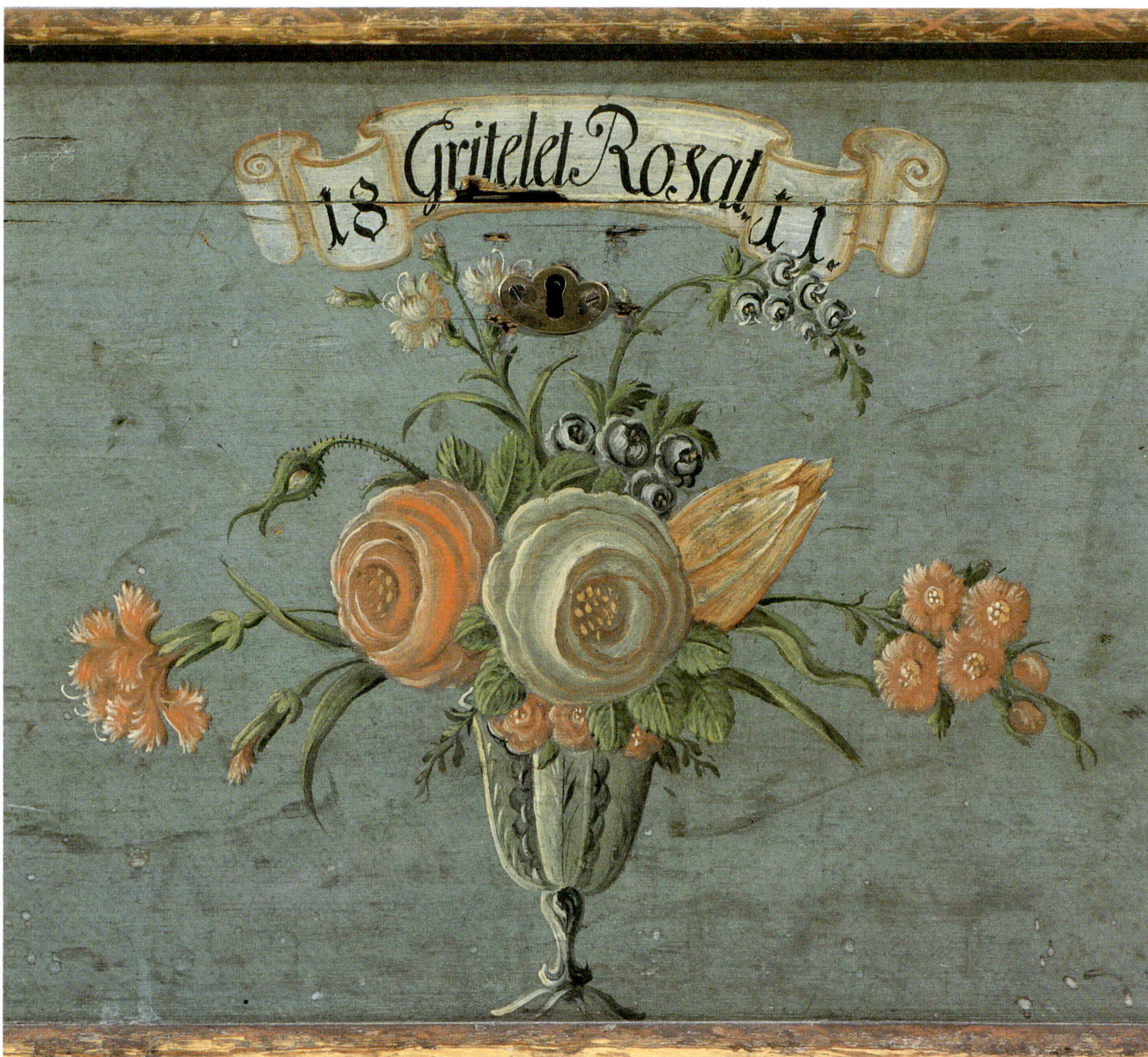

Wiege aus dem Tessin mit Kerbschnittmotiven, 18. Jh.

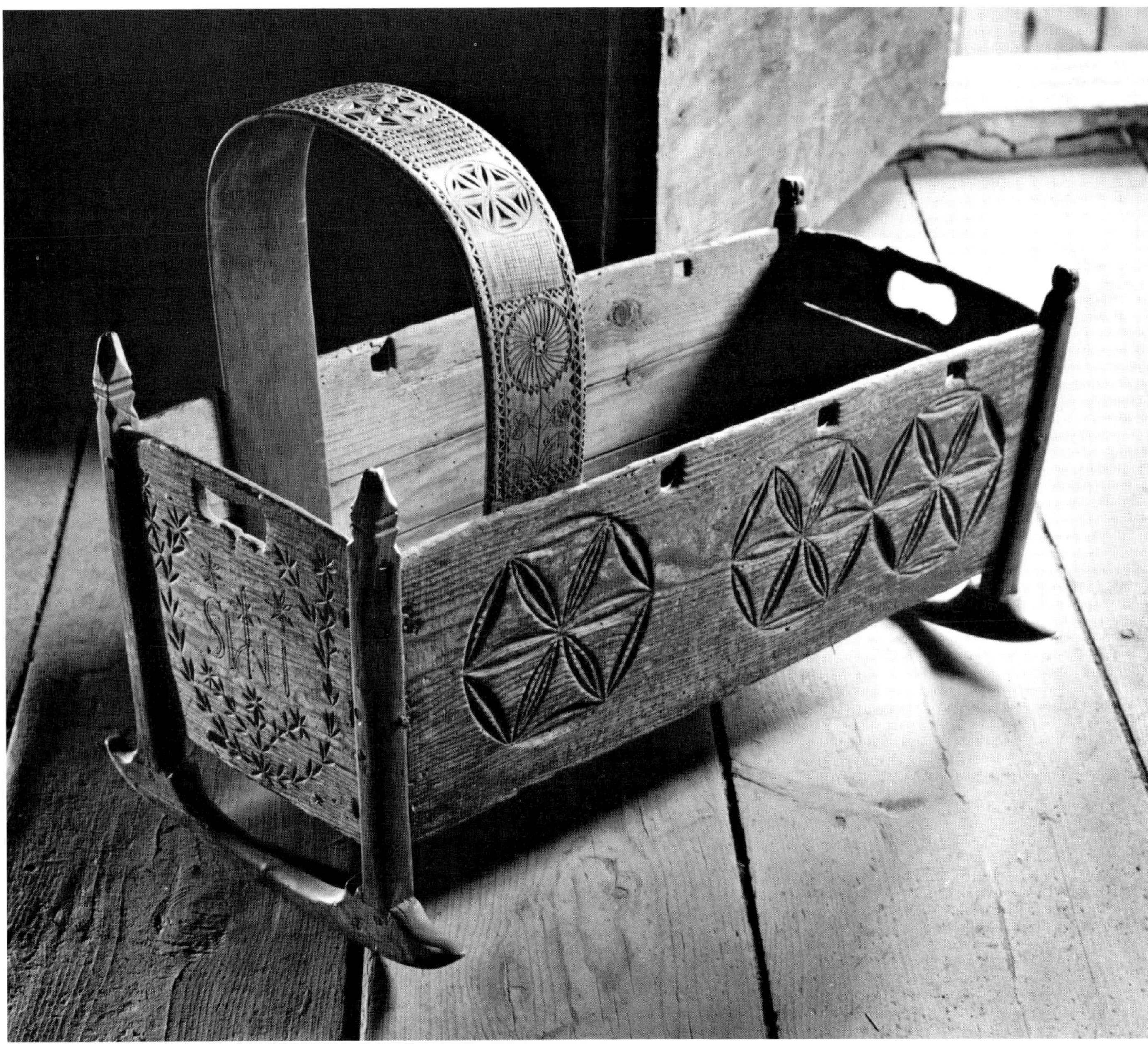

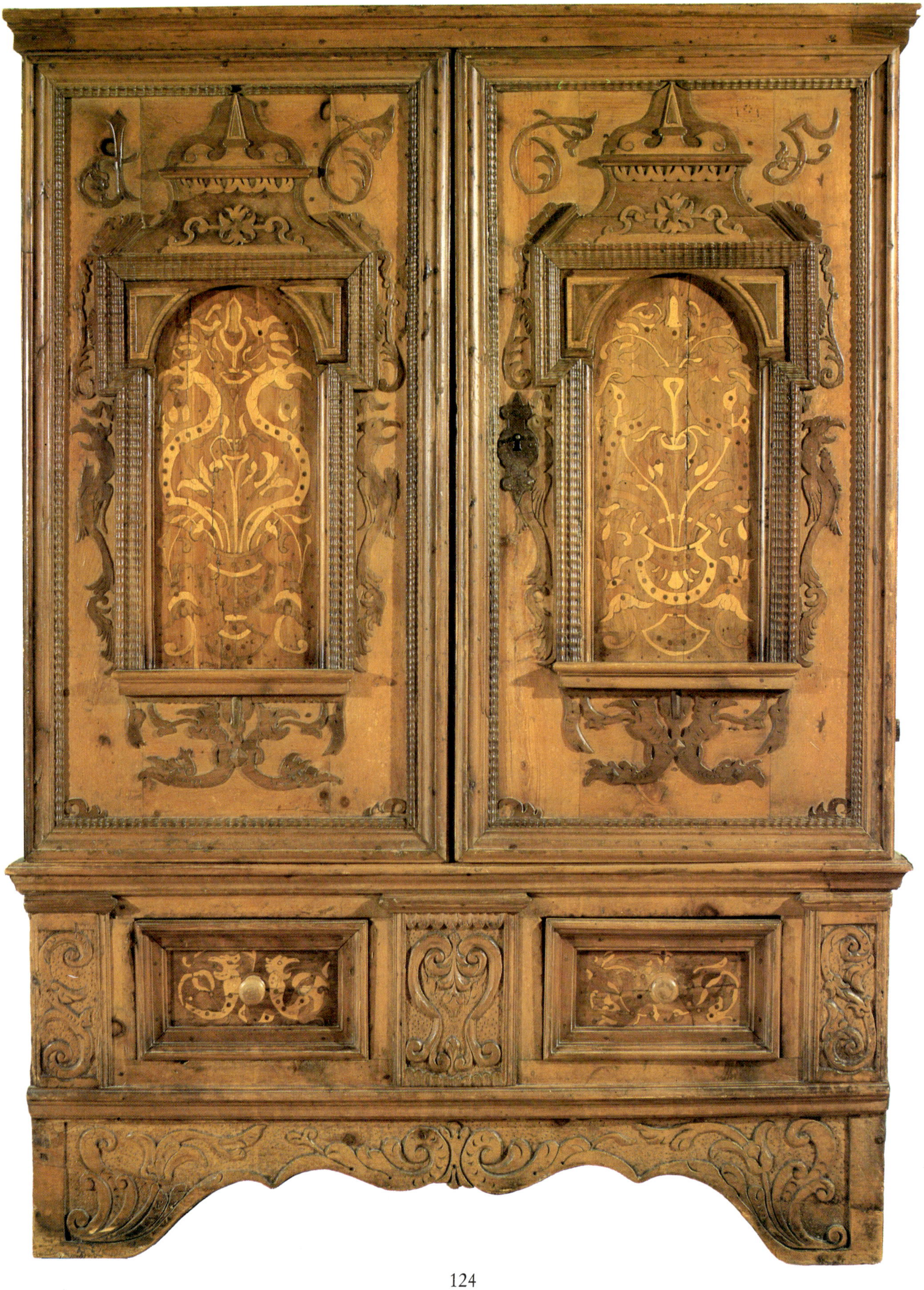

124

Seite 124: Schrank aus Clavadel/Davos, 1665, Kt. Graubünden

Kastentisch, 1572, Kt. Graubünden

Brettstuhl (Stabelle), 1670, Kt. Zürich Zürich, Schweiz. Landesmuseum

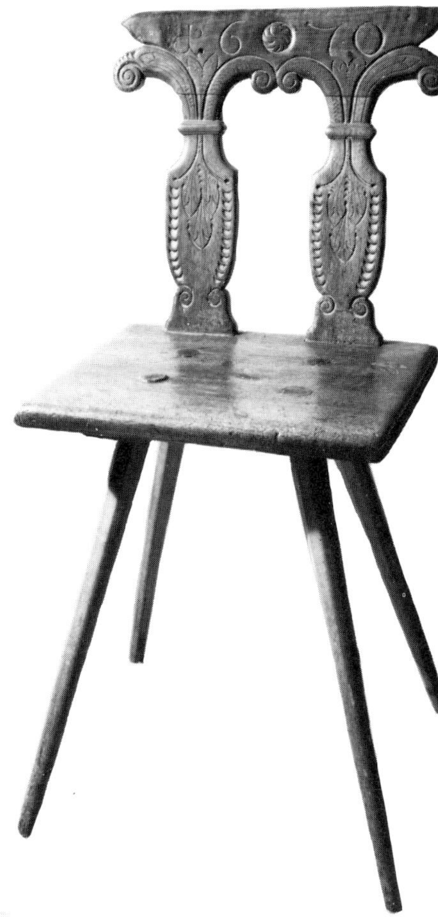

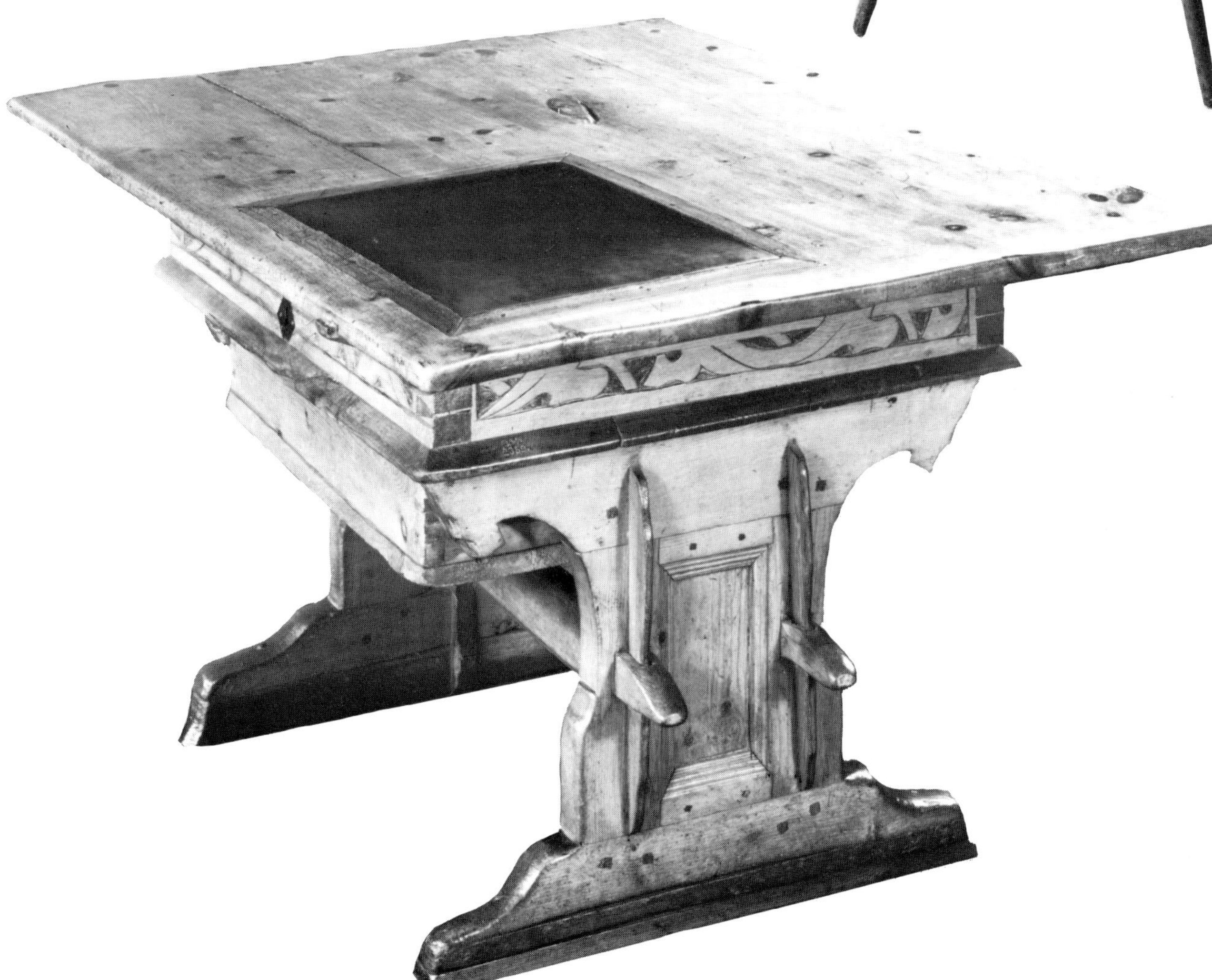

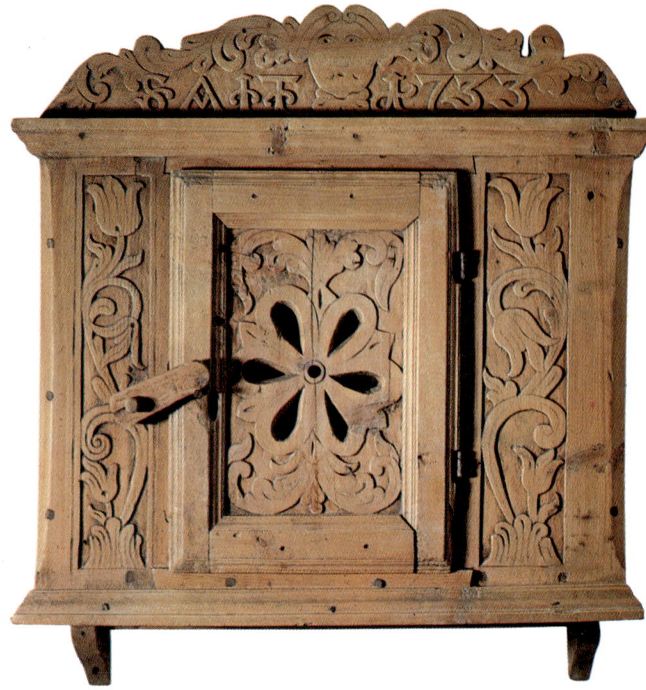

Küchen-Wandkästchen, Engadin, 1733,
Kt. Graubünden
St. Moritz, Engadiner Museum

Unten: Bett mit Kinderbett aus Maloja,
1624, Kt. Graubünden
Chur, Rätisches Museum

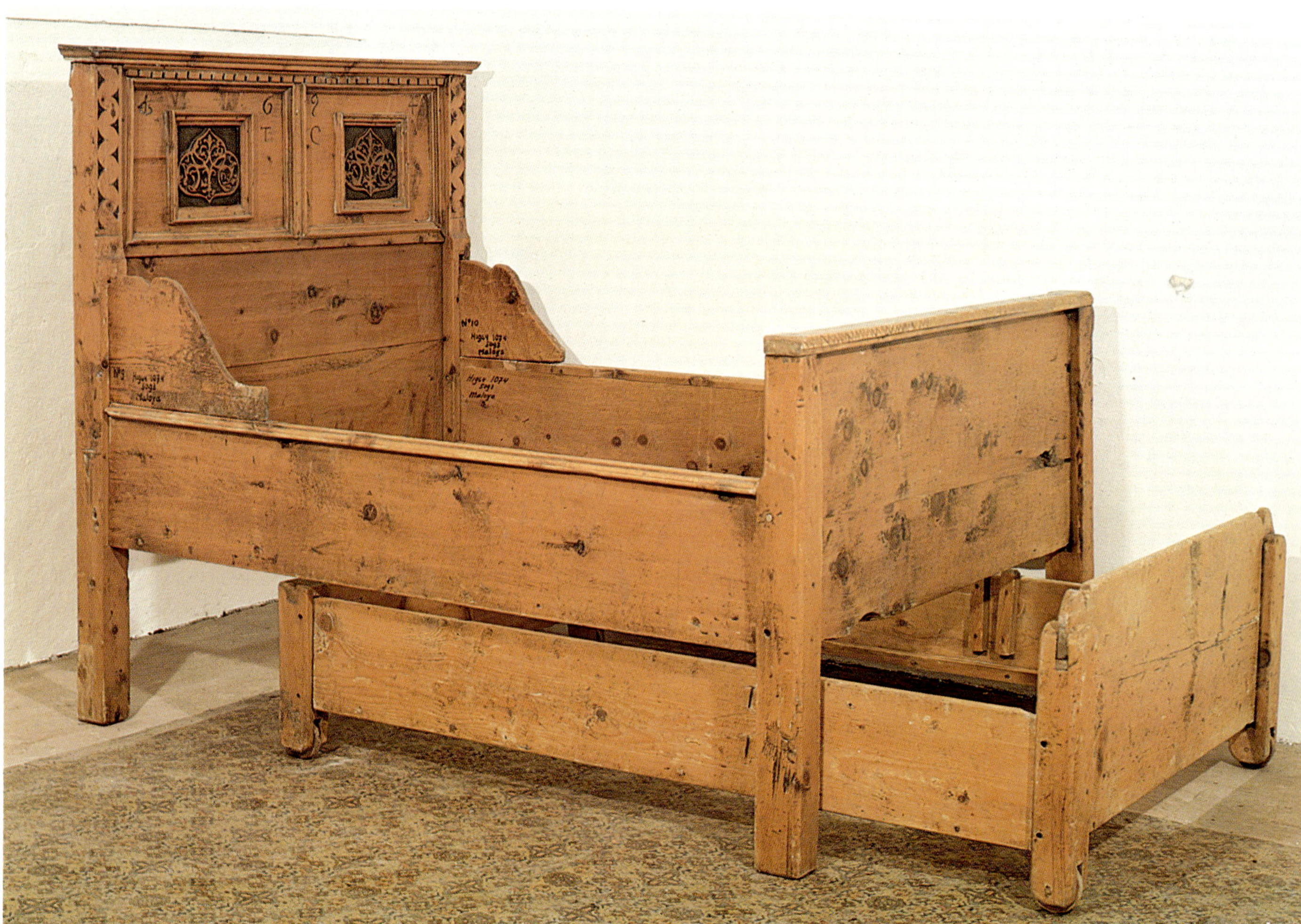

Rechts: Sekretär-Wandkästchen aus dem Engadin, um 1700, Kt. Graubünden St. Moritz, Engadiner Museum

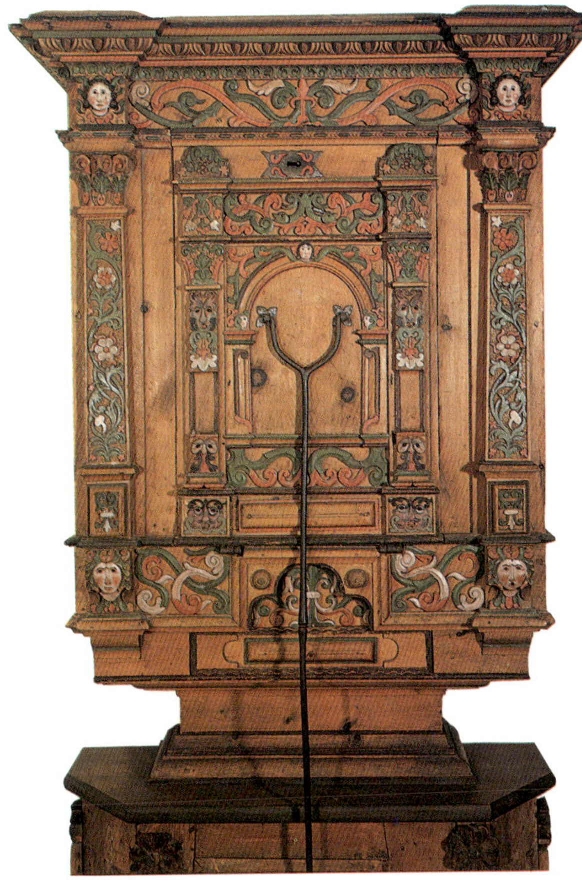

Unten: Lesepültchen, um 1800, Kt. Bern Bern, Historisches Museum

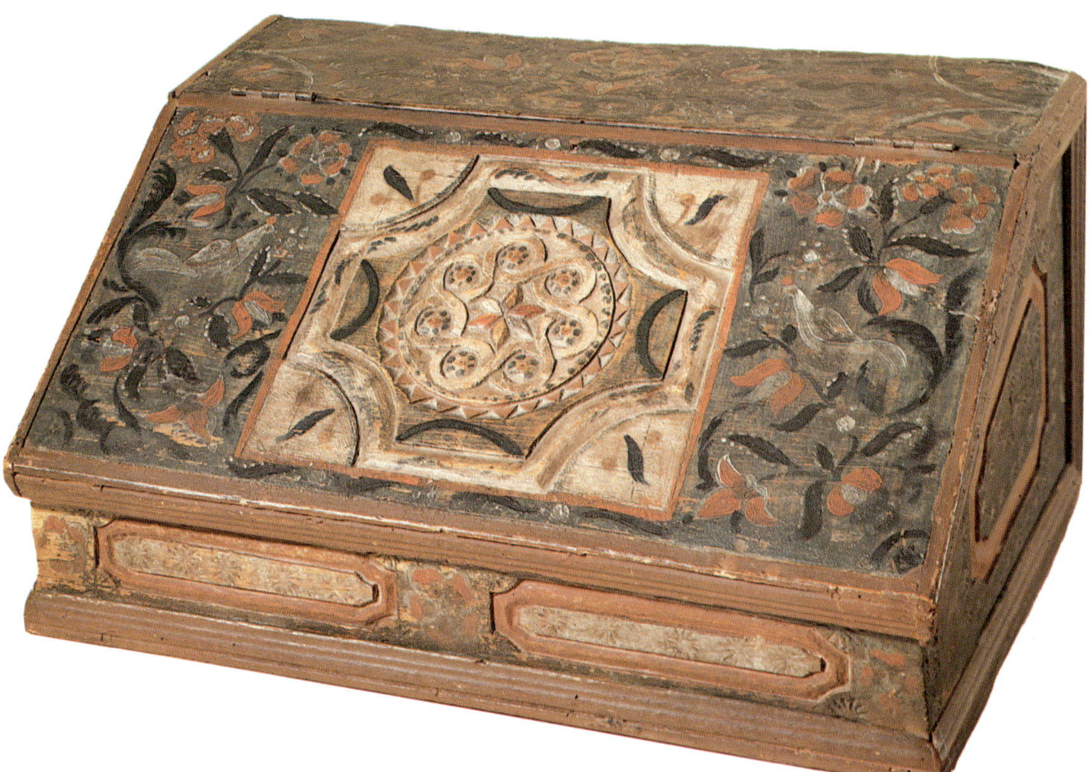

Sockeltruhe, 16. Jh., Kt. Aargau
Zürich, Schweiz. Landesmuseum

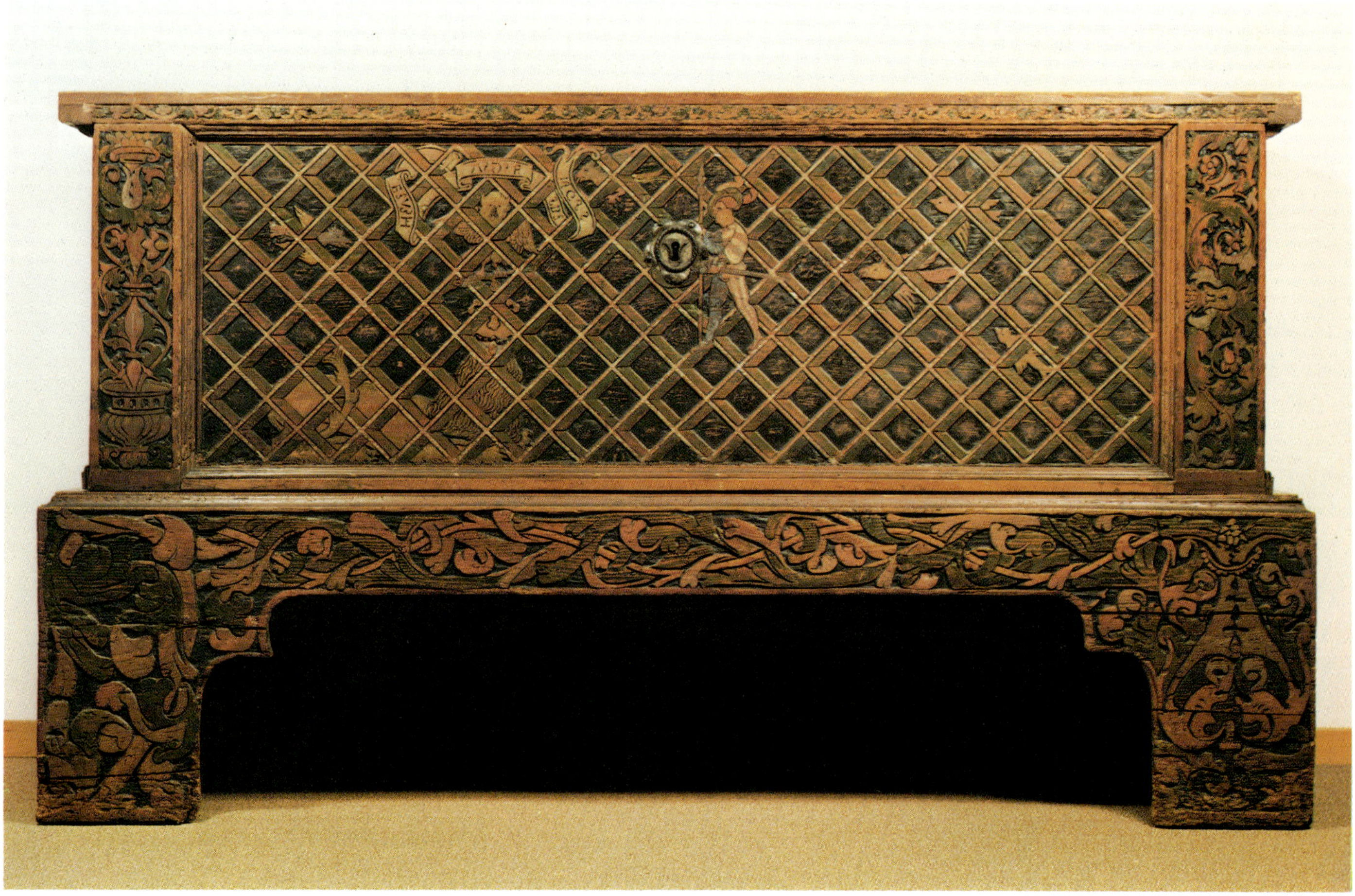

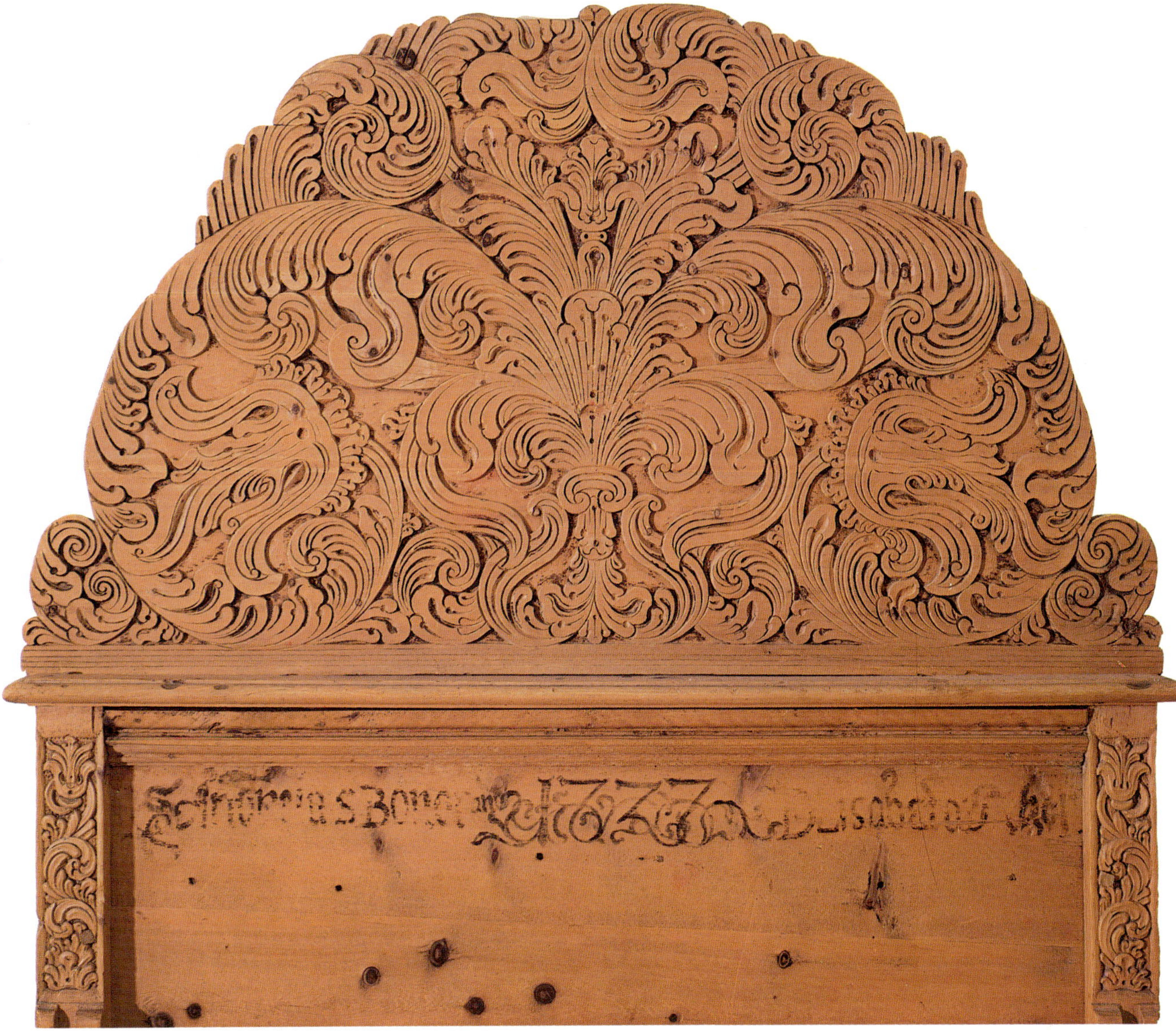

Bettstatt-Kopflade aus dem Engadin, 1727,
Kt. Graubünden
St. Moritz, Engadiner Museum

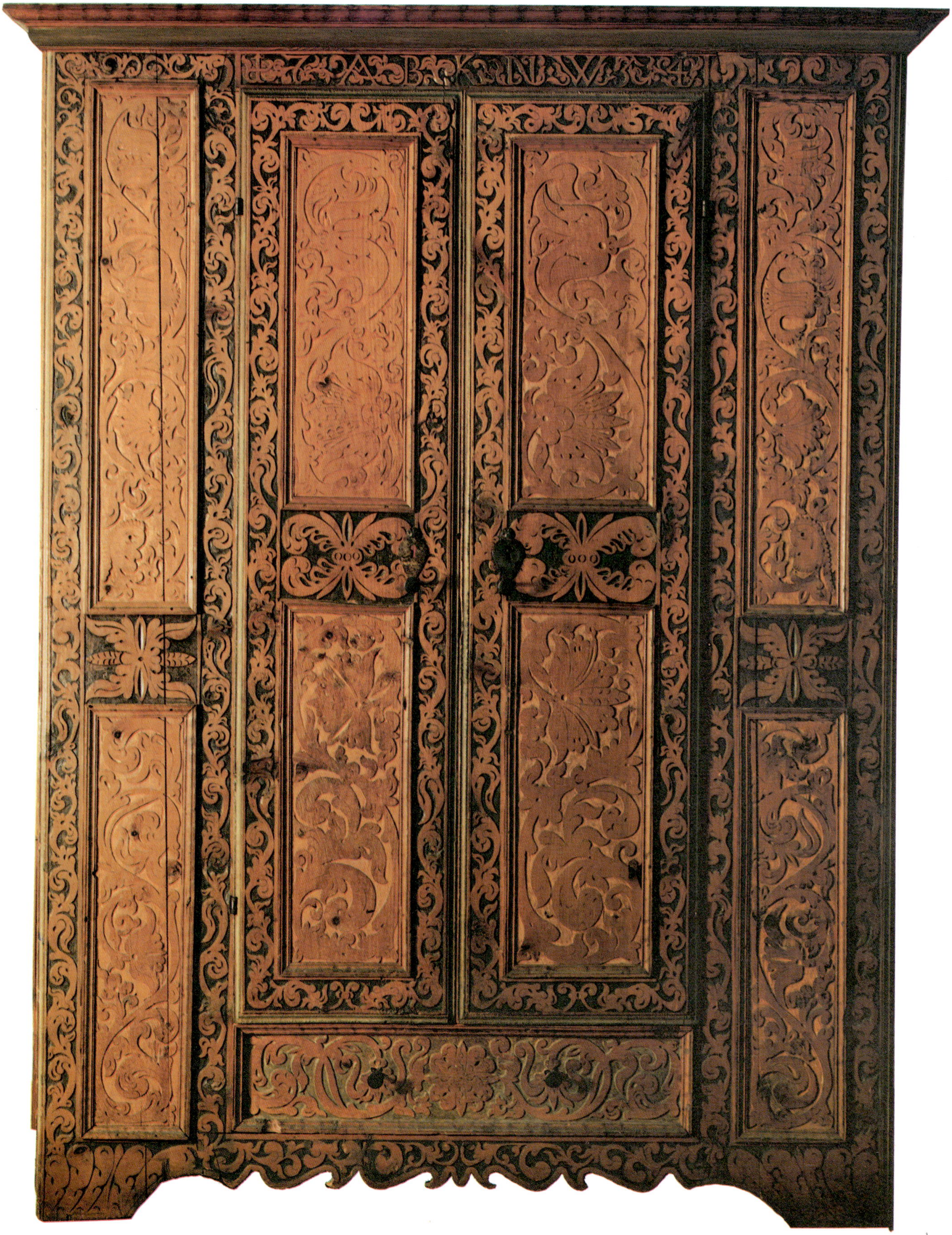

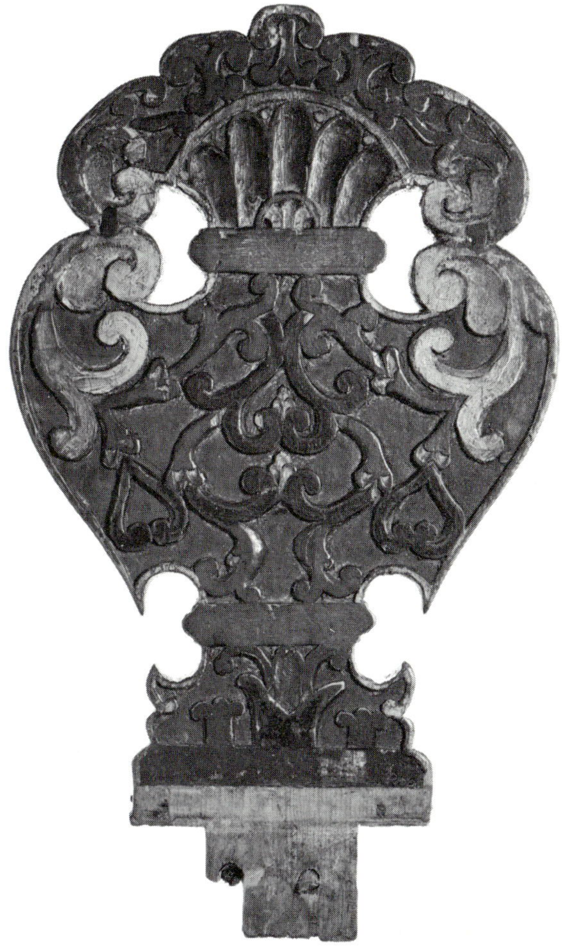

Seite 130: Schrank aus dem Unterengadin, 1754, Kt. Graubünden Zürich, Schweiz. Landesmuseum

Rechts: Stabellenlehne aus dem Engadin, 18. Jh., Kt. Graubünden Zürich, Schweiz. Landesmuseum

Unten: Kleintruhe aus dem Engadin, 1765, Kt. Graubünden Zürich, Schweiz. Landesmuseum

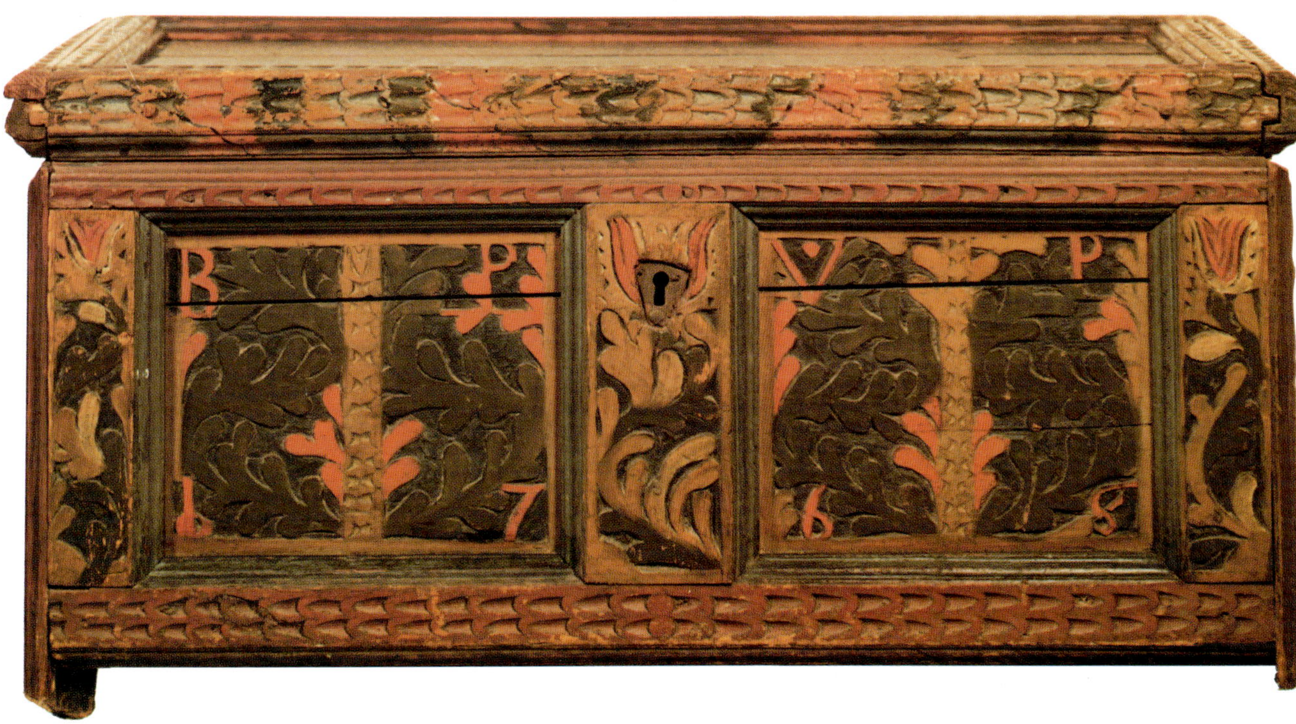

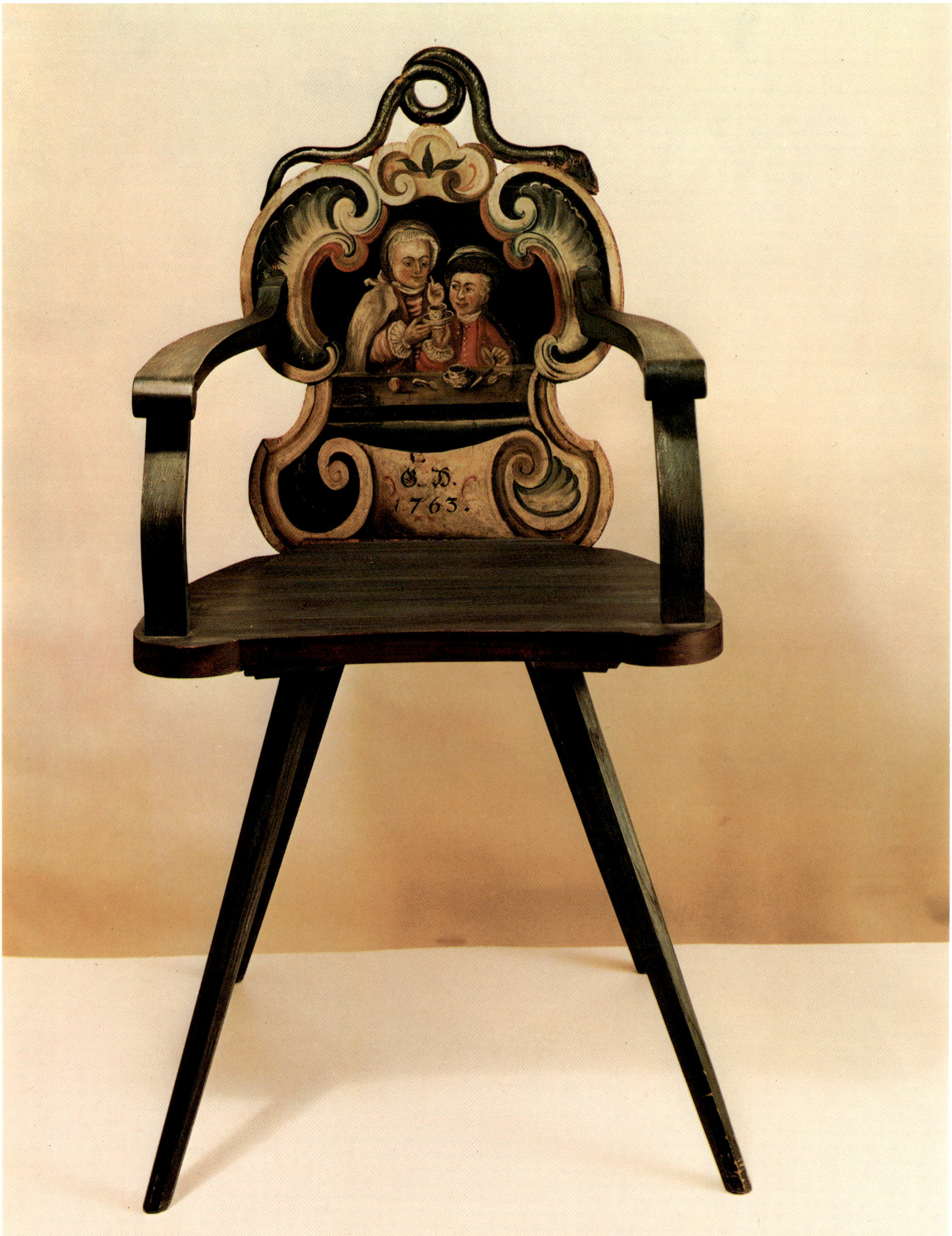
G. D.
1763.

Seite 132: Kinderstabelle, 1763, Kt. Appenzell
Zürich, Schweiz. Landesmuseum

Unten: Schrägpfostentisch, 1733, Kt. Graubünden
Zürich, Schweiz. Landesmuseum

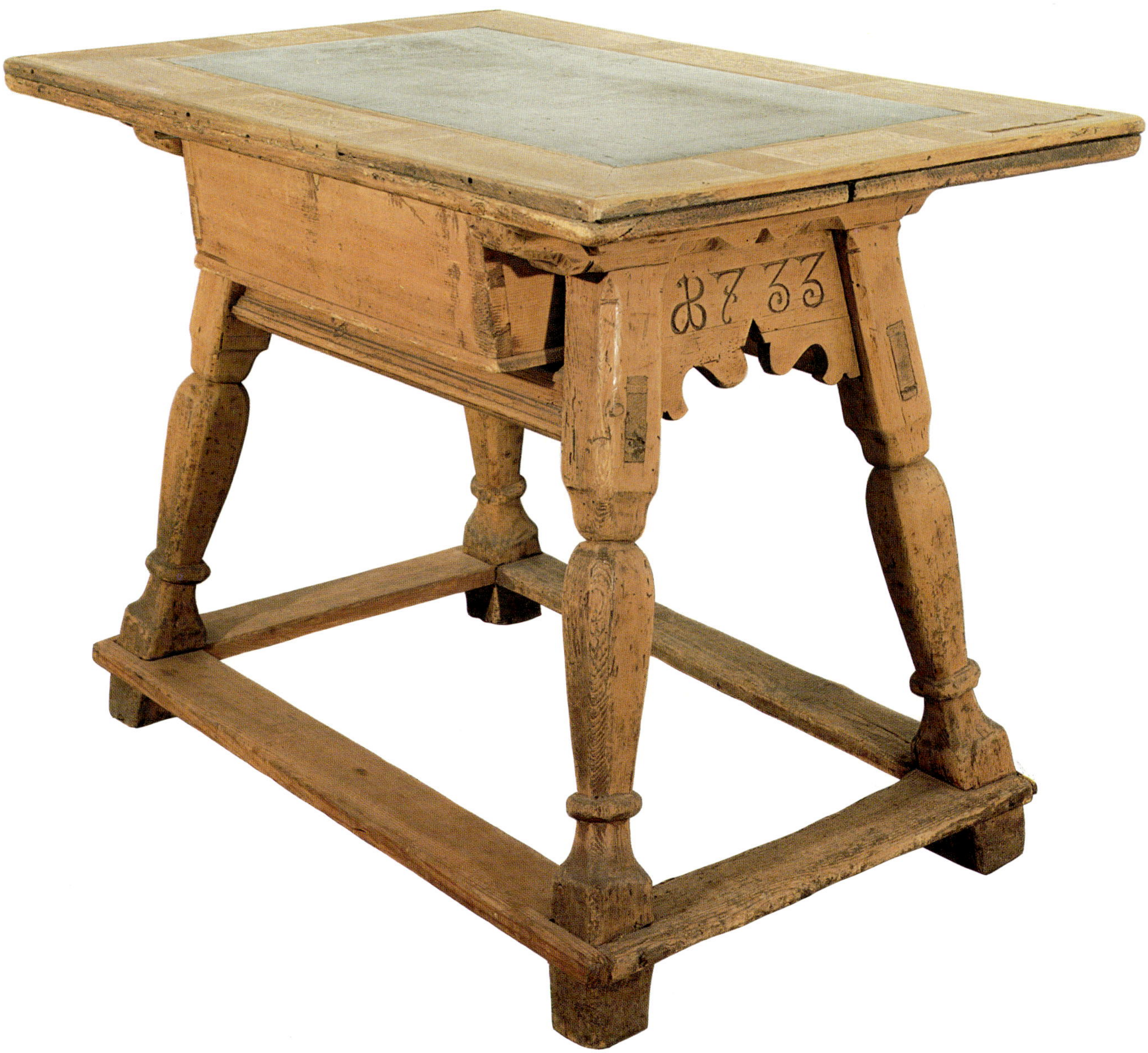

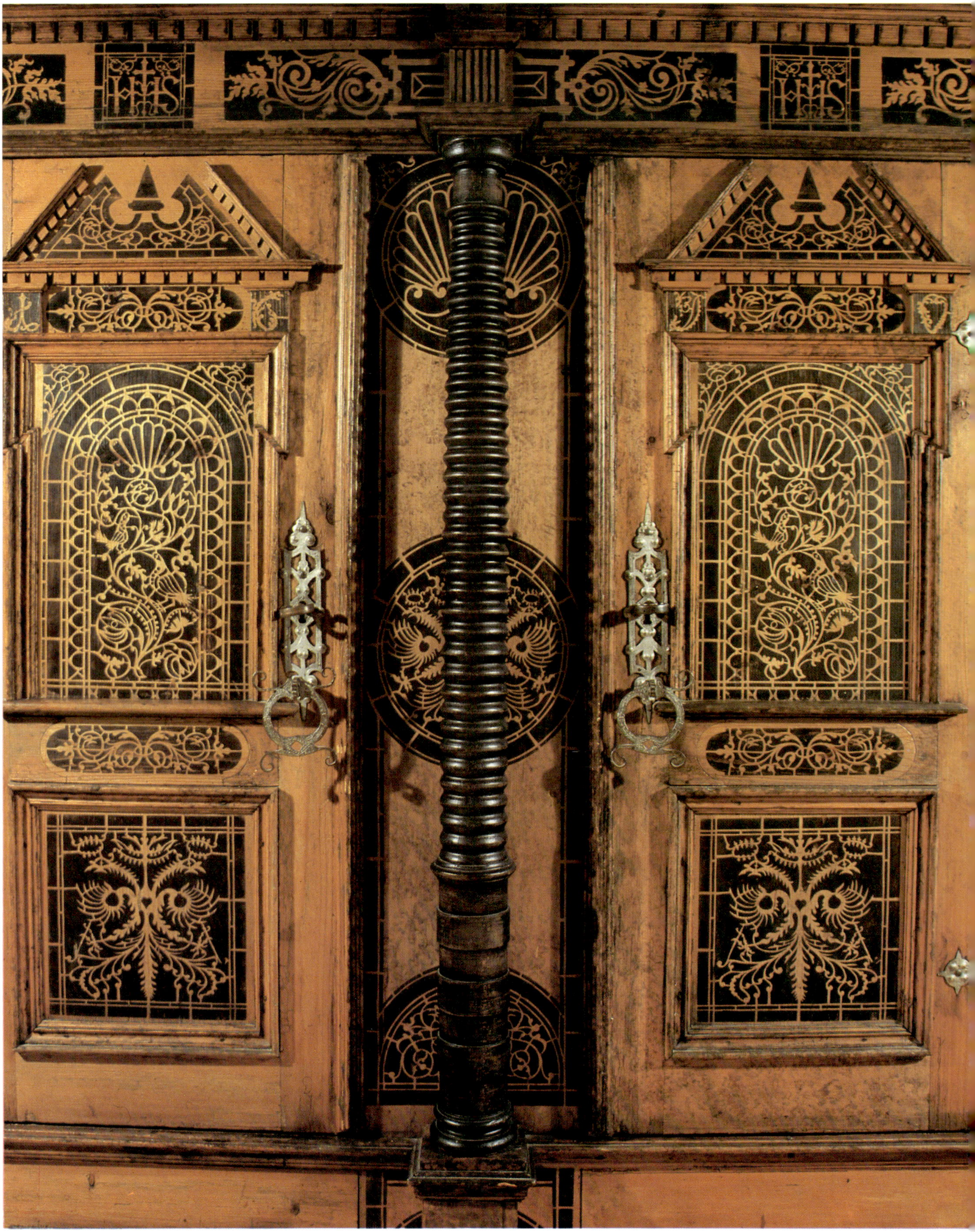

Seite 134: Schrank mit Schablonenmalerei, 1690, Kt. Appenzell

Unten: Kleintruhe aus Château d'Oex, 1707, Kt. Waadt

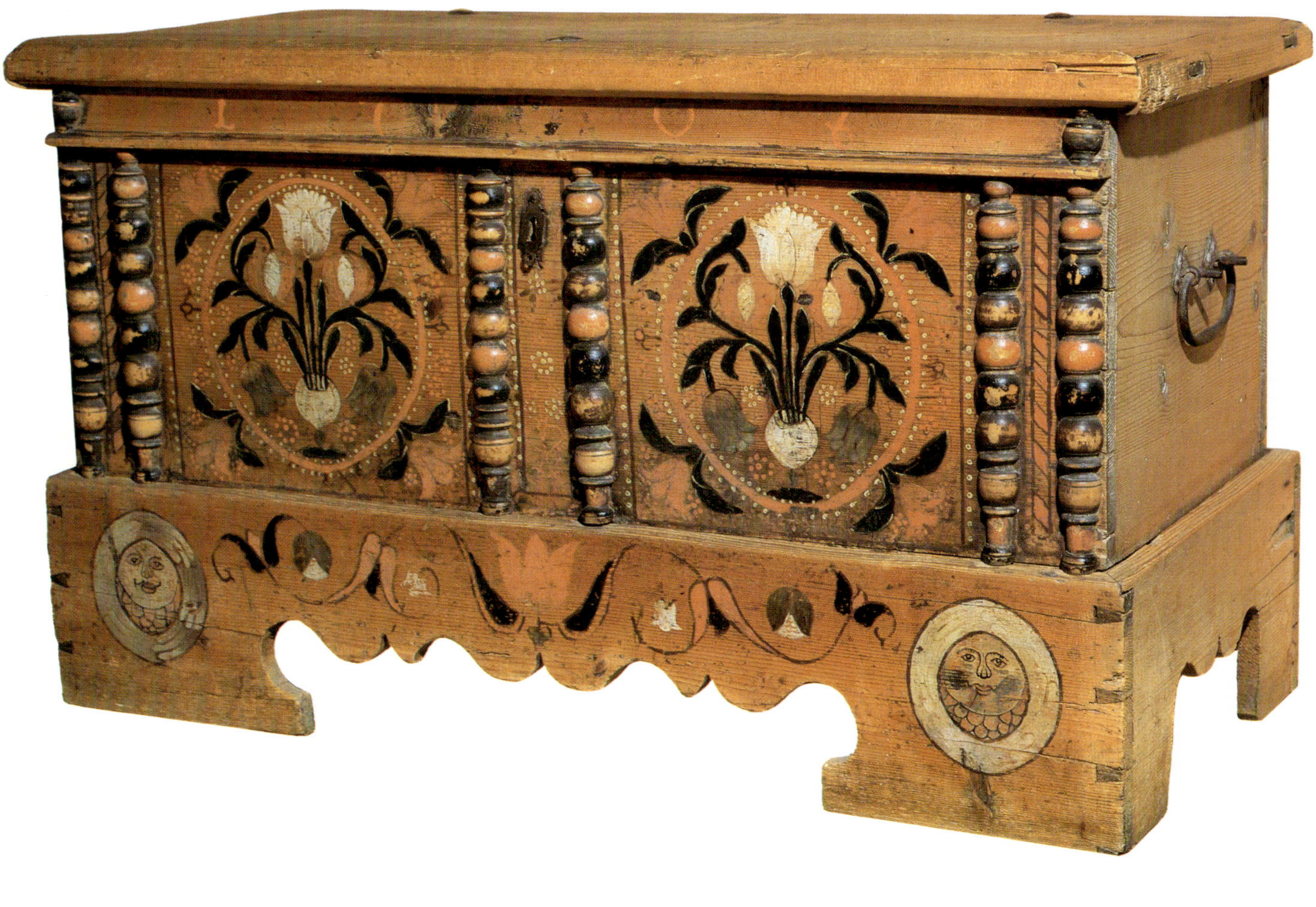

Unten: Truhe aus dem Kanton Bern, 1756
Zürich, Schweiz. Landesmuseum

Seite 137: Bemalung im Traubenstil auf einem
Schrank aus dem Toggenburg, 1757, Kt. St. Gallen

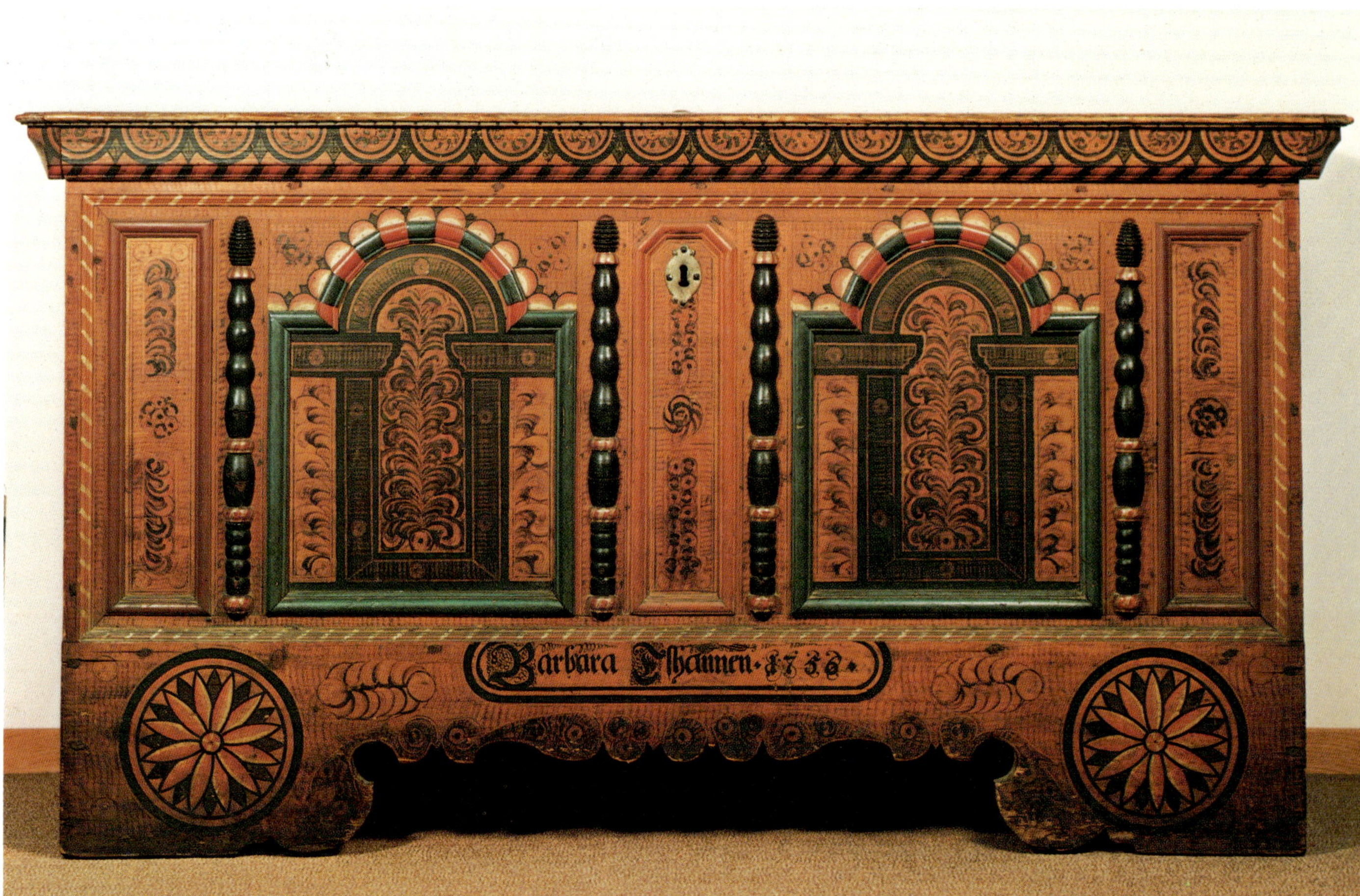

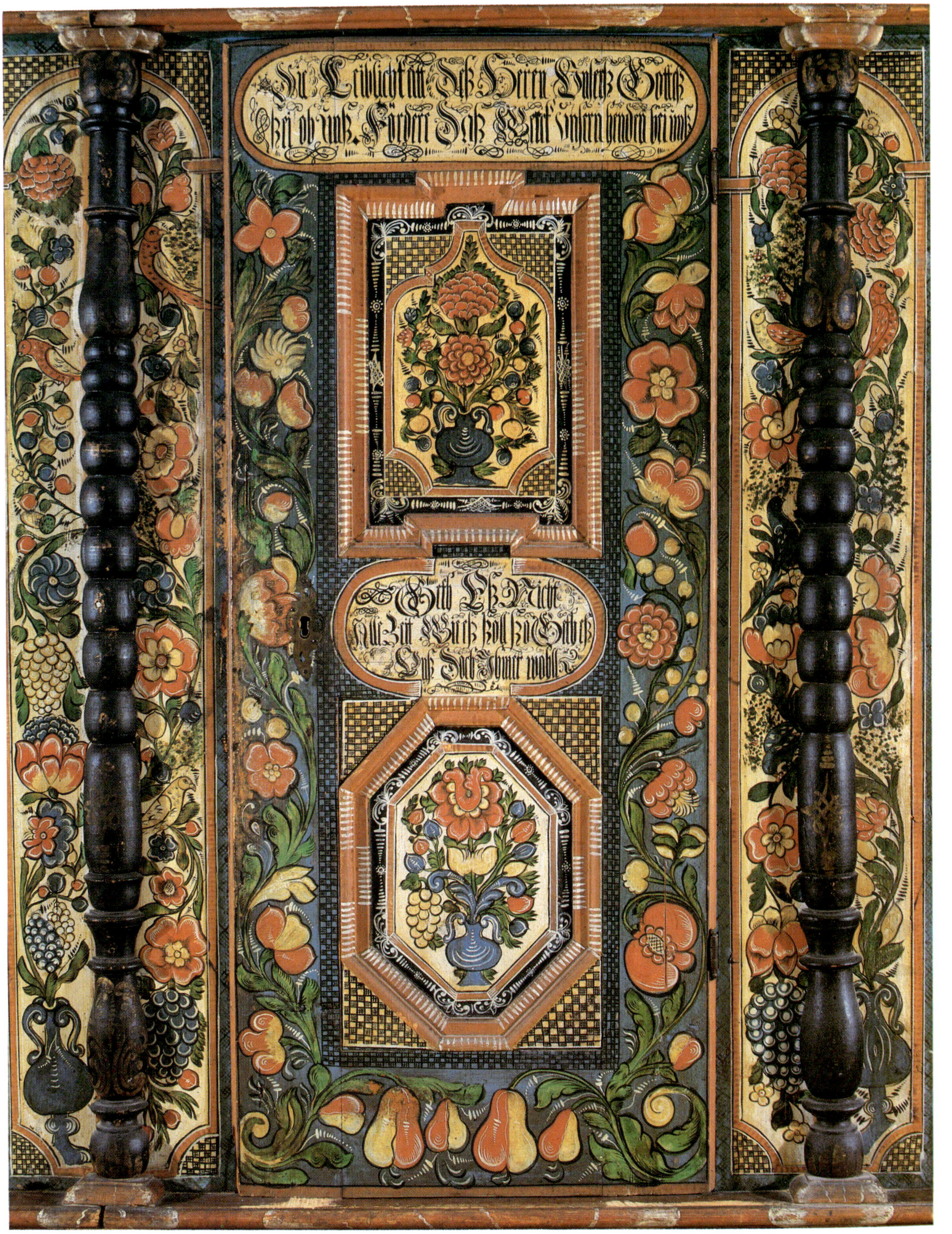

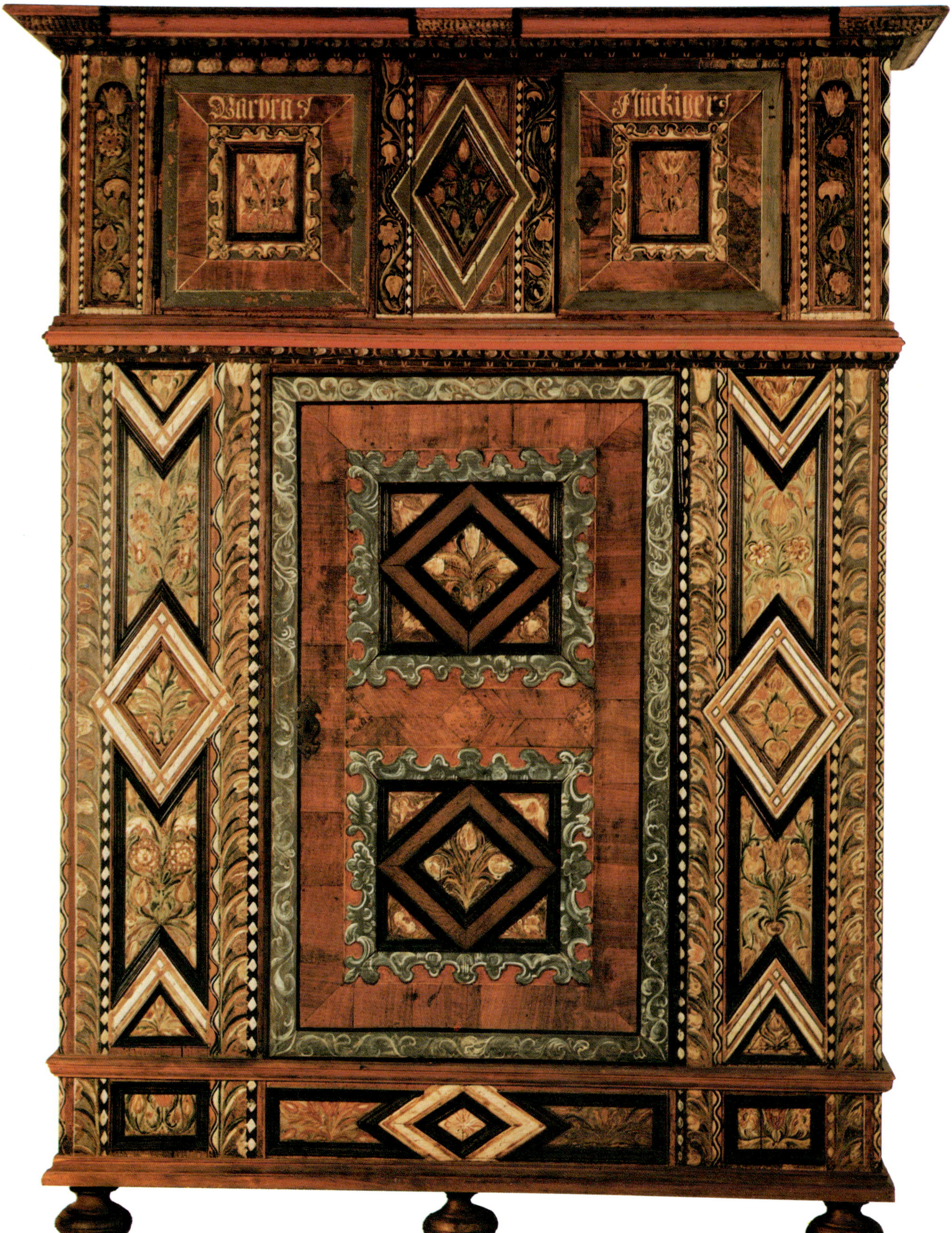
Barbra
Flückiger

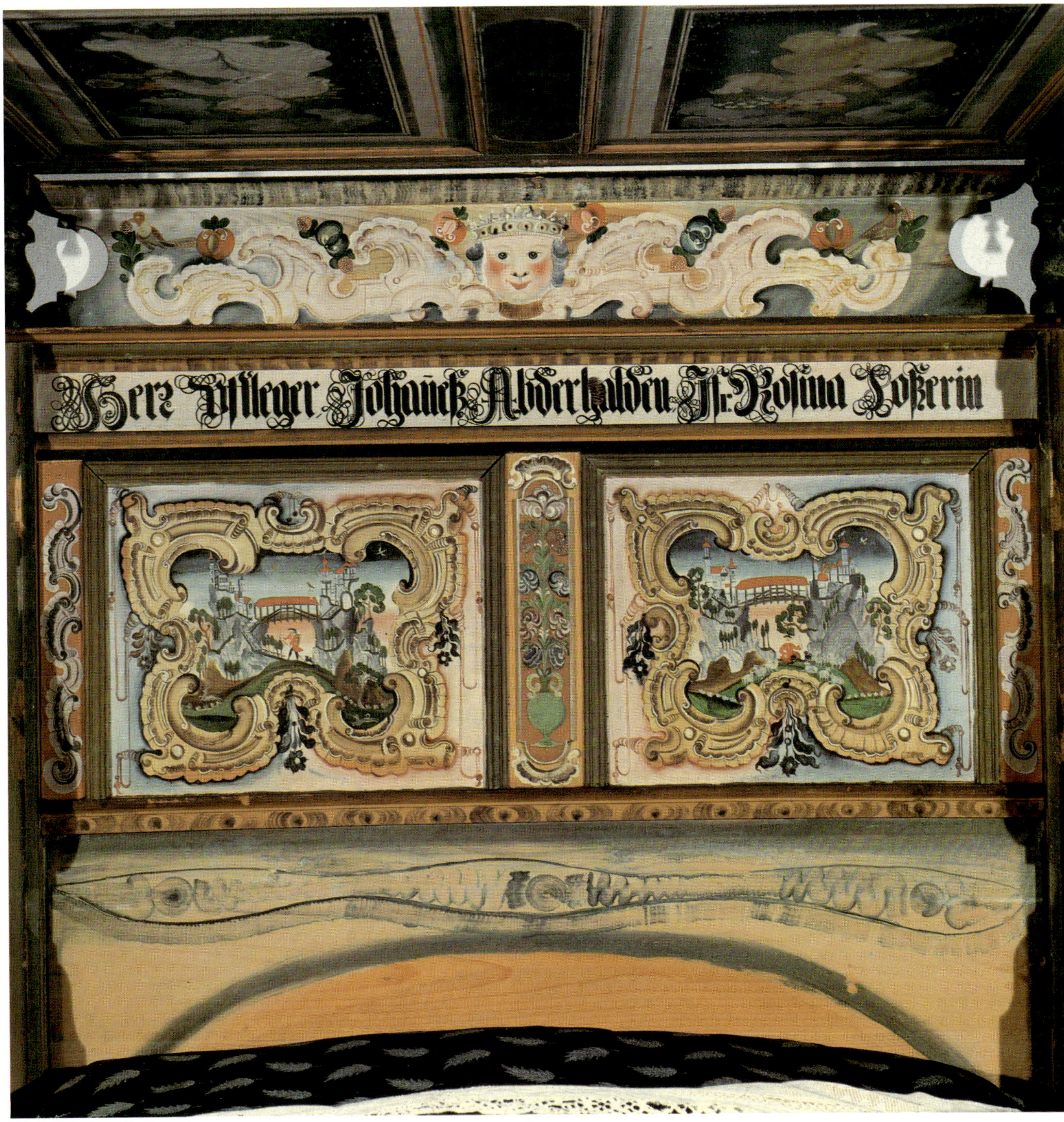

Himmelbett aus dem Toggenburg, um 1780,
Kt. St. Gallen

Seite 138: Schrank aus dem Kanton Bern, 1760
Zürich, Schweiz. Landesmuseum

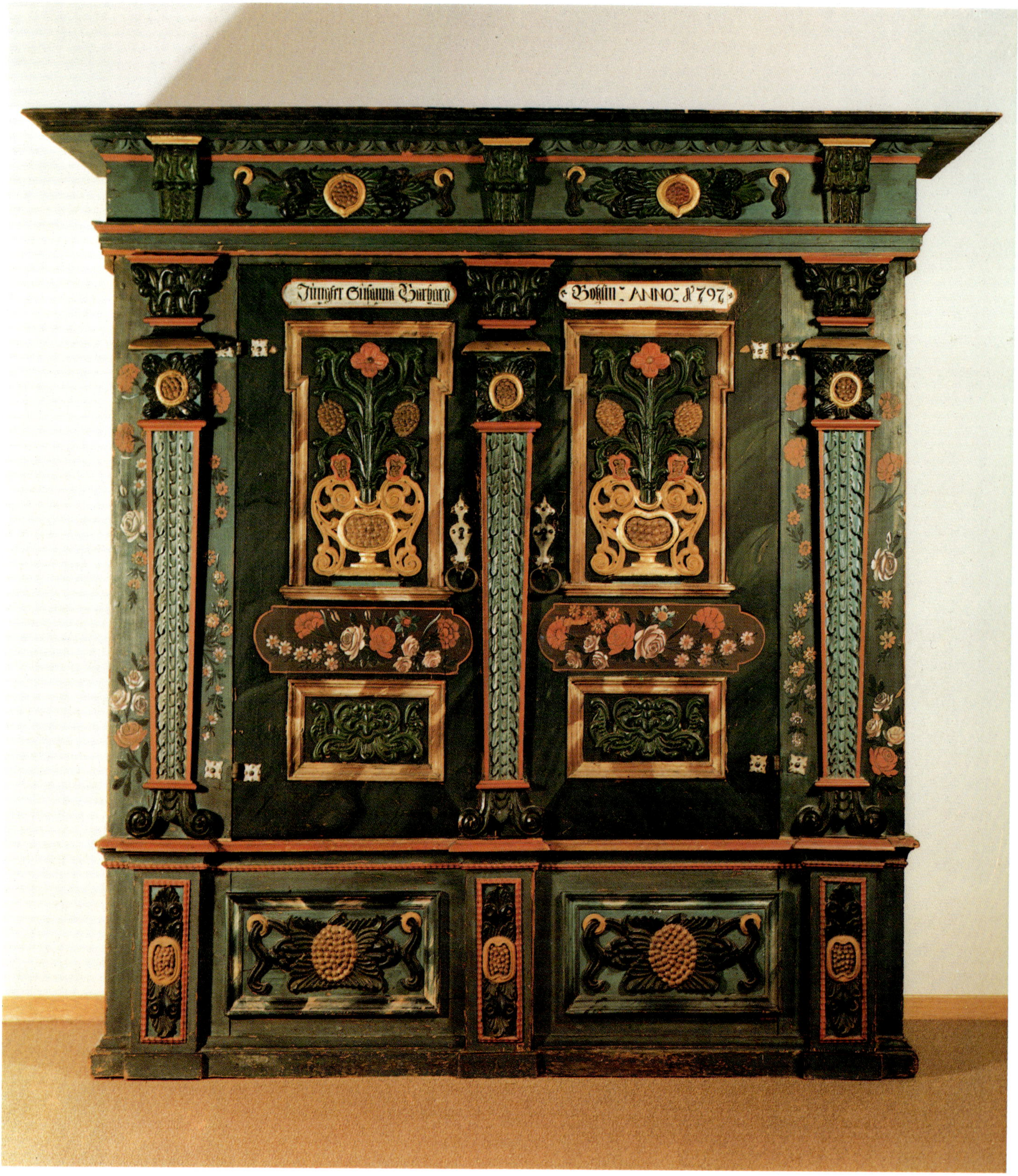
Jungfer Susanna Barbara
Bohlin: ANNO: 1797

Seite 140: Schrank aus dem Toggenburg, 1700/1797, Kt. St. Gallen
Zürich, Schweiz. Landesmuseum

Unten: Wiege aus dem Toggenburg, um 1800
Lichtensteig, Toggenburger Museum

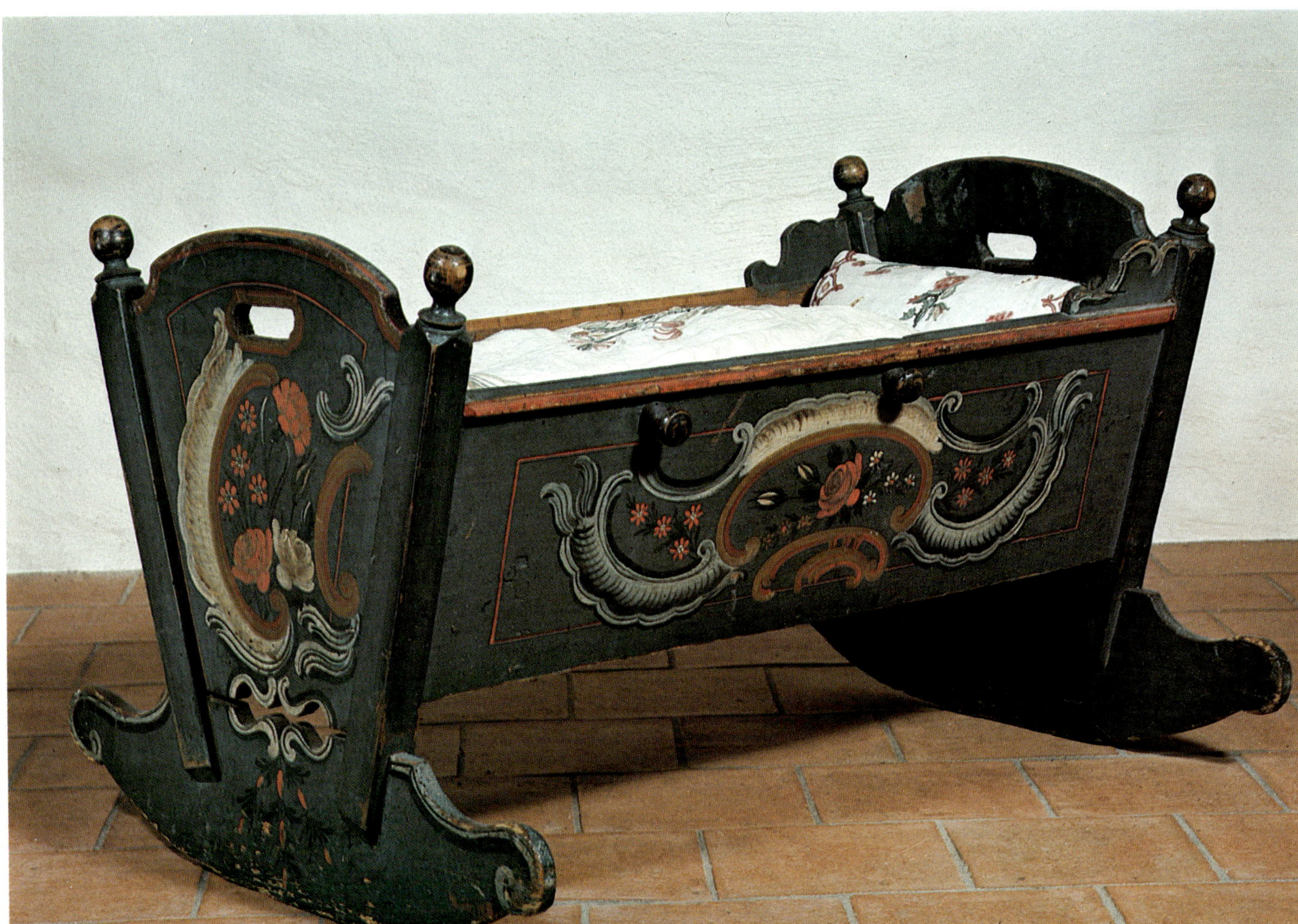

Unten: Schatulle aus dem Toggenburg, um 1800
Lichtensteig, Toggenburger Museum

Seite 143: Schrank aus dem Kanton Appenzell-Außerrhoden, 1805
Sammlung Bruno Bischofberger

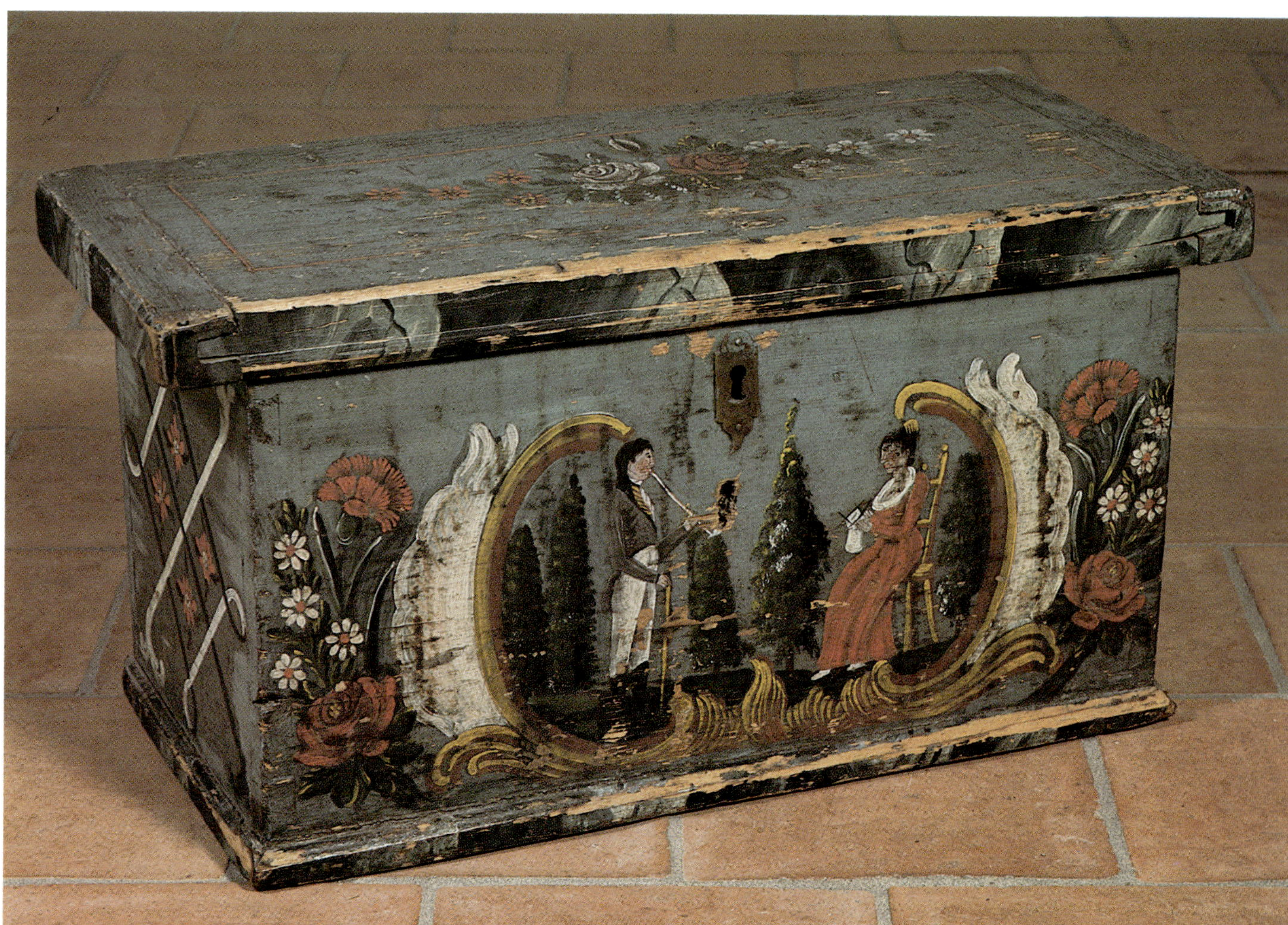

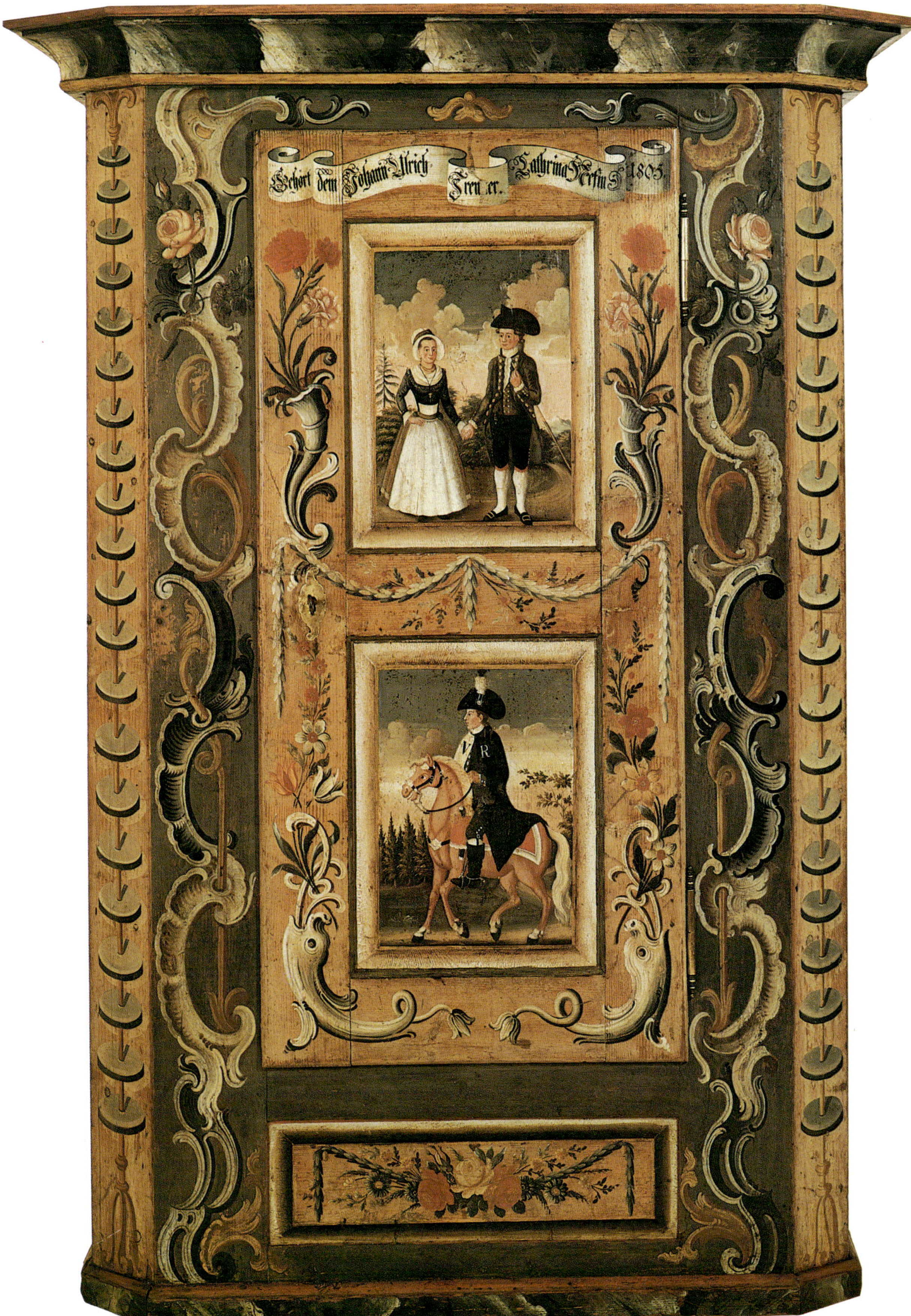
Gehört dem Johann Ulrich
1805

Unten: Malerei auf einem Schrank aus dem Kanton Appenzell-Außerrhoden, 1819

Seite 145: Schrank aus dem Kanton Appenzell-Außerrhoden mit Darstellungen des Lebensalters, 1823

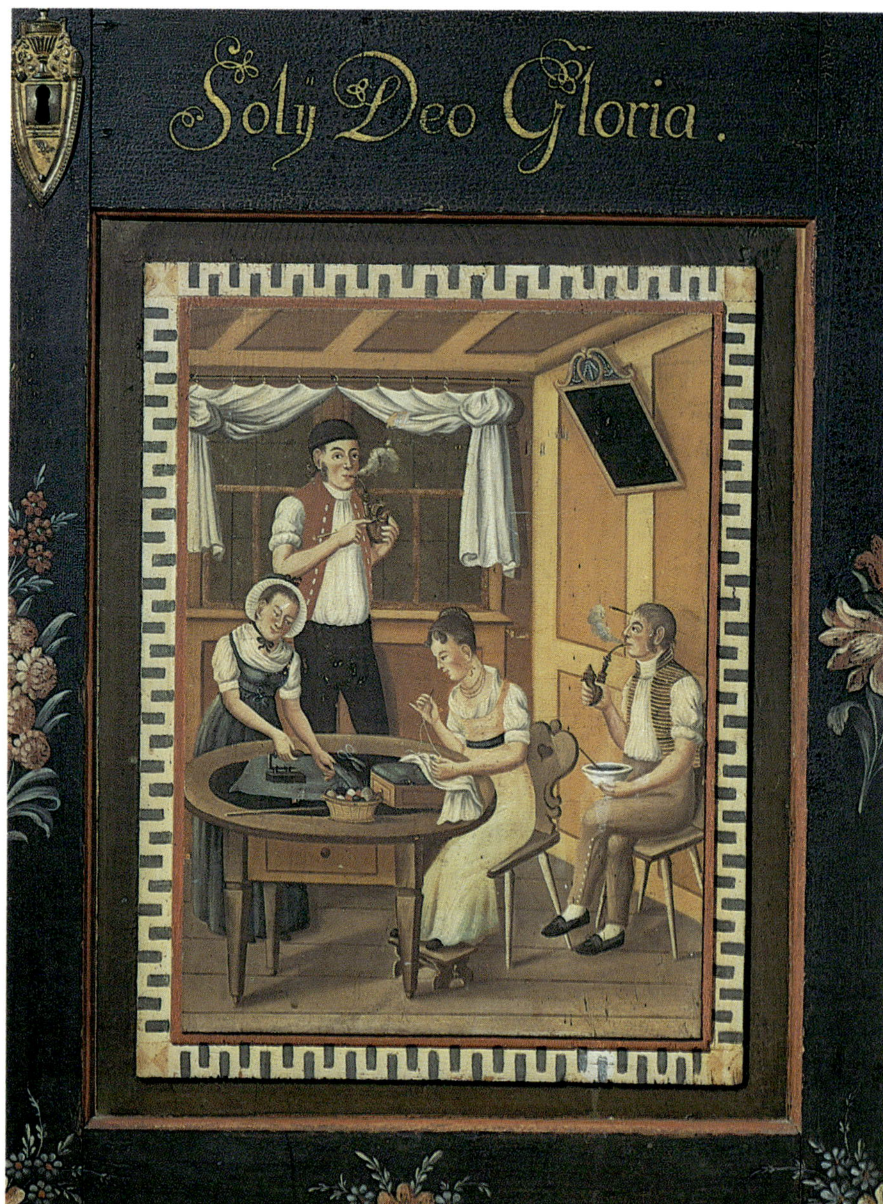

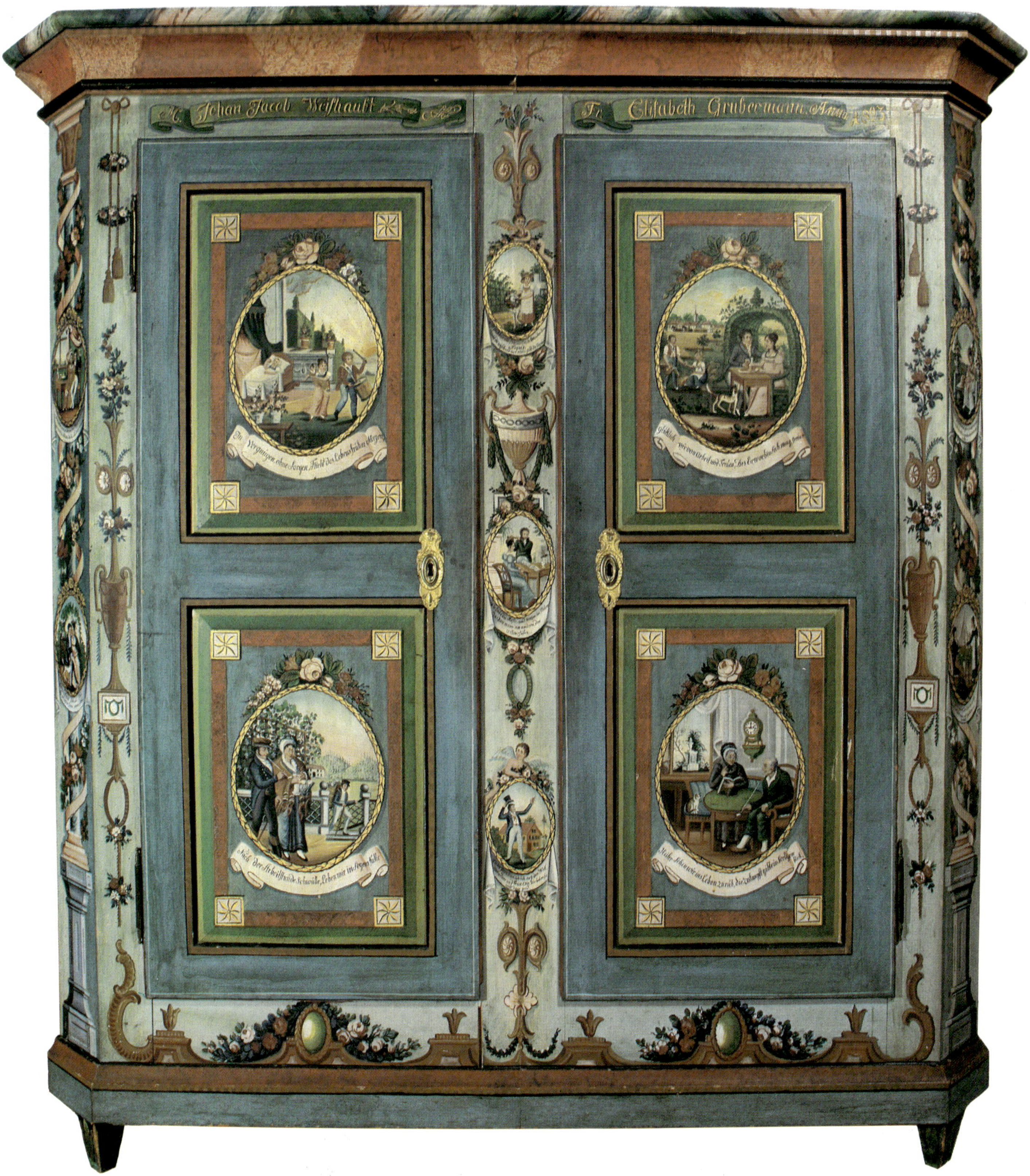
M. Johan Jacob Weißhaubt
Fr. Elisabeth Grubermann. Anno 1823

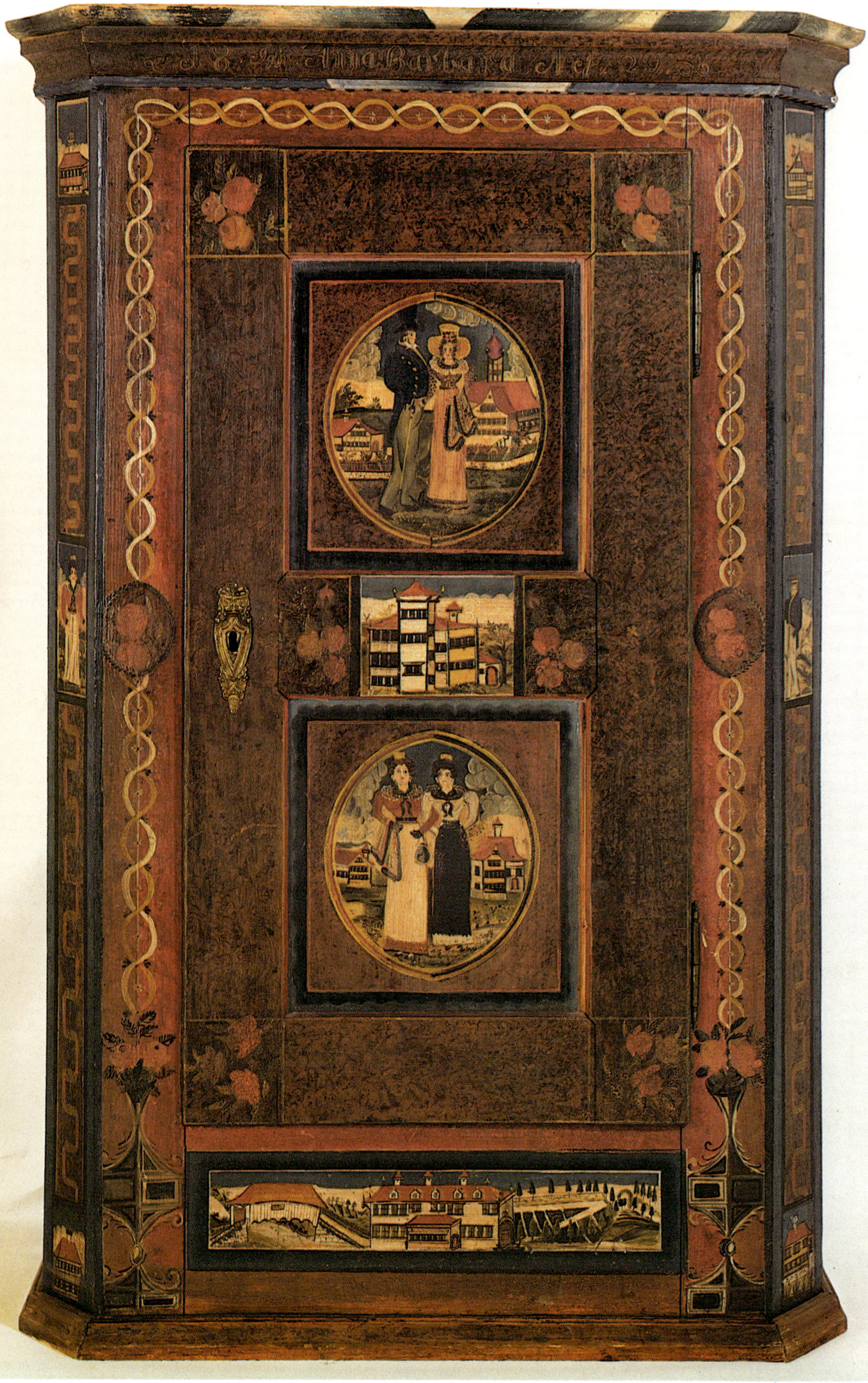

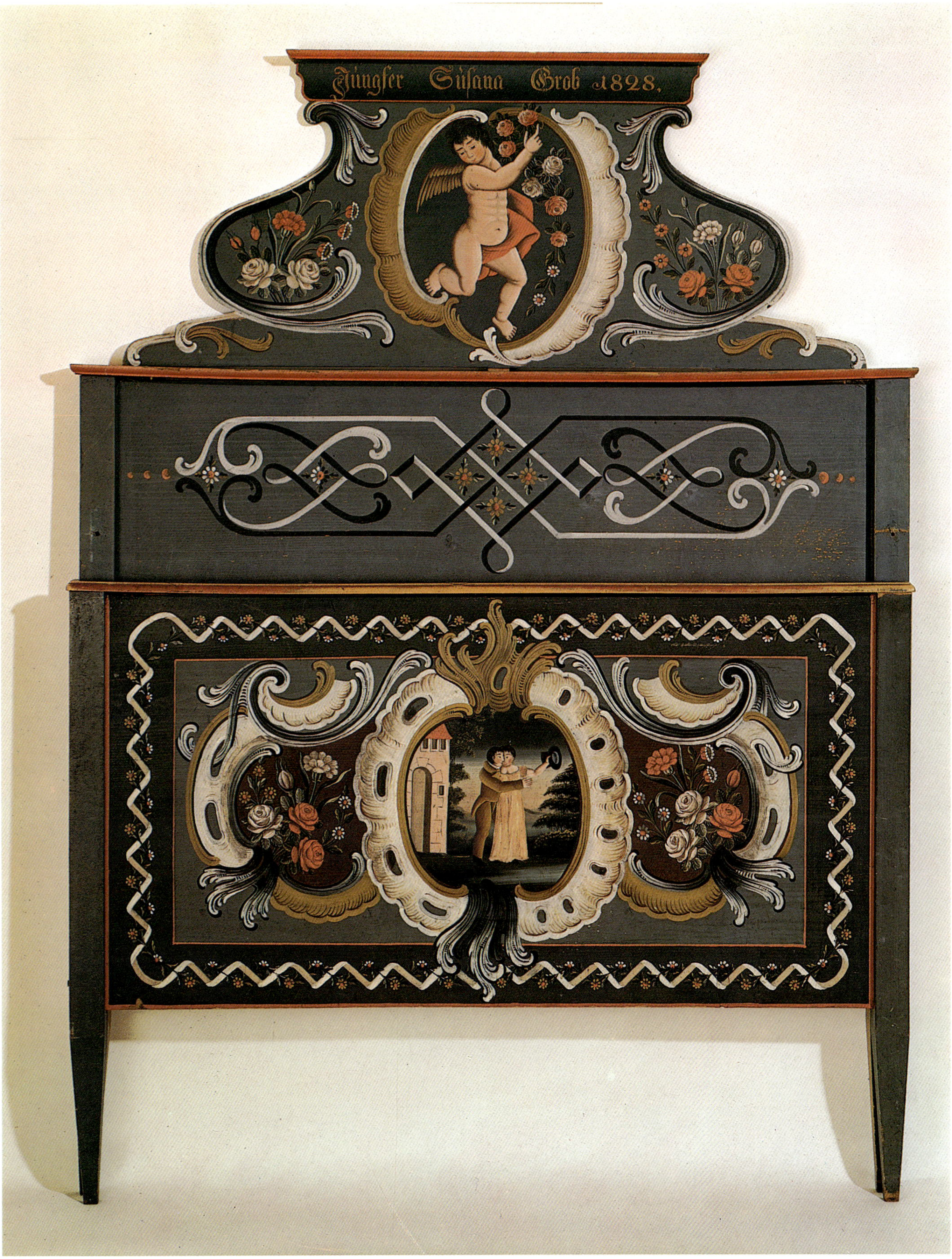
Jungfer Susana Grob 1828.

Seite 146: Schrank aus dem Kanton Appenzell-Außerrhoden, 1829; Sammlung Bruno Bischofberger

Seite 147: Pfostenbett aus dem Toggenburg, 1828, Kt. St. Gallen; Sammlung Bruno Bischofberger

Unten: Kleintruhe aus dem Senslergebiet, 1832, Kt. Freiburg

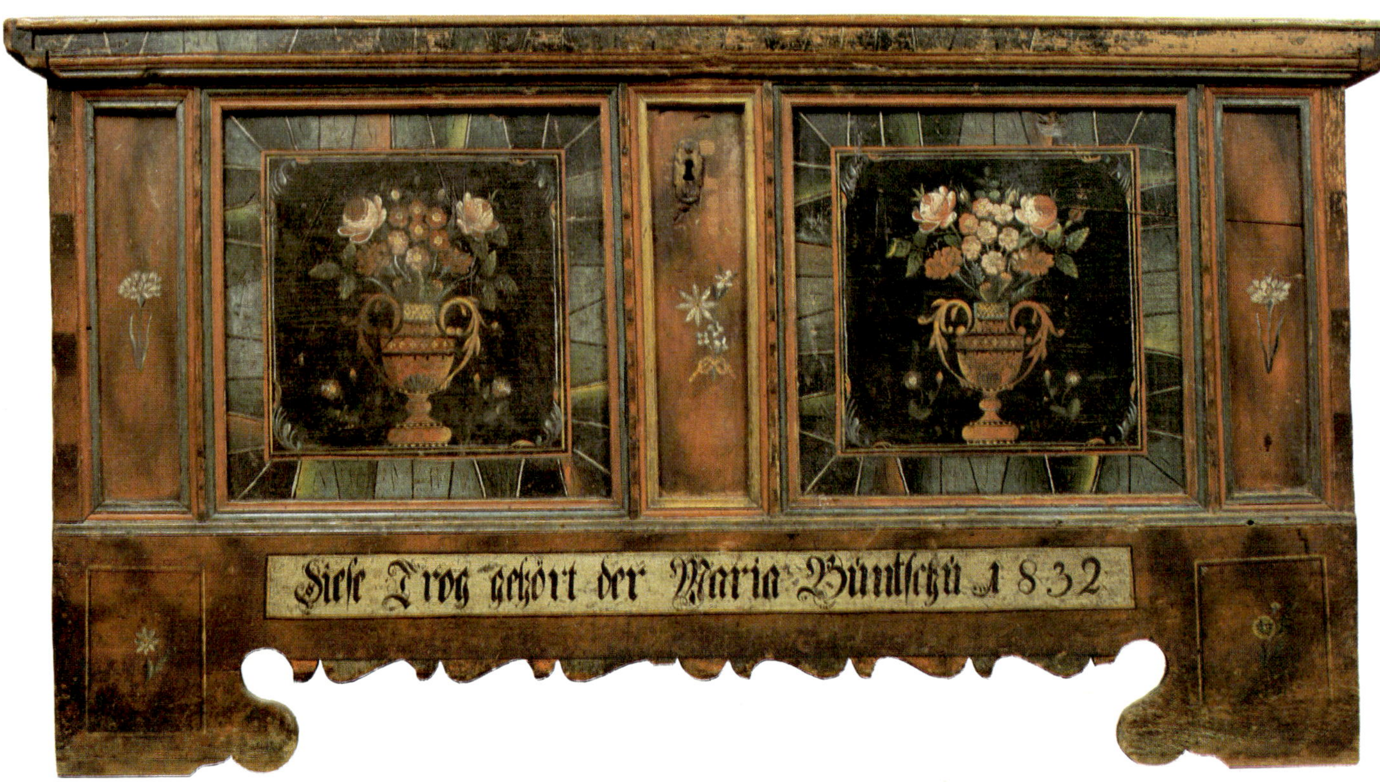